Heilende HORMONE

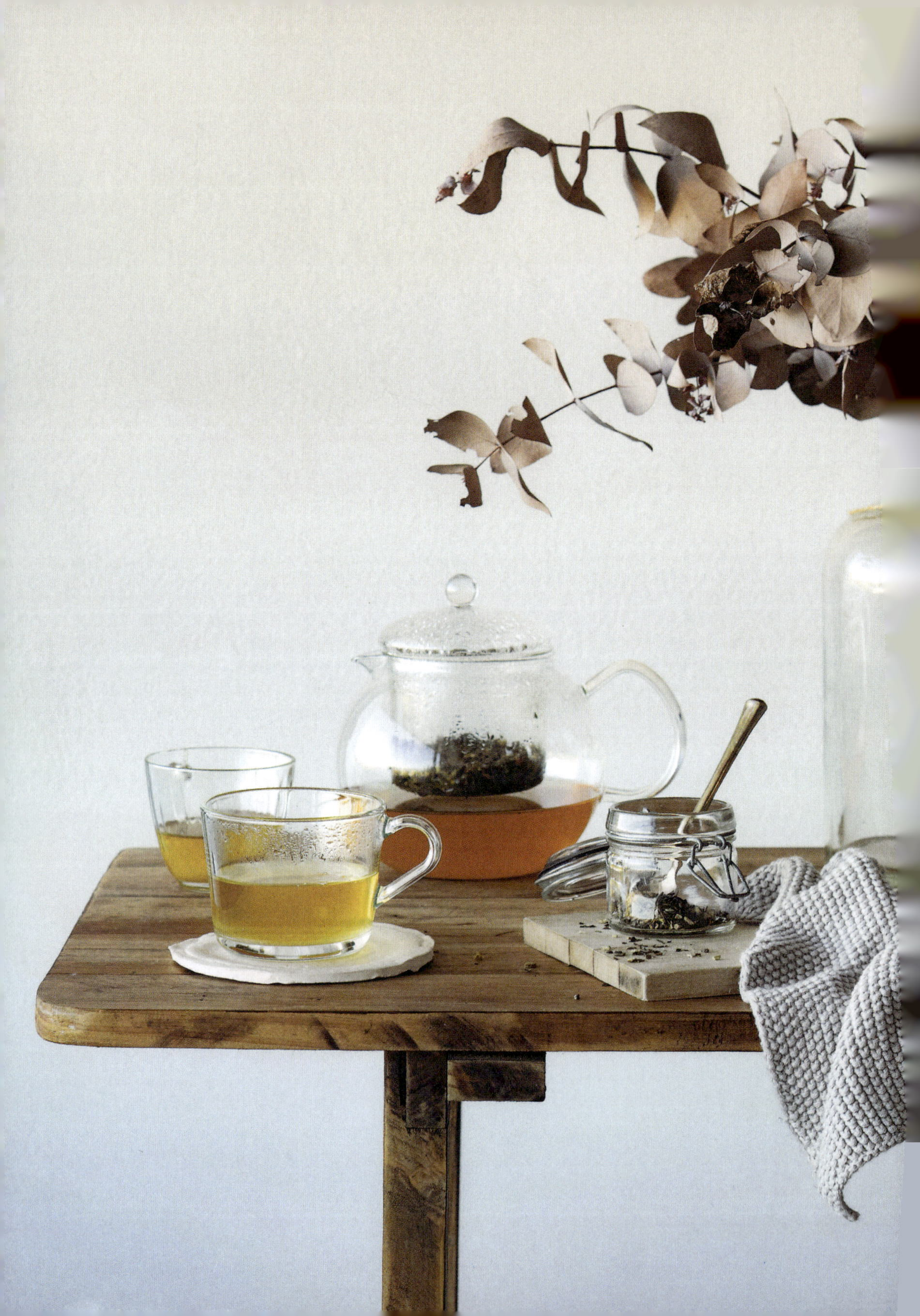

Heilende HORMONE

Hormonfreundliche Ernährung
& naturkundlicher Rat
für einen harmonischen Zyklus

Belinda Kirkpatrick
Ainsley Johnstone

südwest

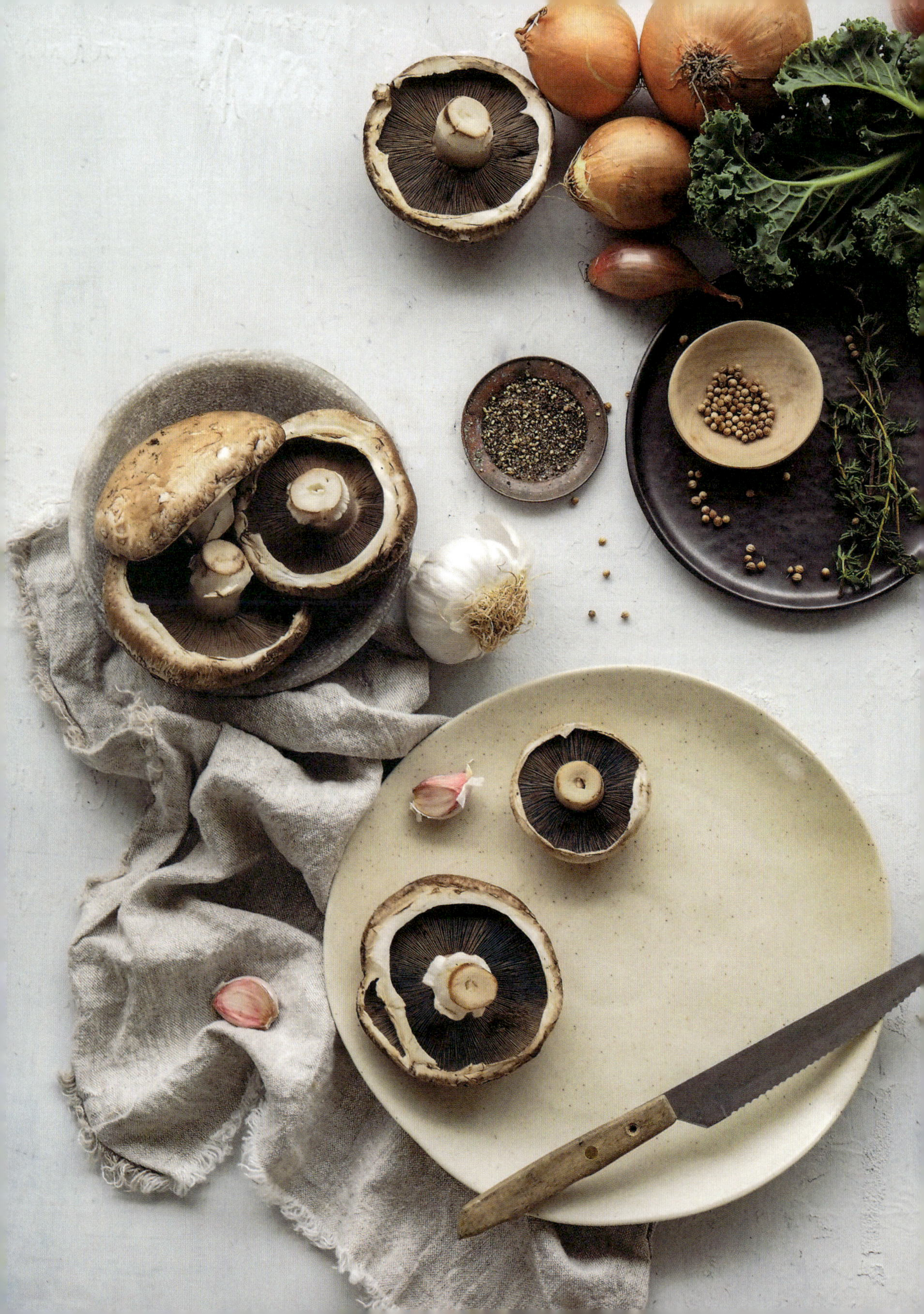

Inhalt

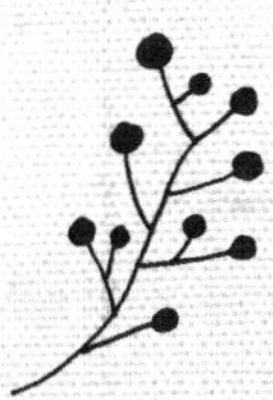

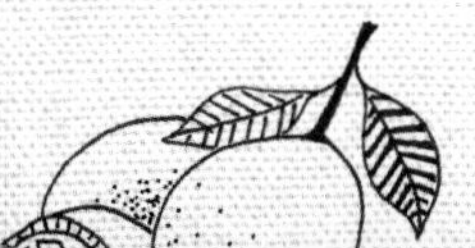

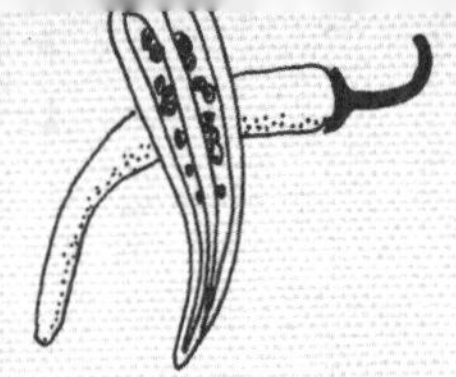

ÜBER DIE AUTORINNEN

Belinda Kirkpatrick (links) ist Expertin auf den Gebieten der Naturheilkunde und Ernährung mit Hochschulabschlüssen in Naturheilkunde und Fortpflanzungsmedizin. Sie praktiziert einen evidenzbasierten Ansatz der integrativen Gesundheitsversorgung und hat ein umfangreiches Wissen zu natürlichen und konventionellen Behandlungsmethoden. Ihre Hochschulabschlüsse sind: *Master of Reproductive Health, Bachelor of Health Science (Naturopathy), Associate Diploma in Clinical Sciences and Advanced Diploma of Naturopathy.*

Belinda praktiziert in Sydney, Australien, entwarf die *Seed*-iPhone-App, ist Mitglied des Fachgremiums des *Women's-Fitness*-Magazins, entwirft Smoothie- und Saftrezepte zur kommerziellen Verwendung, ist Mutter zweier Töchter, fühlt sich wie eine Vollzeit-Köchin und muss ständig mit ihrer Zeit jonglieren.

Ainsley Johnstone (rechts) ist Foodstylistin, Rezeptentwicklerin und Fotografin. Ihr Hauptinteressensgebiet, die nährstoffreiche Ernährung, entwickelte sich aus der engen Zusammenarbeit mit Experten auf den Gebieten der Ernährung, Naturheilkunde, Wellness und Gesundheit.

Ainsley war schon immer kreativ. Diese Leidenschaft begann in der Kunstschule und setzte sich in ihrer Arbeit in der Kreativabteilung einer Werbeagentur fort, wo sie sich Kenntnisse in Art Direction, Design und Typografie aneignete. Ihre Liebe zum Foodstyling wurde entfacht, als sie mit einigen der besten Foodstylisten in New York zu arbeiten begann. Seitdem kooperiert sie mit talentierten Fotografen und setzt die Vorstellungen ihrer Kunden aus der Werbe- und TV-Branche, von Kochbuch-Verlagen und Redaktionen visuell um.

Ainsley setzt sich leidenschaftlich für psychische Gesundheit und Wohlbefinden ein. Sie lebt mit ihrem Mann, zwei Töchtern und ihrem Hund Cookie in Sydney, Australien.

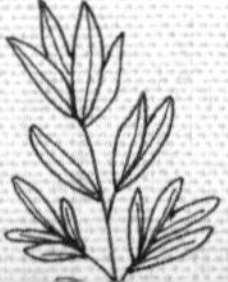

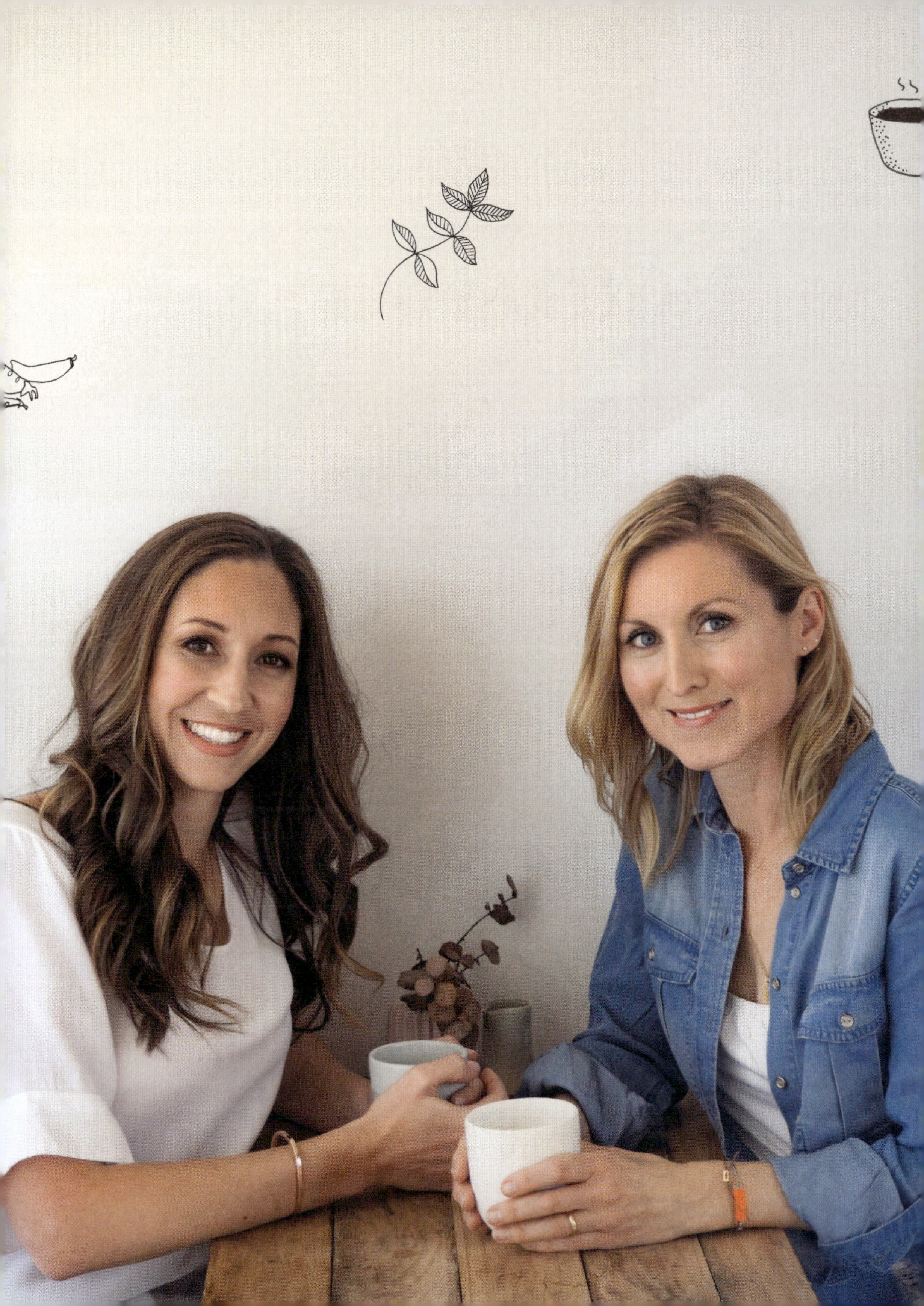

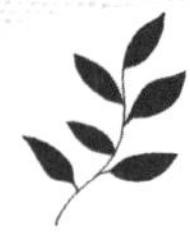

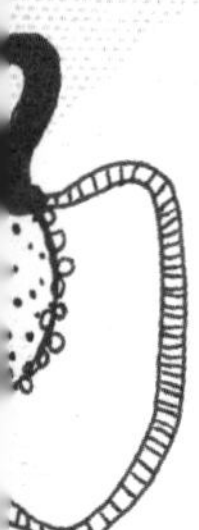

Willkommen

Dieses Buch mit einer Fülle naturheilkundlicher und ernährungsrelevanter Informationen wurde speziell für Frauen entworfen, die sich aktiv dafür einsetzen wollen, ihre hormonelle Gesundheit zu optimieren, und die mehr dazu wissen möchten, wie sie selbst ihre Gesundheit durch gute Ernährung verbessern können. Viele Gesundheitsprobleme bei Frauen sind hormonell bedingt. Auch wenn Sie nicht gerade eine Schwangerschaft planen oder unter einem konkreten hormonbedingten Problem leiden, sind Ihre Hormone wichtig. Wenn Sie ein gesünderes und glücklicheres Leben führen wollen, dann ist dies hier das richtige Buch für Sie!

Durch meine über zehnjährige Erfahrung in meiner eigenen Praxis mit dem Schwerpunkt auf Frauengesundheit wurden hormonelle Gesundheit, Fertilitätsmanagement und Prävention von Fehlgeburten zu meiner Leidenschaft. Mein Ziel ist es, Frauen so zu unterstützen, dass sie sich selbst um ihre Hormonspiegel kümmern können, mehr Energie haben und wissen, was sie selbst gegen ihre Menstruationssymptome und für eine bessere Fruchtbarkeit unternehmen können. Viele Frauen, die mich in meiner Praxis aufsuchen, wissen nicht, was sie essen und welche Ergänzungsmittel sie einnehmen sollten oder nicht, oder sie überblicken und verstehen nicht mehr, was sie gegen unerwünschte Monatssymptome, bei Fruchtbarkeitsproblemen oder nach wiederholten Fehlgeburten tun sollen. Ich stelle zunächst die zugrunde liegenden Faktoren durch entsprechende Tests, Untersuchungen und Ernährungsanalyse fest und biete dann Nahrungsergänzungsmittel und pflanzliche Präparate zusammen mit Ernährungsumstellungen und Lifestyle-Veränderungen an, um Frauen zu einer besseren Gesundheit zu verhelfen.

Während der Entwicklung der *Seed*-Zyklus-Tracking-App (seit 2016 auf dem Markt) ergab sich die Möglichkeit zur Zusammenarbeit mit der außergewöhnlichen Rezeptentwicklerin, Foodstylistin und Fotografin Ainsley Johnstone. Sie hat die Rezepte in diesem Buch erarbeitet. Uns war besonders wichtig, dass unsere Rezepte einfach nachzukochen

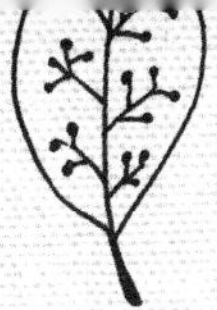

sind und nicht zu viele unbekannte Zutaten enthalten. Jedes Rezept wurde speziell im Hinblick auf ein optimales Hormongleichgewicht entwickelt und garantiert die perfekte Balance von Proteinen, „guten“ Fetten und etwas Frischem (ein Mantra, das Sie bald noch näher kennenlernen werden). Damit Sie eine breite Auswahl für jede Ernährungsanforderung haben, wurde auf eine hohe Nährstoffdichte und einen minimalen Anteil an Milchprodukten geachtet; außerdem sind die Rezepte glutenfrei und größtenteils sogar getreidefrei.

In diesem Buch geht es darum, Ihnen Wissen zu vermitteln, damit Sie Ihre eigene Wahl treffen können. Sie müssen keinesfalls immer alle Ratschläge befolgen, damit Sie gesund bleiben oder gesunde Hormone haben: Ich glaube fest daran, dass Ausgewogenheit entscheidend ist, und viel erreicht wird, wenn man die meiste Zeit eine gesunde Wahl trifft. Sie können durchaus ohne schlechtes Gewissen bei bestimmten Gelegenheiten naschen. Machen Sie genau das, was Ihnen möglich ist oder für Sie funktioniert, und setzen Sie sich nicht selbst unter Druck, wenn Sie einige Dinge nicht tun. Auch kleine Ernährungsumstellungen oder kleine Schritte in die richtige Richtung können für die Gesundheit viel bewirken. Seien Sie daher stolz auf sich selbst, und denken Sie immer daran, dass diese Reise in Richtung Gesundheit passend für Sie selbst gestaltet wird: Sie müssen nicht nach Perfektion streben!

Belinda

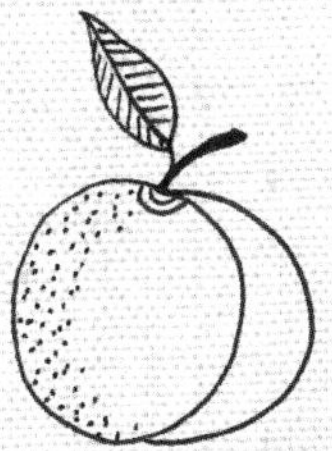

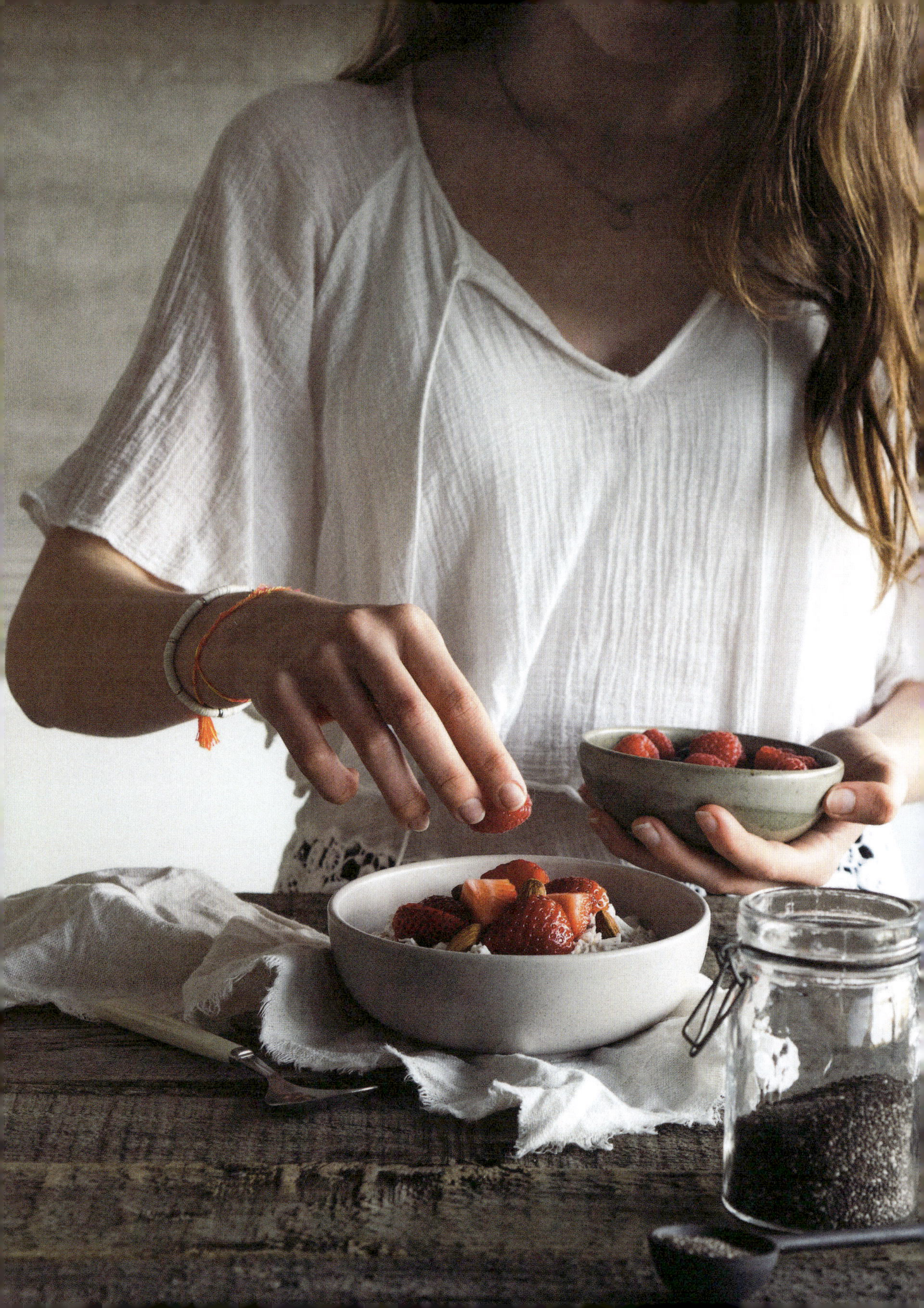

Hormonelles Gleichgewicht

WAS IST DAS hormonelle Gleichgewicht?

Hormone sind chemische Botenstoffe, die Informationen und Anweisungen an unsere Zellen und Organe weiterleiten. Hormone geben uns Energie, machen uns glücklich, fördern unseren Schlaf, halten uns warm, steuern Hunger und Sättigungsgefühl. Sie regulieren unsere Perioden, gewährleisten einen Eisprung, kontrollieren Menstruationssymptome, leiten die Menopause ein und tragen natürlich zu Empfängnis und Schwangerschaft bei.

Das Erreichen eines hormonellen Gleichgewichts ist der Weg, um diese Prozesse und damit die Gesundheit und das Wohlbefinden zu fördern. Es gibt mehr als einhundert Hormone, die zusammenarbeiten, damit wir uns gesund fühlen. Wenn das Gleichgewicht eines Hormons gestört wird, beeinflusst es andere Hormone und kann den Gesundheitszustand verschlechtern.

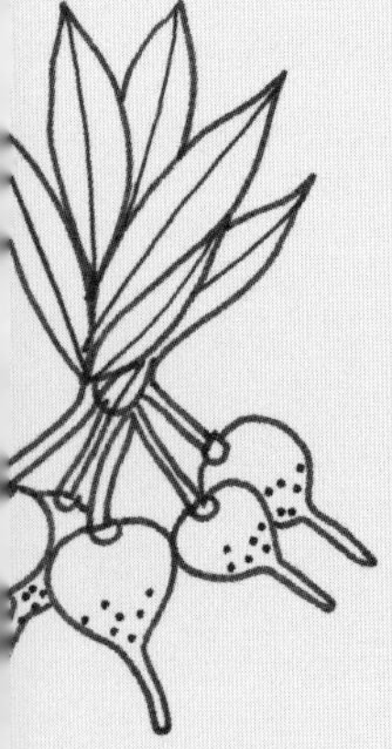

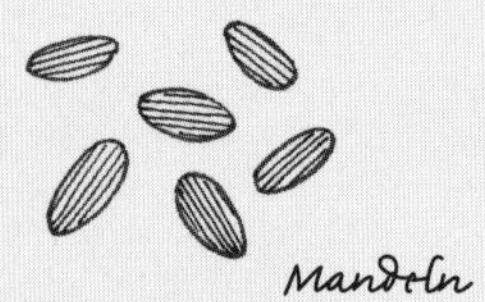

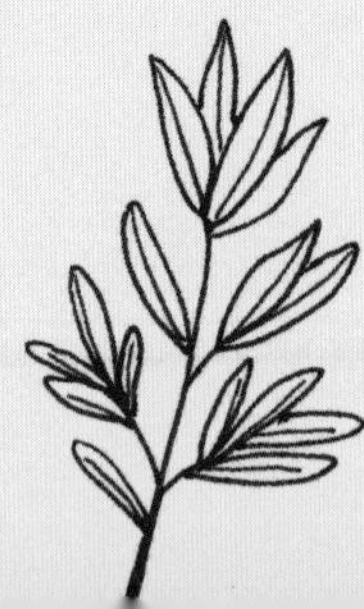

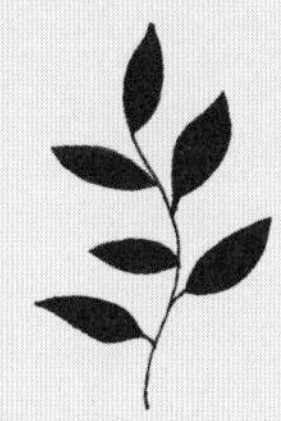

Bei optimalem hormonellem Gleichgewicht ist auch die Gesundheit optimal, und es zeigen sich kaum negative Symptome. Bei einem schlechten hormonellen Gleichgewicht kann das Wohlbefinden beeinträchtigt sein. Die Hormone, die wir in diesem Buch besprechen werden, sind die wichtigsten Fortpflanzungshormone Östrogen, Progesteron und Testosteron, die Stresshormone Cortisol und Adrenalin, die Schilddrüsenhormone, die für Energie und Stoffwechsel verantwortlich sind, sowie Melatonin, unser wichtigstes Schlafhormon.

Die meisten Frauen im gebärfähigen Alter erleben täglich hormonelle Veränderungen. Bei einem Ungleichgewicht der Hormone können negative Symptome während des gesamten Menstruationszyklus auftreten: Periodenschmerzen, Ovulationsschmerzen, Flüssigkeitsretention, Akne, Heißhunger auf Zucker, Verdauungsstörungen, Müdigkeit und Erschöpfung, schlechte Stimmung und vieles mehr. Dies zeigt, dass die Produktion und das Gleichgewicht von Hormonen für Gesundheit und Glücklichsein wesentlich sind.

Die häufigsten Anzeichen eines hormonellen Ungleichgewichts sind:

- unregelmäßige oder ausbleibende Perioden
- schmerzhafte Perioden
- Reizbarkeit oder Stimmungsschwankungen
- Gewichtszunahme
- Akne
- Müdigkeit und Erschöpfung
- Fruchtbarkeitsprobleme

WENN DIE HORMONSPIEGEL NICHT AUSGEGLICHEN SIND, FÜHLEN WIR UNS NICHT WOHL UND KÖNNEN UNTER EINER VIELZAHL VON SYMPTOMEN LEIDEN.

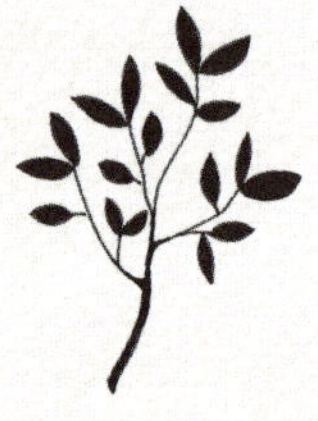

DER MENSTRUATIONSZYKLUS

Der Menstruationszyklus lässt sich in vier Phasen unterteilen: Menstruation, Follikelphase, Ovulation und Lutealphase.

MENSTRUATION

Die Menstruation beginnt mit Tag 1 des Zyklus, dem ersten Tag der Blutung. Wenn keine Einnistung der befruchteten Eizelle erfolgt, sinken die Progesteron- (und Östrogen-)Spiegel, wodurch sich die verdickte Gebärmutterschleimhaut (Endometrium) abbaut. Das Menstruationsblut enthält Blut, Zellen der Gebärmutterschleimhaut und Zervixschleim. Die meisten Frauen verwenden während der Blutung Tampons, Binden oder Menstruationsschalen.

FOLLIKELPHASE

An Tag 1 des Menstruationszyklus setzt die Hirnanhangsdrüse (Hypophyse) das follikelstimulierende Hormon (FSH) frei. Unter Einfluss dieses Hormons wachsen 6–12 winzige Eibläschen (Follikel), von denen jedes eine unreife Eizelle enthält, in einem Eierstock heran. In jedem Zyklus dominiert eines dieser Follikel, wächst zum sprungreifen Follikel heran und stößt schließlich eine reife Eizelle in den Eileiter aus, während die anderen Follikel absterben. Die Follikelreifung lässt den Östrogenspiegel ansteigen, wodurch sich die Gebärmutterschleimhaut verdickt, um sich auf eine mögliche Schwangerschaft vorzubereiten.

OVULATION (EISPRUNG, FOLLIKELSPRUNG)

Der Eisprung erfolgt im Allgemeinen etwa zwei Wochen vor der Menstruation. Der Anstieg des Östrogens infolge der Follikelreifung veranlasst den Hypothalamus im Gehirn zur Ausschüttung des Gonadotropin-freisetzenden Hormons (*gonadotropin releasing hormone* = GnRH). Dies wirkt weiter auf die Hirnanhangsdrüse ein, die FSH freisetzt. Bei einem bestimmten Spiegel erfolgt eine Rückmeldung des Östrogens an den Hypothalamus, das luteinisierende Hormon (LH) steigt an, und es kommt zum Eisprung des dominanten Follikels. LH ist das Hormon, das meist in den Urin-Fruchtbarkeitstests gemessen wird. Etwa 36–48 Stunden nach dem Anstieg des LH-Spiegels wird die Eizelle in den Eileiter ausgestoßen und über winzige Flimmerhaare in die Gebärmutter (Uterus) weiterbewegt. Und genau hier im Eileiter wird die Eizelle entweder befruchtet oder stirbt ab, gewöhnlich innerhalb von 12–24 Stunden.

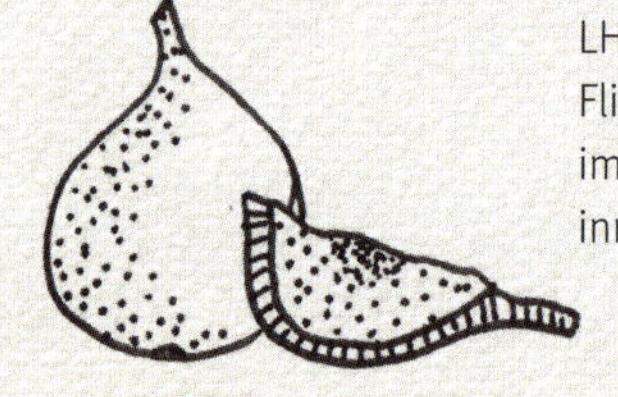

LUTEALPHASE

Dies ist die Zeit zwischen Eisprung und Menstruation; sie dauert etwa 14 Tage. Nachdem die reife Eizelle während des Eisprungs den Follikel verlassen hat, bleibt der Rest des aufgeplatzten Follikels auf der Oberfläche des Eierstocks zurück und wird zum Gelbkörper (*Corpus luteum*). Der Gelbkörper produziert zunehmend Progesteron (Gelbkörperhormon), das gemeinsam mit Östrogen dazu beiträgt, dass die Gebärmutterschleimhaut verdickt bleibt, damit sich eine befruchtete Eizelle einnisten kann.

Zwischen Eisprung und Periode vergehen gewöhnlich 14 Tage.

Nach Einnistung einer befruchteten Eizelle bleibt der Gelbkörper erhalten und produziert ausreichend Progesteron, bis die Plazenta (Mutterkuchen) voll entwickelt ist und die Hormonproduktion etwa um die zehnte Schwangerschaftswoche übernimmt. Für die Aufrechterhaltung einer gesunden Schwangerschaft ist also ein ausreichender Progesteronspiegel erforderlich.

Tritt keine Schwangerschaft ein, stirbt der Gelbkörper ab und der Progesteronspiegel sinkt: Die Gebärmutterschleimhaut verdickt sich nicht länger und wird abgestoßen. Der Menstruationszyklus beginnt erneut.

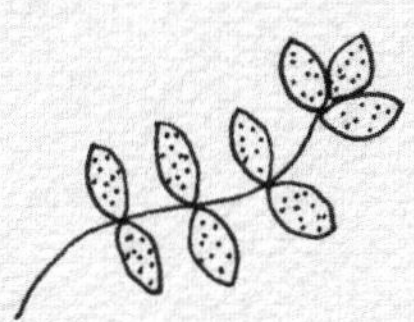

ENTSCHEIDEN SIE SICH FÜR „BIO“!

Es ist wichtig, dass Sie Bio-Tampons und Bio-Binden verwenden. Baumwolle ist eine der am stärksten gespritzten Nutzpflanzen, und die meisten Hygieneartikel werden während der Herstellung gebleicht. Viele Pestizide, Herbizide und Bleichmittel gelten als hormonaktive Substanzen, die Auswirkungen auf Gesundheit und Hormone haben können. Je weniger dieser Substanzen in unserem Umfeld sind, desto besser.

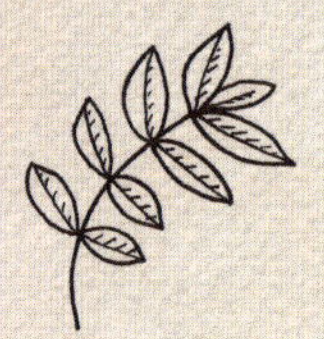

WAS IST EIN NORMALER MENSTRUATIONSZYKLUS?

Menstruationszyklen variieren stark, und es ist wichtig den Unterschied zu kennen zwischen dem, was „normal" und was „nicht normal" ist. Periodenschmerzen sind zwar häufig, aber viele Frauen halten diese Art von Schmerzen – sogar starke Schmerzen – fälschlicherweise für normal. Idealerweise kommt es während des Menstruationszyklus zu keinen Beschwerden; viele Frauen haben einfach jeden Monat eine Blutung und sonst nichts.

ZYKLUSLÄNGE

Ein normaler Menstruationszyklus dauert durchschnittlich 28 Tage, aber eine Länge von 25 bis 33 Tagen gilt als normal. Berechnet wird er, indem ab Tag 1, dem ersten ganzen Tag mit einer hellroten Blutung, bis zum nächsten Tag 1 gezählt wird. Ganz genau: Wenn Ihre Blutung am späten Nachmittag oder Abend beginnt, gilt als Tag 1 offiziell erst der folgende Tag. Eine Schmierblutung gehört zum vorherigen Zyklus, also beginnt Tag 1 erst, wenn es zu einem tatsächlich Blutfluss kommt.

BLUTFLUSS

Eine normale Blutung dauert gewöhnlich drei bis fünf Tage und kann schwach, mäßig oder stark ausgeprägt sein. Eine sehr schwache Blutung (Sie benötigen nur eine oder zwei Slipeinlagen täglich) oder extrem starke Blutung (sehr starker Blutstrom und Sie müssen Super-Binden oder Super-Tampons alle ein bis zwei Stunden wechseln) sind nicht normal und sollten ärztlich abgeklärt werden. Die Blutung kann stark beginnen und nach und nach schwächer werden oder schwach beginnen und dann stärker werden, um schließlich abzuklingen. Idealerweise sollten Schmierblutungen (im Gegensatz zu einer schwachen Blutung) höchstens einen halben Tag zu Beginn und höchstens ein bis zwei Tage am Ende der Menstruation auftreten.

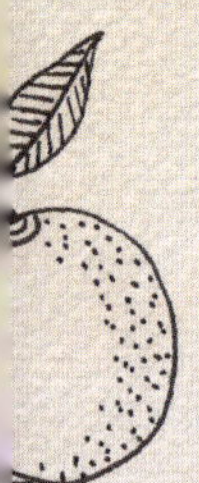

FARBE

Das Menstruationsblut sollte hellrot sein wie bei einem frischen Schnitt in den Finger. Bei starker Blutung kann es auch dunkelrot sein. Es sollten keine Blutgerinnsel zu sehen sein, einige klebrige Klümpchen sind jedoch normal. Wenn Sie große oder dichte Blutklumpen sehen, sollten Sie Ihren Arzt konsultieren.

SYMPTOME

Einige Frauen haben während ihrer Periode überhaupt keine Symptome, viele Frauen haben aber Beschwerden. Leichte Symptome, die Ihr Alltagsleben nicht beeinträchtigen und nur ein bis zwei Tage vor Ihrer Periode andauern, gelten im Allgemeinen als normal, aber Symptome, die länger als einige Tage anhalten oder Sie in Ihrem Alltagsleben einschränken, sind nicht normal und sollten untersucht werden. Häufige Symptome sind Übelkeit, Durchfall, Kopfschmerzen, Schwindel, Flüssigkeitsretention, Müdigkeit und Erschöpfung, Schlaflosigkeit, Depression, Angst und Reizbarkeit.

Was in einem durchschnittlichen Menstruationszyklus als normal anzusehen ist, variiert stark; was für Sie normal ist, muss nicht für andere normal sein.

Die Ursachen belastender Symptome oder des Prämenstruellen Syndroms (PMS) sind nicht vollständig geklärt. Mögliche Ursachen sind: Hormonungleichgewicht (Östrogenüberschuss, Progesteronmangel), Nährstoffmangel (insbesondere Vitamin B6 und Magnesium), Elektrolytungleichgewicht, Schilddrüsenprobleme, gestörter Glukosestoffwechsel und verschiedenste Lifestyle-Faktoren, wie Übergewicht, Rauchen und hohe Stressbelastung. Auch schlechte Ernährung, Flüssigkeitsmangel, Koffein und Alkohol sind Risikofaktoren.

Ein normaler Menstruationszyklus sollte schmerzfrei sein. Doch viele Frauen leiden unter Menstruationsschmerzen und Krämpfen, einer so genannten Dysmenorrhö. Diese kann als primär (ab Beginn der Menstruation) oder sekundär (aufgrund einer körperlichen Ursache; beginnt meist später) klassifiziert werden. Bei betroffenen Frauen können ziehende, krampfartige Schmerzen der Gebärmutter, im Rücken und Unterleib neben anderen Symptomen, wie Übelkeit, Erbrechen, Durchfall, Schwindel, Ohnmacht und Kopfschmerzen, auftreten. Der Schweregrad kann von Zyklus zu Zyklus unterschiedlich sein.

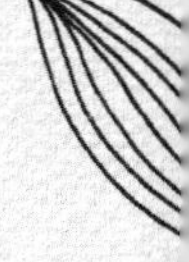

SCHMIERBLUTUNG ZWISCHEN DEN PERIODEN

Eine längere Schmierblutung weist oft auf einen Gelbkörpermangel und niedrigen Progesteronspiegel hin. Wenn Sie schwanger werden möchten und Schmierblutungen haben, die länger sind als zwei Tage vor Ihrer Periode, sollten Sie Ihren Progesteronspiegel über einen einfachen Bluttest ärztlich abklären lassen. Dieser Test wird idealerweise eine Woche nach dem Eisprung durchgeführt, wenn der Progesteronspiegel am höchsten sein sollte.

WANN BIN ICH FRUCHTBAR?

Dafür müssen Sie wissen, wann Sie einen Eisprung haben. Bei den meisten Frauen wird dies etwa 14 Tage vor Fälligkeit ihrer nächsten Periode sein. Bei einem regelmäßigen Zyklus ist der Eisprung natürlich einfacher zu berechnen als bei einem unregelmäßigen Zyklus. Einige Frauen haben einen so genannten „Lutealphasendefekt“, und die Zeit vom Eisprung bis zur nächsten Periode ist wesentlich kürzer als 14 Tage. Diese Störung ist nicht sehr häufig, kann aber eine Empfängnis verhindern. Daher ist es wichtig, dass Sie diese kennen, wenn Sie bereits längere Zeit versucht haben, schwanger zu werden.

In jedem Monat gibt es im Allgemeinen nur ein kleines Zeitfenster von etwa sechs Tagen, in denen Sie möglicherweise fruchtbar sind. Zu wissen, wie man dieses Fruchtbarkeitsfenster berechnet, ist unabdingbar, wenn man schwanger werden möchte, kann aber auch für die Empfängnisverhütung nützlich sein. Direkt nach einem Eisprung lebt eine gesunde Eizelle nur 12 bis 24 Stunden. Danach sind Sie wahrscheinlich für den Rest dieses Zyklus nicht mehr fruchtbar. Andererseits können Spermien drei bis fünf Tage überleben. Somit ist es möglich, fünf Tage vor dem Eisprung Geschlechtsverkehr zu haben und trotzdem schwanger zu werden. Wenn also die Samenzelle fünf Tage vor dem Eisprung und die Eizelle nur einen Tag nach dem Eisprung überleben kann, beginnt das Fruchtbarkeitsfenster ab fünf Tage vor dem Eisprung. Die fruchtbarste Zeit ist zwei Tage vor dem Eisprung und der Tag des Eisprungs.

Aber Achtung! Einige Frauen können an jedem Zeitpunkt des Zyklus einen Eisprung haben. Wenn Sie also aktiv eine Schwangerschaft verhüten möchten, sollten Sie sehr vorsichtig sein und während des gesamten Monats und nicht nur während des Fruchtbarkeitsfensters eine Barrieremethode anwenden.

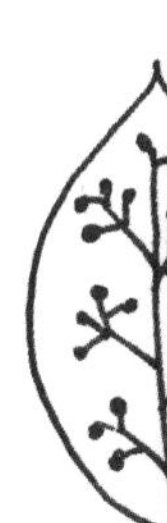

HABE ICH EINEN EISPRUNG?

PROGESTERONWERT AM 21. ZYKLUSTAG

Die Messung des Progesteronspiegels über einen Bluttest ist eine der genauesten Methoden zur Beurteilung, ob ein Eisprung stattfindet. Der Progesteronspiegel sollte eine Woche nach dem Eisprung den Höchstwert erreichen (also etwa eine Woche vor Fälligkeit Ihrer Periode). Bei einem regelmäßigen Zyklus ist der Tag für die Messung leicht festzustellen, bei einem unregelmäßigen wird es aber schwierig. In der Tat wird dieser Test nur dann an Tag 21 durchgeführt, wenn Sie einen 28-Tage-Zyklus haben. Sie berechnen den Tag für den Test folgendermaßen: Rechnen Sie von dem Zeitpunkt, an dem Ihre Periode fällig ist, sieben Tage zurück, und lassen Sie den Test an diesem Tag durchführen. Wenn Sie beispielsweise einen regulären 33-Tages-Zyklus haben, würde das Progesteron an Tag 26 gemessen. Ein Wert über 5 nmol/l (1,572 ng/ml) weist darauf hin, dass tatsächlich ein Eisprung stattgefunden hat; idealerweise sollte Ihr Wert zu diesem Zeitpunkt über 30 nmol/l (9,434 ng/ml) betragen.

TEMPERATURMETHODE

Die Aufzeichnung Ihrer Basaltemperatur kann dabei helfen, den Zeitpunkt des Eisprungs festzustellen, und liefert auch Informationen zu Ihren Hormonen an verschiedenen Zyklustagen. Sie müssen die Temperatur sofort nach dem Aufwachen messen, am besten mit einem speziellen Zyklusthermometer. Diese Methode funktioniert nur dann richtig, wenn Sie ausgeruht sind und mindestens vier Stunden ununterbrochenen Schlaf hatten. Sie müssen Ihre Temperatur jeden Morgen zur gleichen Zeit messen, bevor Sie aufstehen, sich noch einmal auf die andere Seite drehen oder mit irgendwelchen Aktivitäten beginnen. Dies könnte recht schwierig für Frauen mit kleinen Kindern werden!

Beginnen Sie mit der Temperaturmessung an Tag 1 Ihres Zyklus (Zykluskalender siehe Seite 22). Ihre Basaltemperatur sollte um 36,3 °C betragen und auf etwa 37 °C in der zweiten Zyklushälfte ansteigen. An dem Tag, an dem die Temperatur abfällt, bevor sie ansteigt, hat gewöhnlich ein Eisprung stattgefunden. Damit Sie wissen, dass Sie einen Eisprung hatten, müssen Sie mindestens drei aufeinanderfolgende Temperaturen aufgezeichnet haben, die mindestens 0,4 °C über den vorherigen sechs Messwerten liegen. Diese Methode ist großartig, um rückwirkend einen Eisprung festzustellen, kann aber nicht vorhersagen, wann der Eisprung eintreten wird, wodurch sie weniger für die Planung des besten Empfängnistages oder die Empfängnisverhütung geeignet ist.

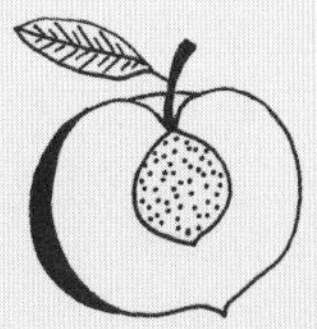

Beachten Sie: **Wenn die tägliche Messung Ihrer Basaltemperatur dazu führt, dass Sie ängstlich auch noch die kleinste Änderung verfolgen, ist es an der Zeit, auf eine andere Methode zur Beurteilung des Eisprungs zu wechseln.**

OVULATIONSTESTS (Ovulations-Prädiktor-Kits, OPK)

Diese Tests untersuchen Urin, um den Zeitpunkt der Fruchtbarkeit vorauszusagen, indem sie einen Anstieg des luteinisierenden Hormons (LH) feststellen, der gewöhnlich 12–48 Stunden, meist 36 Stunden, vor dem Eisprung auftritt. An den Tagen vor dem Eisprung sollte der Urintest täglich durchgeführt werden, bis ein LH-Anstieg zu verzeichnen ist. Dieser wird oft am besten gegen 14 Uhr feststellt, und der Test sollte täglich etwa zur gleichen Zeit durchgeführt werden. Am Tag des LH-Anstiegs und an den darauffolgenden beiden Tagen sollten Sie regelmäßig versuchen, schwanger zu werden. Bei einigen Frauen, insbesondere Frauen mit polyzystischem Ovarialsyndrom (PCOS), kann wegen des erhöhten LH-Spiegels ein positiver LH-Anstieg während des gesamten Zyklus festgestellt werden. Wenn der OPK für Sie nach zwei Monaten noch nicht hilfreich ist und keine eindeutigen Ergebnisse liefert, versuchen Sie mit anderen Methoden einen Eisprung festzustellen (ein unklares OPK-Ergebnis heißt nicht unbedingt, dass Sie keinen Eisprung haben), oder lassen Sie sich ärztlich untersuchen.

ZERVIXSCHLEIM

Die Veränderungen dieses Sekrets geben uns entscheidende Hinweise zur Fruchtbarkeit und sind sowohl für die Empfängnis als auch die Empfängnisverhütung wichtig. Zervixschleim ist das, was die meisten Frauen irrtümlich als Ausfluss bezeichnen. In einem regelmäßigen Menstruationszyklus durchläuft der Zervixschleim jeden Monat bestimmte Veränderungen der Konsistenz. Er wird von den Drüsen im Gebärmutterhals (Zervix) gebildet und gleitet hinab zum Scheideneingang. Dieses Sekret soll unter anderem die Weiterleitung der Spermien für die Empfängnis erleichtern. Wenn Sie Ihren Zervixschleim beurteilen möchten, warten Sie am besten bis spät am Tag (um eine Verwechslung mit restlicher Samenflüssigkeit auszuschließen und um abzuwarten bis er hinab an den Scheideneingang gelangt ist). Waschen Sie Ihre Hände und lassen Sie vor dem Urinieren zwei Finger um den Scheideneingang gleiten, damit Sie wissen, wie sich der Schleim anfühlt.

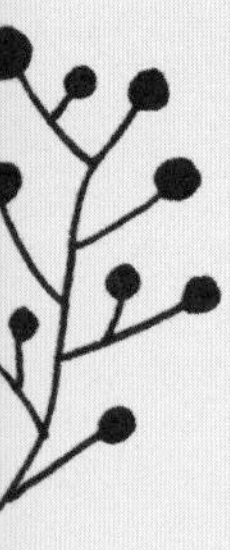

Direkt nach Ihrer Periode werden Sie feststellen, dass kaum Zervixschleim oder klebriger Schleim vorhanden ist, und der Scheideneingang sich eher trocken anfühlt. Nach etwa einer Woche stellen die meisten Frauen ein weißes, cremiges und dickliches, oft klebriges Sekret fest (das ein wenig an Feuchtigkeitscreme erinnert). Dieser Schleimtyp behindert die Spermien auf ihrem Weg durch die Scheide zur Eizelle.

Unter dem Einfluss des ansteigenden Östrogenspiegels wird der Zervixschleim dann immer glasiger, transparenter und dünnflüssiger. Jetzt werden Sie möglicherweise fruchtbar (wichtig für Empfängnis und Empfängnisverhütung). Spermien werden von diesem Schleimtyp besonders leicht zur Gebärmutter befördert, sodass es zu einer Befruchtung kommen kann. Nach einigen Tagen mit diesem dünnflüssigeren Sekret stellen Sie dann einen dehnbaren Schleim mit der Konsistenz von rohem Eiweiß fest. Jetzt ist die Empfängnisbereitschaft am höchsten! Diese Veränderung kann man leicht übersehen, einige Frauen werden diesen Schleimtyp aber daran erkennen, dass sich der Scheideneingang nass, glitschig und feucht anfühlt. Wahrscheinlich hatten Sie jetzt einen Eisprung. Anschließend kann der Schleim noch ein bis zwei Tage lang dünnflüssig und klar sein und verwandelt sich dann wieder in den dicklichen und weißen oder spärlichen und klebrigen Schleim, bevor Ihre Periode beginnt.

Sie mögen sich merkwürdig fühlen, wenn sie erstmals Ihren Zervixschleim untersuchen, aber je mehr Sie über Ihren Körper wissen, desto genauer können Sie den Zeitpunkt Ihres Eisprungs für eine Empfängnis oder Empfängnisverhütung bestimmen. Versuchen Sie mindestens ein bis zwei Monate lang, das Muster Ihres Zyklus kennenzulernen: Es wird mit der Zeit einfacher.

ZYKLUSMONITORING

Dies wird in einer Fertilitätsklinik durchgeführt, wo über eine Reihe von Bluttests und Ultraschalluntersuchungen festgestellt wird, wann der Eisprung eintritt. Meist ist keine invasive Behandlung erforderlich. Durch Bluttests alle zwei Tage und mithilfe von Ultraschall können der Östrogen-, der Progesteron- und der LH-Spiegel während des gesamten Zyklus gründlich ausgewertet werden, sodass sich ein Eisprung früher feststellen und die Follikelentwicklung durch Ultraschall bestätigen lassen. Diese genaue Überwachung ist für Frauen nützlich, bei denen der Eisprung nicht zum erwarteten Zeitpunkt eintritt, oder die zusätzliche Hilfe bei der Berechnung des perfekten Zeitpunkts benötigen.

DIE VERÄNDERUNGEN DES ZERVIXSCHLEIMS GEBEN IHNEN ENTSCHEIDENDE HINWEISE ZUR FRUCHTBARKEIT UND SIND SOWOHL FÜR DIE EMPFÄNGNIS ALS AUCH DIE EMPFÄNGNISVERHÜTUNG WICHTIG.

ZYKLUSKALENDER FÜR EINEN MONAT

DATUM																			
WOCHENTAG																			
ZYKLUSTAG		1	2	3	4	5	6	7	8	9	10	11	12	13	14	15	16	17	18
KÖRPERTEMPERATUR Basaltemperatur steigt halbstündlich um ein Kästchen an (übliche Anstiegszeit ___ : ___ Uhr)	37,3																		
	37,2																		
	37,1																		
	37,0																		
	36,9																		
	36,8																		
	36,7																		
	36,6																		
	36,5																		
	36,4																		
	36,3																		
	36,2																		
	36,1																		
	36,0																		
UMSTÄNDE, DIE DIE KÖRPERTEMPERATUR BEEINFLUSSEN																			
ZERVIXSCHLEIM	Konsistenz																		
	Farbe																		
	Menge																		
	Äußerer Eindruck																		
SEKUNDÄRSYMPTOME	Schmerzen																		
	Kopfschmerzen																		
	Übelkeit																		
	Haut																		
	Brüste																		
	Verdauung/Stuhlgang																		
	Müdigkeit/Erschöpfung																		
	Flüssigkeitsretention																		
	PMS																		
GESCHLECHTSVERKEHR																			
BLUTUNG																			

MONAT(E): ____________________

	19	20	21	22	23	24	25	26	27	28	29	30	31	32	33	34	35	36	37	38	39	40

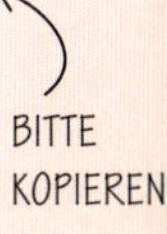

BITTE KOPIEREN

WANN SOLLTE ICH HILFE SUCHEN?

Viele Frauen nehmen Hilfe in Anspruch: sowohl von Ihrem Hausarzt als auch von Fachärzten, wie Gynäkologen oder Endokrinologen. Lassen Sie sich zu Ihrer Ernährung beraten, und nutzen Sie alternative Therapieverfahren, wie Naturheilkunde und Akupunktur.

In folgenden Fällen sollten Sie Hilfe erwägen:

- Sie haben lange unregelmäßige Zyklen, die länger als 33 Tage dauern.
- Sie haben die Ernährungspläne und Lifestyle-Tipps in diesem Buch befolgt, aber Ihre Periode blieb trotzdem länger als drei Monate aus.
- Die Zyklen sind regelmäßig, aber es zeigen sich keine Temperaturänderungen, Veränderungen des Zervixschleims oder eindeutige Messergebnisse in den Ovulationstests.
- Sie haben seit über sechs Monaten versucht, schwanger zu werden, oder wollen in den nächsten drei Monaten schwanger werden.
- Sie haben sehr schwache Perioden (benötigen nur eine Slipeinlage pro Tag).
- Sie haben sehr starke Perioden (sehr starker Blutstrom, Sie müssen Super-Binden oder Super-Tampons alle ein bis zwei Stunden wechseln).
- Das Menstruationsblut enthält sehr große Blutgerinnsel von mehr als 2 cm im Durchmesser.
- Sie haben Schmerzen, die hohe Mengen an Schmerzmittel erfordern (oder die Schmerzen klingen trotz Schmerzmittel nicht ab).
- Sie haben prämenstruelle Symptome, die stark sind oder länger als drei Tage vor Ihrer Periode anhalten (einschließlich Schmierblutung, schmerzende Brüste, Flüssigkeitsretention, Stimmungsschwankungen, Schmerzen, Erschöpfung, Veränderung des Stuhlgangs, Blähungen, Schwindel, Kopfschmerzen, Übelkeit, Schlaflosigkeit oder Heißhunger auf bestimmte Nahrungsmittel).
- Sie haben Schmerzen in der Mitte des Zyklus, die die Alltagsaktivitäten einschränken.
- Die Dauer Ihrer Periode oder die Symptome haben sich in den letzten drei Monaten verändert.

Spezialisten in Naturheilkunde und Ernährungsmedizin können Ihnen Vorschläge für eine Veränderung von Ernährung und Lebensstil machen und Sie dabei unterstützen, sich so gut wie möglich zu fühlen.

WER KANN MIR HELFEN?

Eine Überweisung an einen Gynäkologen oder Endokrinologen kann in vielen Situationen hilfreich sein, und bei einer hormonellen Erkrankung ist es entscheidend, dass ein Facharzt alle möglichen zugrundeliegenden Probleme oder Krankheiten untersucht. Hören Sie sich genau um, damit Sie sicher sein können, dass der Facharzt, an den Sie überwiesen werden, auch zu Ihnen passt. Bei weniger schwerwiegenden Problemen muss möglicherweise kein Facharzt herangezogen werden.

Ein Arzt, der in Naturheilkunde und Reproduktionsmedizin qualifiziert ist, kann Ihnen helfen, die Behandlungsoptionen, wie Verhütungsmittel und die verschiedenen Möglichkeiten für eine künstliche Befruchtung, sinnvoll auszuschöpfen, Ihnen Empfehlungen für andere Ärzte und Spezialisten mitgeben und sicherstellen, dass alle Nahrungsergänzungsmittel, die Sie erhalten, neben Ihren üblichen Medikamenten sicher und wirksam sind.

Fruchtbarkeitsprobleme sind meist durch eine Kombination aus genetischen, umweltbedingten, entzündlichen und das Immunsystem betreffende Faktoren bedingt. Nachdem mögliche Grunderkrankungen untersucht und behandelt, Ernährung und Lebensstil verändert und eine geeignete Nahrungsergänzung begonnen wurde, können viele Frauen eine sehr deutliche Verbesserung ihrer Gesundheit und ihrer Symptome erzielen. Die Naturheilkunde kann vielen Paaren mit Kinderwunsch helfen, ihren Traum zu erfüllen.

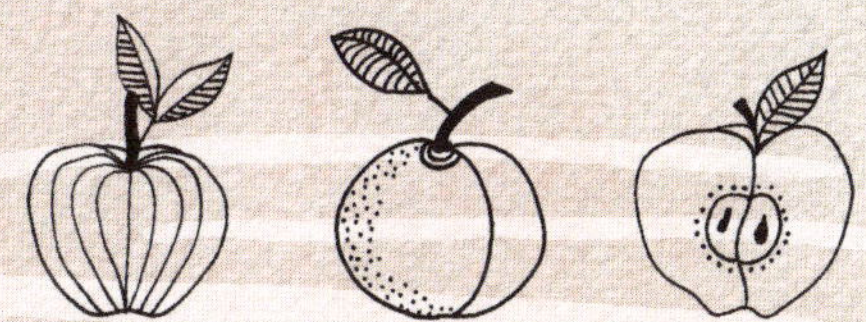

SIND MEINE HORMONE IM GLEICHGEWICHT?

Da ein Großteil unserer körperlichen, geistigen und emotionalen Gesundheit von unseren Hormonen beeinflusst wird, ist ein hormonelles Gleichgewicht von grundlegender Bedeutung. Wir konzentrieren uns hier auf die weiblichen Fortpflanzungshormone, bei denen am häufigsten ein Ungleichgewicht zwischen Östrogen und Progesteron festgestellt wird. Dieses verursacht viele der lästigen Symptome, die nicht unbedingt ein medizinisches Problem darstellen, jedoch allmonatlich die Gesundheit und das Wohlbefinden beeinträchtigen: PMS, Stimmungsschwankungen, Schmerzempfindlichkeit der Brüste, Schmerzen oder Flüssigkeitsretention.

Ein Spezialist für Naturheilverfahren und Reproduktionsmedizin kann Ihnen helfen, die Testergebnisse zu interpretieren: Wir streben nach optimaler Gesundheit, nicht nur nach Abwesenheit von Krankheit!

Die Hormonspiegel schwanken täglich. Für eine korrekte Beurteilung sollte daher zunächst immer ein Ausgangswert festgestellt werden, der einen Vergleich von Monat zu Monat ermöglicht. Dieses Ausgangs-Hormonprofil umfasst gewöhnlich die Messung von Östrogen, Progesteron, luteinisierendem Hormon (LH), follikelstimulierendem Hormon (FSH), Prolaktin und Androgenen. Die Ausgangswerte werden an Tag 3 des Zyklus, also am dritten Blutungstag, bestimmt. Dies soll sicherstellen, dass alle Hormone wieder die Spiegel zu Zyklusbeginn erreicht haben. Der Progesteronspiegel sollte jetzt niedrig sein, sollte aber zusätzlich eine Woche nach dem Eisprung (beziehungsweise eine Woche vor Fälligkeit der nächsten Periode) gemessen werden, da er an diesem Zeitpunkt seinen Spitzenwert erreicht haben sollte. Die Messung beider Werte ermöglicht eine vollständige Beurteilung der hormonellen Gesundheit. Bitte beachten Sie, dass die Messung von Hormonen schwierig sein kann, und Blut- oder Speicheltests nur richtungsweisend sein können, aber nicht die Spiegel der Umweltöstrogene messen, also von hormonähnlichen Substanzen, die in den Körper aufgenommen werden und unerwünschte östrogenähnliche Wirkungen erzeugen können. Bei Hormonen ist der Referenzbereich breit, daher bedeuten Werte im Normalbereich nicht unbedingt, dass Ihre Hormone ausgeglichen oder optimal sind. Ein Spezialist für Naturheilverfahren und Reproduktionsmedizin kann Ihnen helfen, die Testergebnisse zu interpretieren: Wir streben nach optimaler Gesundheit, nicht nur nach Abwesenheit von Krankheit!

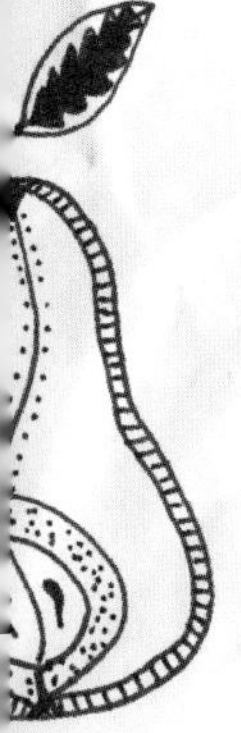

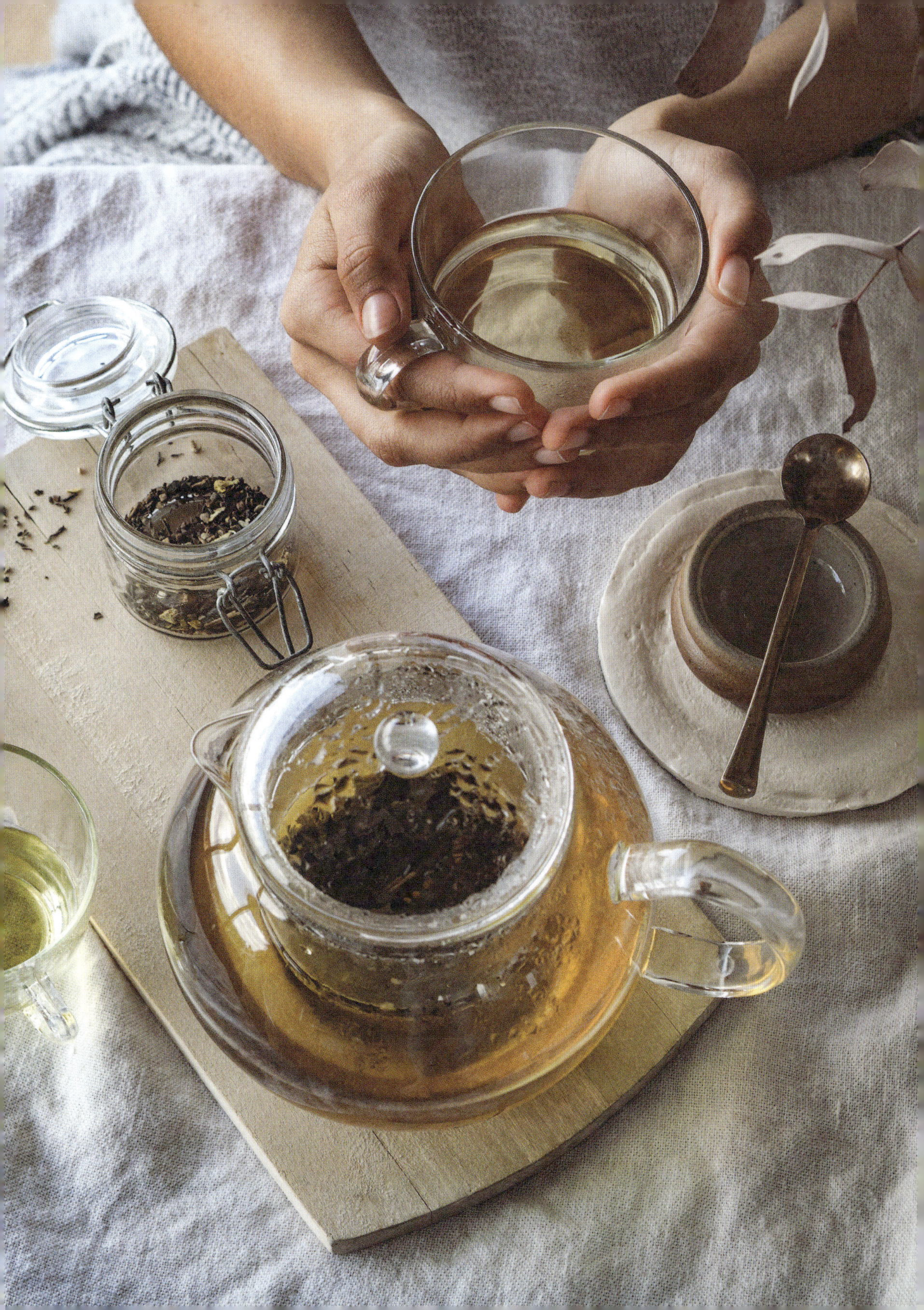

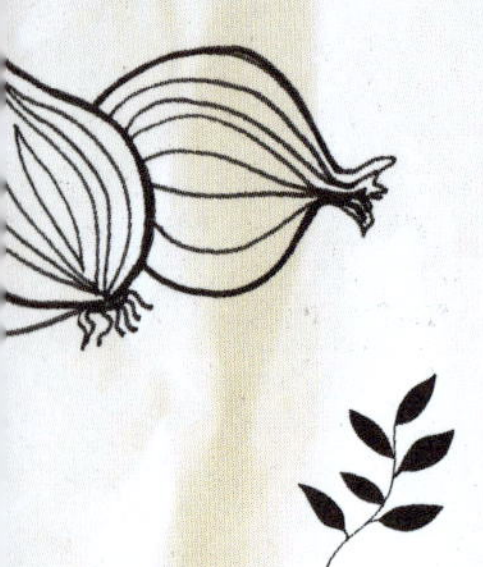

RELATIVER ÖSTROGENÜBERSCHUSS

Ein Östrogenüberschuss wird gewöhnlich nicht durch eine Überproduktion von Östrogen durch die Eierstöcke verursacht, sondern ist wahrscheinlicher auf Lifestyle-Faktoren zurückzuführen, wie Umweltöstrogene, falsche Ernährung, mangelhafte Östrogenausscheidung aus dem Körper, Adipositas oder ein unzureichender Progesteronspiegel. Nicht immer handelt es sich um einen echten Östrogenüberschuss, sondern das Östrogen ist manchmal lediglich im Vergleich zu anderen Hormonen zu hoch.

In unserer modernen Zeit sind wir Östrogenen wesentlich stärker ausgesetzt als früher – teilweise aufgrund unseres Lebensstils. Verglichen mit der Zeit unserer Großeltern haben heutige Frauen tendenziell weniger Schwangerschaften und stillen weniger; die Menarche (die erste Periode) setzt früher ein und die Menopause später. Somit haben wir über unsere Lebensspanne tendenziell mehr Menstruationszyklen und daher mehr natürliches Östrogen. Möglicherweise leiden wir dadurch auch häufiger unter östrogenabhängigen Erkrankungen, wie Endometriose (Zellen der Gebärmutterschleimhaut wachsen außerhalb der Gebärmutter), Brustkrebs, Myome (gutartige Gebärmuttertumoren) und Adenomyose (Schleimhautgewebe wächst in die mittlere Muskelschicht der Gebärmutter hinein).

WAS SIND UMWELTÖSTROGENE?

Umweltöstrogene sind eine Gruppe von über 800 chemischen Stoffen, die als hormonaktive Substanzen, Xenohormone oder als endokriner Disruptor (von der englischen Bezeichnung *„endocrine disrupting chemical“*, EDC) bezeichnet werden. Man geht davon aus, dass diese Umweltgifte in das hormonelle Gleichgewicht eingreifen[1] und die Fortpflanzungsfähigkeit und fötale Entwicklung beeinträchtigen können. Sie sind in Alltagsprodukten enthalten, wie Putzmittel, Körperpflegemittel, Duftkerzen, Pestizide im konventionellen Obst- und Gemüseanbau, Parfüms, Make-up, Nagellack und vielen anderen. Kunststoffe (auch wenn sie BPA-frei sind) können diese Umwelthormone freisetzen, insbesondere wenn sie erhitzt oder gekühlt werden. Auf den Seiten 88–93 erfahren Sie mehr darüber, wie Sie sich selbst schützen können, indem Sie heute beginnen, schrittweise zu natürlicheren Alternativen zu wechseln.

Mangelhafte Östrogenausscheidung

Östrogen wird vom Körper hauptsächlich über Leber, Darm und Nieren verstoffwechselt und ausgeschieden. Eine ausreichende Östrogenausscheidung ist für ein Hormongleichgewicht unabdingbar. Bei trägem Darm oder nicht optimaler Leber- und Nierenfunktion wird zu wenig Östrogen ausgeschieden. Helfen Sie diesen Organen, indem Sie Alkohol und Koffein auf ein Minimum beschränken, viel gefiltertes Wasser trinken und auf eine darmfreundliche Ernährung achten: Essen Sie mehr Gemüse und Ballaststoffe, reduzieren Sie gesättigte Fette (insbesondere wenn sie von Tieren aus konventioneller Landwirtschaft stammen), essen Sie vermehrt fermentierte Nahrungsmittel, die das Wachstum der „guten" Bakterien fördern, wie Sauerkraut, Kimchi, Kefir und Miso, und treiben Sie regelmäßig Sport.

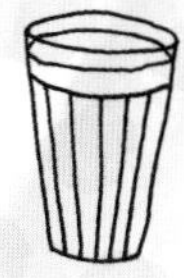

Warum Ihr Gewicht von Bedeutung ist

Adipositas kann den Eisprung und das Hormongleichgewicht beeinflussen. Bei zu viel Fettgewebe werden vermehrt Androgene (Hormone wie Testosteron) in Östrogen umgewandelt, sodass ein relativer Überschuss entsteht und sich das Risiko für viele östrogenabhängige Erkrankungen erhöht. Mehr Sport und eine nährstoffreiche Ernährung, die ausreichend Protein und sehr viel Gemüse enthält, sind oft der erste Schritt zur Beseitigung dieses Problems. Gleichzeitige hormonell bedingte Erkrankungen, unter denen viele adipöse Frauen leiden – einschließlich dem polyzystischen Ovarialsyndrom (PCOS) – können die Gewichtsabnahme erschweren. Lassen Sie sich von Ihrem Arzt oder Heilpraktiker individuell unterstützen.

Niedriges Progesteron

Eine weitere Ursache von Östrogenüberschuss ist ein unzureichender Progesteronspiegel. Progesteron gleicht die Wirkungen von Östrogen aus und reduziert das Risiko für östrogenabhängige Erkrankungen. Bei Frauen ohne Eisprung entfällt Progesteron als Gegenspieler zu Östrogen komplett, bei zu niedrigem Progesteronspiegel durch Stress, schlechte Ernährung oder Nährstoffmängel ist Progesteron als Gegenspieler zu Östrogen zu schwach.

Häufige Symptome eines Östrogenüberschusses

- Stimmungsschwankungen
- Gebärmuttermyome
- Reizbarkeit
- Plötzliche Gesichtsrötung
- Flüssigkeitsretention
- Starke Perioden
- Periodenschmerzen
- Müdigkeit/Erschöpfung
- Heißhunger auf Zucker
- Leichte Gewichtszunahme

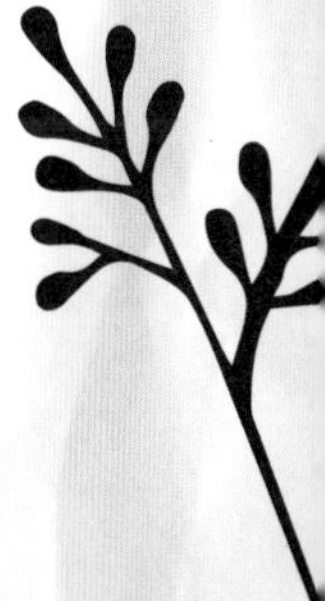

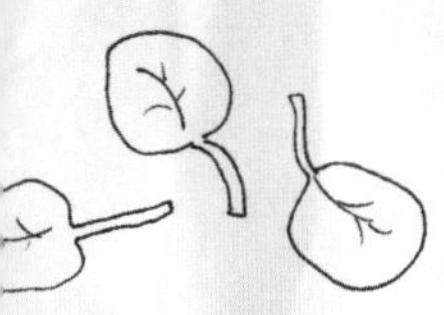

TIPPS ZUR REDUKTION EINES ÖSTROGEN-ÜBERSCHUSSES

Essen Sie an den meisten Tagen zwei oder drei Tassen Brokkoli, Blumenkohl, Spargel, Fenchel, Grünkohl, Spinat und Rosenkohl. Kohlgemüse enthält Substanzen, die dazu beitragen, dass überschüssiges Östrogen chemisch gebunden und über die Leber aus dem Körper ausgeschieden wird.

Vermeiden Sie in Kunststoff verpackte Nahrungsmittel, Kunststoffflaschen und das Erhitzen von Nahrungsmitteln in Kunststoffbehältern. Dies sind die Hauptquellen für hormonaktive Substanzen. Verwenden Sie stattdessen Behälter aus Glas.

Entgiften Sie sich von hormonaktiven Substanzen, indem Sie die Empfehlungen im Abschnitt „Lifestyle" befolgen (siehe Seite 86).

Um Darmentzündungen zu reduzieren, vermeiden Sie möglichst Milchprodukte, Gluten, Mais, Soja und Zucker.

Essen Sie möglichst nur eine Portion rotes Fleisch pro Woche (aber essen Sie mehr Huhn und Eier aus ökologischer Tierhaltung und nachhaltig gefangenen Fisch).

Essen Sie Bio-Nahrungsmittel, um die Östrogenaufnahme zu verringern. Suchen Sie in einem örtlichen Hof- oder Bioladen nach preisgünstigen Optionen mit wenigen Giftstoffen.

Geben Sie täglich 1–2 Esslöffel frisch gemahlenen Leinsamen in Ihr Essen oder Ihre Getränke. Leinsamen enthält Lignane, die dazu beitragen, überschüssiges Östrogen aus Ihrem Körper zu entfernen. Eine hohe Aufnahme von Lignanen wird nicht empfohlen, wenn Sie schwanger sind oder stillen.

Versuchen Sie, an den meisten Tagen zwei bis drei Tassen leberfreundlichen Kräutertee zu trinken: Brennnessel, Löwenzahnwurzel oder -blätter, Artischocken und Mariendistel.

Achten Sie auf ausreichendes Trinken. Ich empfehle mindestens 1,5 Liter Wasser täglich, sodass Ihr Urin eine helle Farbe hat.

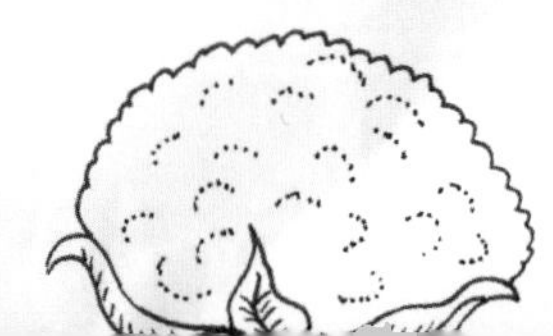

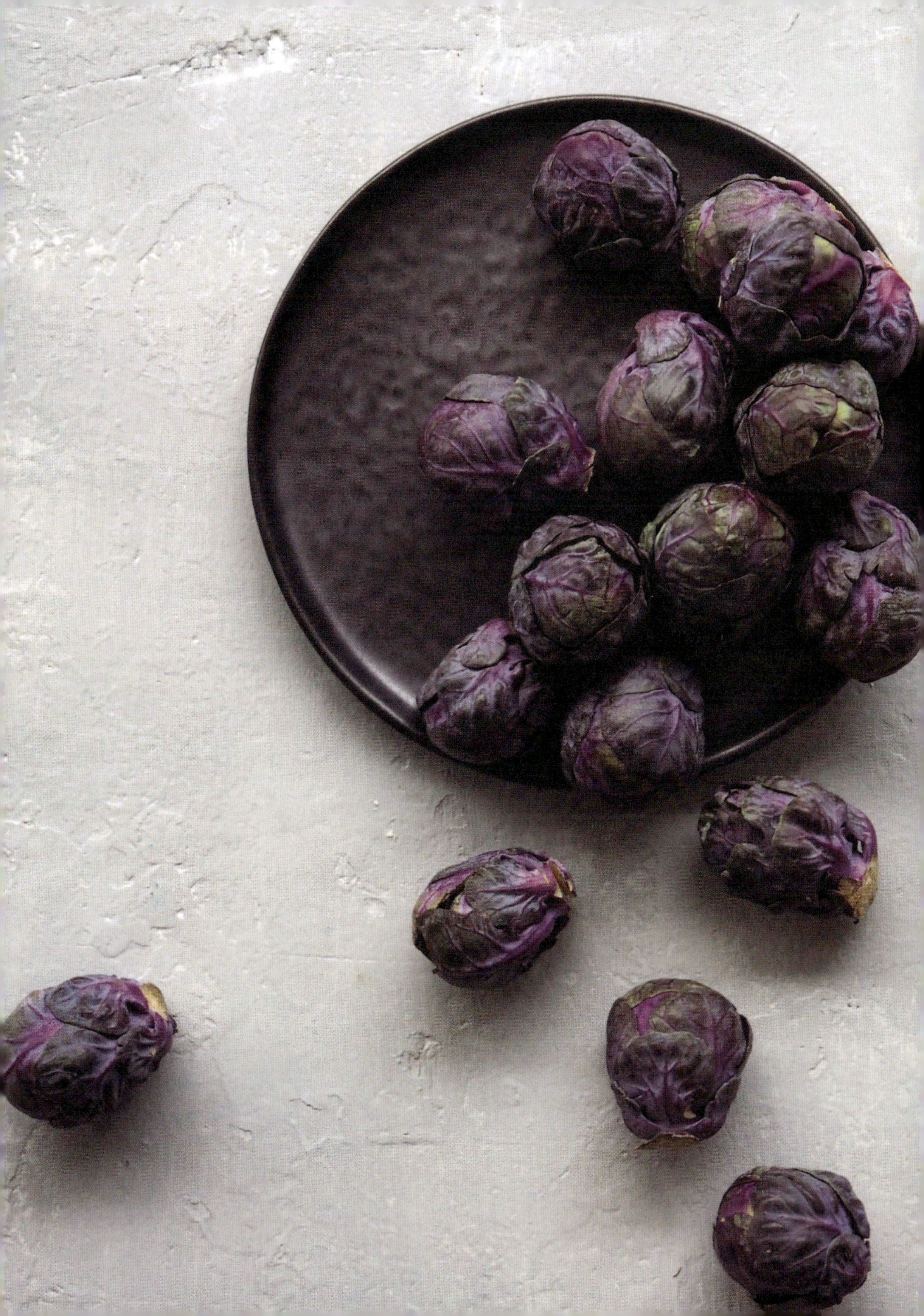

RELATIVER ÖSTROGENMANGEL

Zu wenig Östrogen kann genauso problematisch sein wie zu viel Östrogen. Ein (durch einen Bluttest bestätigter) Östrogenmangel tritt oft bei sehr niedrigem Körpergewicht auf, wodurch weniger Androgene in Östrogen umgewandelt werden. Dies kann sich bei häufigem Stuhlgang verschlimmern, aber auch, wenn durch zu viele Ballaststoffe verfügbares Östrogen gebunden und aus dem Körper ausgeschieden wird. Ein echter Östrogenmangel tritt nach der Menopause, bei sehr niedriger Ovarialreserve oder nach Entfernung der Eierstöcke ein.

Niedriges Körpergewicht (oder ein geringer Körperfettanteil) ist eine häufige Ursache für zu niedriges Östrogen, das den Menstruationszyklus beeinträchtigt, sodass er fehlerhaft verläuft oder ganz fehlt. Dies kann sowohl die Knochenmineraldichte als auch die Fertilität beeinflussen. Auch übermäßiger Sport kann (unabhängig vom niedrigen Körpergewicht) den Östrogenspiegel senken. Bei ausbleibendem Menstruationszyklus oder bei mehr als zweimal wöchentlichem hochintensivem Kardio-Training reduzieren Sie das Kardio-Training, und ersetzen Sie den intensiven Sport durch Walking, Yoga und leichte Körpergewichtsübungen.

Ballaststoffe erhöhen die Östrogenausscheidung und reduzieren den Östrogenspiegel im Blut. Wenn aber zu viel Östrogen ausgeschieden wird, steht es nicht mehr für die Verwendung im Körper zur Verfügung. Zu viele Ballaststoffe können dazu führen, dass sie täglich häufigen (dünnen) Stuhl haben. Achten Sie deshalb unbedingt darauf, dass Ihre Ernährung ausgewogen ist: Das Zauberwort heißt Mäßigung!

Häufige Symptome eines Östrogenmangels

- Schlechtes Gedächtnis
- Candida-Infektionen (Soor)
- Nachtschweiß
- Trockene Haut
- Lange oder unregelmäßige Menstruationszyklen
- Palpitationen (Herzklopfen)
- Depression
- Schlaflosigkeit
- Niedrige Libido
- Scheidentrockenheit

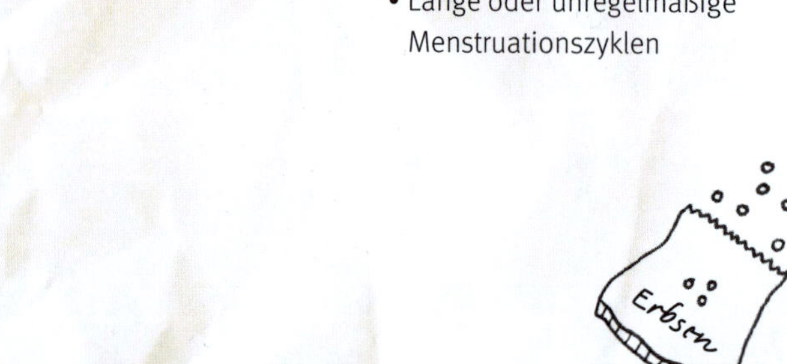

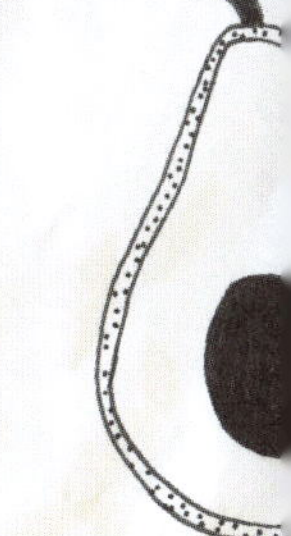

PRAKTISCHE TIPPS

Steigern Sie den Östrogenspiegel, indem Sie Ihre Nahrung mit viel Sesam (wie Tahini), Kichererbsen und Hülsenfrüchten ergänzen. Diese enthalten Phytoöstrogene, die sich an Östrogenrezeptoren binden und östrogenähnlich wirken.

Essen Sie bis zu dreimal wöchentlich rotes Fleisch (möglichst Bio-Fleisch oder Weidefleisch), um den Eisenspiegel zu erhöhen.

Essen Sie bei jeder Mahlzeit Proteine: Tierisches Eiweiß ist ideal, um regelmäßige Menstruationszyklen zu fördern und Stimmung, Konzentration und Schlaf zu verbessern. Probieren Sie einmal Frittata, Hähnchensalat, Lachsfrikadellen und geschmortes Lamm.

Leichter Sport zwei- bis dreimal wöchentlich. Zu viel Sport kann den Hypothalamus unterdrücken und den Östrogenspiegel senken, was zu unregelmäßigen Perioden, spärlichen Blutungen, schlechter Stimmung und Energiemangel führen kann. Wechseln Sie zu sanfteren Formen, wie lange Spaziergänge, Yoga und Stretching.

Versuchen Sie zuzunehmen, wenn Sie untergewichtig sind oder einen niedrigen Körperfettanteil haben – aber auf gesunde Art, indem Sie auf regelmäßige nährstoffreiche Mahlzeiten achten und Zwischenmahlzeiten mit Bestandteilen mit hoher Nährstoffdichte ergänzen, wie Bananen, Süßkartoffeln und Kürbis.

Essen Sie mehr „gute" Fette und weniger „schlechte" Fette. In einer ausgewogenen Ernährung sind Fette wichtig. „Gute" Fette finden Sie in unerhitztem Olivenöl, Kokosöl, Avocados, Nüssen, Samen, Hummus, Tahini, Fettfisch, wie Thunfisch und Lachs. „Schlechte" Fette sind in verarbeiteten Ölen, Fettgebackenem, Margarine, Fertiggebäck und Popcorn sowie allem, was Raps- oder Sonnenblumenöl enthält, zu finden.

Vermeiden Sie Sojaprodukte. Soja kann zwar den Östrogenspiegel erhöhen, ist aber ein Nährstoffblocker, der die Resorption wichtiger Nähr- und Mineralstoffe vermindern kann. Ferner kann es die Schilddrüsenfunktion hemmen und ist stark verarbeitet. Fermentierte Formen von Soja, wie Miso, Tempeh und Tamari, können Sie in Maßen verzehren.

Essen Sie mehr Obst und Gemüse. Versuchen Sie, täglich mindestens sieben verschiedene Sorten zu essen. Folgende können helfen, den Östrogenspiegel zu erhöhen: Äpfel, Alfalfa, Kirschen, Kichererbsen, Karotten, Sellerie, Gurken, Datteln, Fenchel, Oliven, Papaya, Erbsen, Pflaumen, Granatäpfel, Kartoffeln, Hülsenfrüchte, Rhabarber und Tomaten.

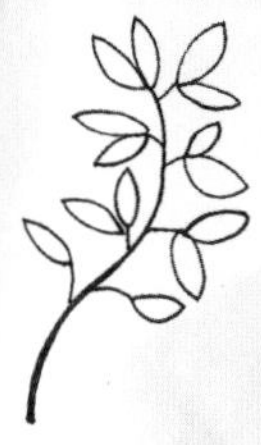

PROGESTERONMANGEL

Progesteron wird vom Gelbkörper nach dem Eisprung (oder von der Plazenta während der Schwangerschaft) gebildet. Mögliche Ursachen für einen Progesteronmangel sind: fehlender Eisprung und Ovulationsstörungen, gestörte Follikelreifung, Lutealphasendefekte, Schilddrüsenprobleme oder hohe Stressbelastung. Zu den Erkrankungen, die häufig mit einem Progesteronmangel einhergehen, zählen polyzystisches Ovarialsyndrom (PCOS), hypothalamische Amenorrhoe, dysfunktionale Uterusblutung und Hyperprolaktinämie. Wenn Sie glauben, dass Sie keinen Eisprung haben, lassen Sie dies ärztlich abklären.

Bei fehlendem Eisprung wird weniger Progesteron produziert. Deshalb müssen mögliche Grunderkrankungen zuerst behandelt werden, damit Ovulation und Progesteronproduktion wieder normal funktionieren können. Auch eine gestörte Follikelreifung oder Luteinisierung aufgrund zu niedriger Konzentrationen des follikelstimulierenden Hormons (FSH) und des luteinisierenden Hormons (LH) kann zu einer verminderten Progesteronproduktion bei Ovulationsstörungen beitragen.

Bei einem Lutealphasendefekt verdickt sich die Gebärmutterschleimhaut nicht ausreichend, entweder weil die Eierstöcke nicht genug Progesteron ausschütten oder weil die Gebärmutterschleimhaut nicht richtig auf das Progesteron anspricht. Dadurch kommt es zu einer verkürzten Lutealphase von circa 10 Tagen und möglicherweise zu Schmierblutungen, Fehlgeburten oder Problemen bei der Empfängnis.

Schilddrüsenhormone stimulieren die Freisetzung von Progesteron in der zweiten Zyklushälfte. Somit ist eine gesunde Schilddrüse für einen gesunden Zyklus unabdingbar. Bei vielen Frauen ist die Schilddrüsenfunktion nicht ausreichend, auch wenn die Schilddrüse angeblich „normal“ ist. Eine subklinische Schilddrüsenunterfunktion kann das Progesteron senken, Ihren Zyklus verlängern und Empfängnis und Schwangerschaft negativ beeinflussen. Lassen Sie Ihre Schilddrüsenwerte ärztlich abklären. Die Normwerte des Thyreoidea-stimulierenden Hormons (TSH, Thyreotropin) im Blut sind allgemein 0,4–4,5 μU/l und sollten unter 2,5 μU/l liegen bei Frauen, die schwanger werden möchten.

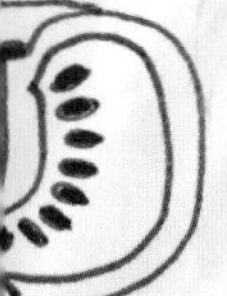

Häufige Symptome eines Progesteronmangels

- Vergrößerte Brüste
- Durchbruchblutung
- Niedrige Libido
- Kurze Menstruationszyklen
- PMS
- Schmierblutung
- Kopfschmerzen
- Angst
- Krampfartige Schmerzen
- Frühe Fehlgeburt

PRAKTISCHE TIPPS

Am allerwichtigsten: Reduzieren Sie Stress! Nehmen Sie sich jeden Tag einige Minuten für folgende einfache Übung: Setzen Sie sich bequem hin und atmen Sie zehnmal tief und langsam ein. Halten Sie den Atem jeweils für einige Sekunden auf dem Höhepunkt der Einatmung an, und atmen Sie aus. Diese einfache Methode schaltet das parasympathische Nervensystem ein und gleichzeitig den für die meisten von uns üblichen stressreichen Flucht-oder-Kampf-Modus aus.

Lernen Sie, „nein" zu sagen, und hören Sie auf, sich zu viele Verpflichtungen aufzubürden.

Nehmen Sie ein entspannendes und entgiftendes Bad mit einer Tasse Bittersalz (Magnesiumsulfat) im Badewasser, und zwar mindestens zweimal wöchentlich 15 Minuten lang. Neben dem Entspannungseffekt kann das Magnesium aus dem Salz in die Haut eindringen.

Räumen Sie Ihrem Schlaf Priorität ein, und sorgen Sie jede Nacht für ausreichend Schlaf (empfehlenswert: sieben bis neun Stunden).

Gewöhnen Sie sich regelmäßige Yoga-, Achtsamkeits- oder Meditationsübungen an. Sie müssen dabei nicht „gut" sein, es kommt nur darauf an, es tatsächlich zu tun.

Erwägen Sie, ein Ergänzungsmittel mit Magnesium und Vitamin B6 einzunehmen: Diese Nährstoffe sind für die Progesteronproduktion essenziell und können helfen, PMS zu reduzieren, die Menstruation zu regulieren und die Stimmung aufzuhellen. Gute Nahrungsmittel sind: Huhn, Truthahn, Mangold, Sonnenblumenkerne und Pistazienkerne.

Erhöhen Sie Ihre Vitamin-C-Aufnahme, um die Nebennierenfunktion und das Hormongleichgewicht zu unterstützen. Essen Sie an den meisten Tagen mindestens drei Portionen Vitamin-C-reiche Nahrungsmittel, zum Beispiel Papaya, Paprika, Brokkoli, Rosenkohl, Erdbeeren, Ananas, Orangen, Kiwis und Blumenkohl.

Vitamin D ist eine Hormon-Vorstufe, die für die Progesteronproduktion essenziell ist: Da viele von uns in geschlossenen Räumen arbeiten oder sich besonders vor der Sonne schützen, sind die Vitamin-D-Spiegel oft zu niedrig. Lassen Sie Ihren Vitamin-D-Spiegel von Ihrem Hausarzt testen.

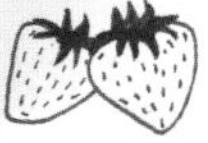

STRESS UND EMPFÄNGNIS

Progesteron wird für eine gesunde Lutealphase und eine erfolgreiche Schwangerschaft unbedingt benötigt. Wenn aber Ihr Körper viele Stresshormone produziert, sinkt den Progesteronspiegel: Bei Stress produzieren Ihre Nebennieren die Stresshormone Cortisol und Adrenalin. Für die Herstellung von Cortisol benötigen Ihre Nebennieren jedoch Progesteron, und unabhängig davon, wie niedrig Ihr Progesteronspiegel bereits ist, wird immer Progesteron verwendet, wenn Cortisol gebraucht wird. Wenn Sie chronisch gestresst sind (oder sogar wie viele von uns chronisch überlastet und unter Cortisol und Adrenalin „funktionierend"), wird der Progesteronspiegel niedrig. Eine Reduzierung von Stress und die Wiederherstellung einer gesunden Nebennierenfunktion können den Progesteronspiegel verbessern.[2]

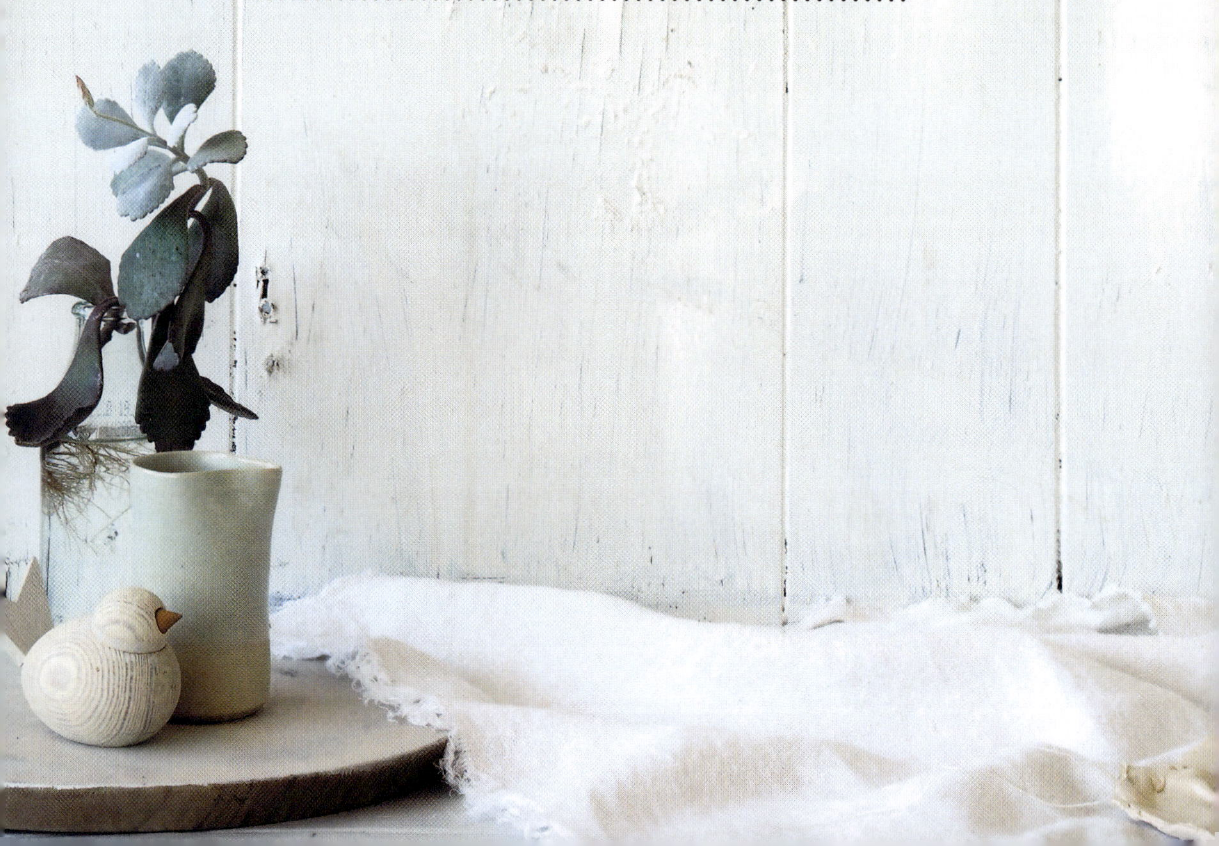

PERIODENSCHMERZEN

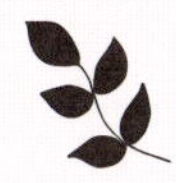

PRIMÄRE DYSMENORRHÖ

Diese wird auch einfach als „Periodenschmerzen" bezeichnet und ist als eine schmerzhafte Menstruation, bei der keine Grunderkrankung, wie Endometriose oder Eierstockzysten, vorliegt, definiert. Sie beginnt gewöhnlich an Tag 1 der Menstruationsblutung und dauert zwei bis drei Tage an. Meist handelt es sich um krampfartige Unterleibsschmerzen, die in den unteren Rücken oder in die Oberschenkel ausstrahlen können.

Prostaglandine

Eine primäre Dysmenorrhö ist häufig auf ein Ungleichgewicht der Prostaglandine zurückzuführen. Dabei handelt es sich um hormonähnliche Substanzen, die Entzündungen, Verengungen der Blutgefäße, Blutgerinnsel, Muskelkontraktionen und Schmerzen verursachen. Die Gebärmutter benötigt Prostaglandine, damit die Gebärmuttermuskeln sich während der Menstruation zusammenziehen und die Schleimhaut abstoßen können. Durch starke Kontraktionen verengen sich die Blutgefäße, sodass die Gebärmuttermuskeln keinen Sauerstoff erhalten, was zu weiteren Schmerzen führt. Viele Prostaglandine bedeutet daher viele Schmerzen.

Prostaglandine im Blutkreislauf tragen zu anderen Symptomen, wie Durchfall, Übelkeit und Kopfschmerzen, bei. Der Wirkmechanismus von nichtsteroidalen Entzündungshemmern, wie zum Beispiel Ibuprofen, beruht darauf, dass sie die Prostaglandinproduktion drosseln und dadurch den Schmerzgrad reduzieren. Die Ausschüttung von Prostaglandinen können Sie aber auch selbst durch eine Änderung von Ernährung und Lebensstil sowie durch Nahrungsergänzungsmittel (einschließlich Fischöle und Kurkuma) beeinflussen.

Endorphine

Die Beta-Endorphine wirken schmerzlindernd, erhöhen die Abbaurate von Prostaglandinen und reduzieren dadurch Schmerzen und Krämpfe. Ein Mangel an Beta-Endorphinen kann aber auch zu übermäßigen Schmerzen beitragen. Beta-Endorphine werden während aerobem oder Kardio-Training freigesetzt und sind als körpereigene Opioide oder natürliche Schmerzmittel bekannt.

Beta-Endorphine werden während aerobem oder Kardio-Training freigesetzt und sind als körpereigene Opioide oder natürliche Schmerzmittel bekannt.

Entzündungen

Ein bestimmtes Maß an Entzündungen ist im Laufe des Menstruationszyklus normal. Aus Omega-6-Fettsäuren hergestellte entzündliche Prostaglandine lösen sowohl den Eisprung als auch die Menstruation aus. Eine chronische oder übermäßige Entzündung kann jedoch zu Menstruationsschmerzen und Krämpfen und fehlendem Eisprung führen. Die Produktion von entzündungshemmenden Prostaglandinen kann durch Omega-3-Fettsäuren erhöht werden. Eine Ernährung mit viel frischem Gemüse und wenig industriell verarbeiteten Nahrungsmitteln sowie mit Ergänzungsmitteln, wie Fischöle und Kurkuma, können die Entzündung deutlich vermindern und dadurch die Periodenschmerzen lindern. Die mediterrane Ernährung mit viel Gemüse, Obst, Nüssen, Fisch und „guten" Ölen und bestehend aus wenig verarbeiteten Nahrungsmitteln liefert sehr viele Omega-3-Fettsäuren.[3]

Risikofaktoren

Frauen mit folgenden Kriterien haben ein höheres Risiko für Menstruationskrämpfe und Schmerzen:

- Beginn der Menstruation vor dem Alter von 11 Jahren
- Starke Perioden
- Unregelmäßige Zyklen
- Frauen, die noch kein Kind geboren haben
- Raucherinnen
- Schmerzhafte Perioden bei anderen Frauen in der Familie
- Grunderkrankung (siehe gegenüberliegende Seite)

Wenn Ihre Menstruationskrämpfe und -schmerzen Sie stark beeinträchtigen oder sich zunehmend verschlechtern, sollten Sie dies unbedingt ärztlich abklären lassen. Viele Frauen halten Schmerzen für normal und leben jahrelang mit starken Schmerzen oder einer nicht festgestellten Endometriose, die neben einer erheblichen Einschränkung des Alltagslebens auch zu lang anhaltenden Fertilitätsproblemen führt.

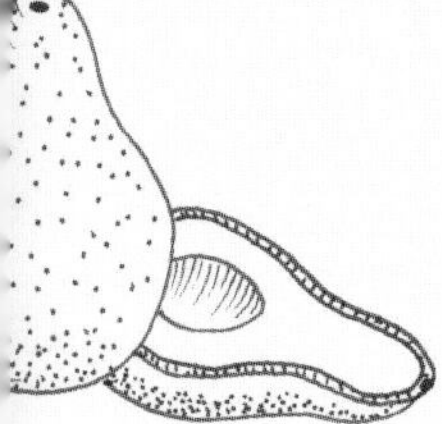

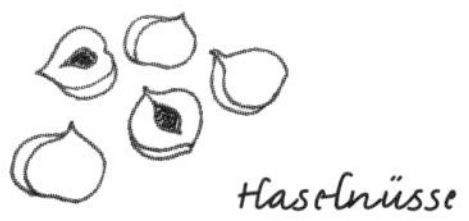

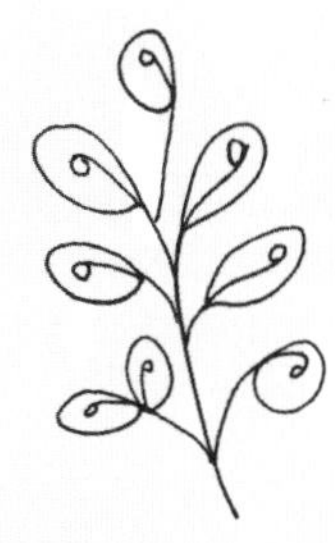

SEKUNDÄRE DYSMENORRHÖ

Unter einer sekundären Dysmenorrhö versteht man Menstruationsschmerzen, die aufgrund organischer Ursachen oder einer Grunderkrankung des weiblichen Fortpflanzungssystems, einschließlich Gebärmutter, Eierstöcke und Eileiter, entstehen. Die Schmerzen sind Menstruationskrämpfen sehr ähnlich, halten aber oft über die Periode hinaus an, beginnen vor der Periode oder treten auch an anderen Zeitpunkten auf. Die Grunderkrankung muss festgestellt und (auch durch eine Operation) behandelt werden.

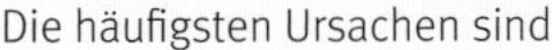

Die häufigsten Ursachen sind:

- Endometriose: Gebärmuttergewebe, das sich außerhalb der Gebärmutter einnistet
- Adenomyose: gutartige Wucherungen in den Gebärmutterwänden
- Adhäsionen: Vernarbungen oder Verklebungen zweier Oberflächen oder Strukturen
- Gebärmuttermyome: gutartige Wucherungen in oder außerhalb der Gebärmutter
- Entzündliche Unterleibserkrankung: Infektion der Fortpflanzungsorgane.
- Zervixstenose: Verengung oder Verschluss des Gebärmutterhalses.
- Sexuell übertragbare Krankheiten
- Kupferspiralen
- Eierstockzysten

STRESSREDUKTION IST EINE DER WICHTIGSTEN MASSNAHMEN, UM DIE PRODUKTION VON PROGESTERON ZU UNTERSTÜTZEN: NEHMEN SIE SICH JEDEN TAG EINIGE MINUTEN ZEIT FÜR EINFACHE ENTSPANNUNGSÜBUNGEN.

Einfache Tipps
FÜR DEN UMGANG MIT HÄUFIGEN SYMPTOMEN

Denken Sie daran, dass diese Symptome häufig sein können, jedoch nicht als normal gelten sollten: Ein symptomfreier Zyklus *ist möglich!* Wenn Sie verschiedene Symptome haben und unsicher sind, ob diese mit Ihrem Zyklus in Zusammenhang stehen, oder wenn Sie nur Ihre Fortschritte verfolgen möchten, könnten Sie eine Symptomübersicht wie auf Seite 56 ausfüllen. Beginnen Sie damit an Tag 1 Ihres Zyklus.

Nutzen Sie die einfachen Ernährungs- und Lifestyle-Tipps auf den folgenden Seiten und erfahren Sie, warum bestimmte Symptome auftreten könnten. Es handelt sich hier um allgemeine Empfehlungen. Falls Sie also keine Verbesserung feststellen sollten, holen Sie bitte den Rat Ihres Arztes oder Heilpraktikers ein, bevor Sie pflanzliche Medikamente oder Nahrungsergänzungsmittel anwenden. Sie sollten unbedingt alle Ergänzungsmittel, die Sie einnehmen, mit Ihrem Arzt besprechen, vor allem wenn Sie verschreibungspflichtige Medikamente einnehmen.

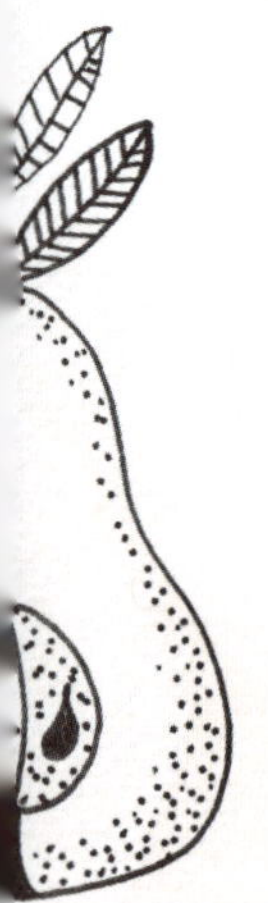

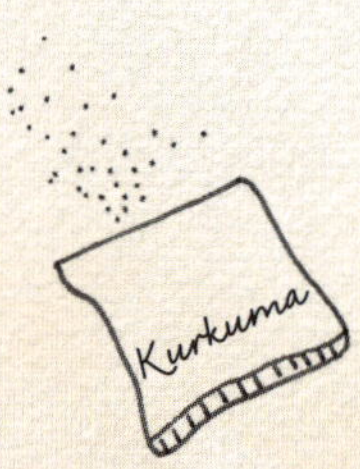

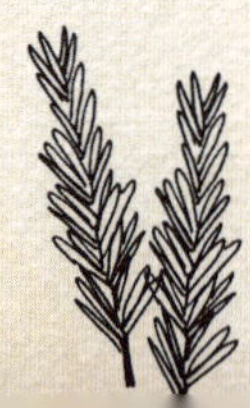

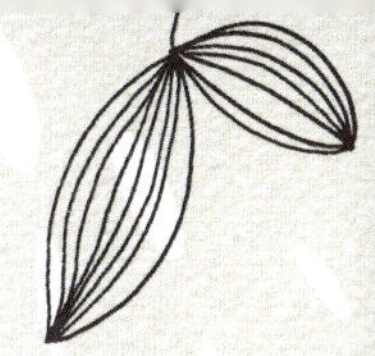
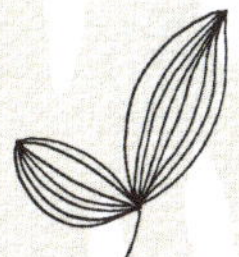

AKNE

Akne und Hautunreinheiten sind extrem störend, besonders wenn sie nach dem Teenageralter auftreten. Akne kann durch ein bestimmtes Bakterium, das *Propionibacterium acnes*, Nährstoffmängel, Entzündungen oder hormonelle Faktoren, wie ein Androgenüberschuss, verursacht werden. Bei Frauen mit hohem Androgenspiegel im Blut oder sehr empfindlichen Androgenrezeptoren wird die Haut angeregt, vermehrt Fett zu produzieren, was zu verstopften Poren und unreiner Haut führen kann. Hormonell bedingte Akneschübe zeigen sich meist in der unteren Gesichtshälfte, der Kieferpartie und am Hals und treten häufig unmittelbar vor oder während der Periode oder Ovulation auf. Viele Ärzte behandeln Akne, indem sie eine östrogen- und progesteronhaltige Antibabypille verordnen, die den Androgenspiegel senkt. Eine reine Haut ist einer der Gründe, warum viele Frauen erstmals die Pille einnehmen oder dabei bleiben, was jedoch keine dauerhafte Behandlungsoption sein sollte.

TIPPS Vermeiden Sie Milchprodukte, da diese Ihre Haut dazu anregen, mehr Fett zu produzieren. Kuhmilch hat einen hohen IGF-1-Gehalt (*Insulin-like growth factor 1*, insulinähnlicher Wachstumsfaktor 1), ein Hormon, das dem Wachstum von Kälbern dient, beim Menschen jedoch Entzündungen verursachen kann. Viele Menschen stellen fest, dass sich ihre Akne bessert, wenn sie auf Milchprodukte verzichten. Streichen Sie also versuchsweise mindestens einen Monat lang Milchprodukte aus Ihrer Ernährung, und beurteilen Sie anschließend Ihr Hautbild. Achten Sie darauf, dass viele Milchersatzprodukte Inhaltsstoffe wie Sonnenblumenöl oder Zucker enthalten. Am besten wäre eine reine Mandel- oder Kokosmilch als Ersatz für Kuhmilch. Wenn Sie Milchprodukte langfristig vermeiden möchten, lesen Sie bitte auch die Informationen zu Calcium (Seite 232), damit eine ausreichende Kalziumversorgung sichergestellt wird.

Auch die Reduzierung von Entzündungen und eine verbesserte Ausscheidung von Hormonen über die Leber sind wesentlich. Vermeiden Sie möglichst alle Nahrungsmittel und Getränke, die Zuckerzusätze enthalten und ergänzen Sie Ihre tägliche Nahrung durch einen Teelöffel gemahlenen Kurkumas (entzündungshemmend). Für ein Gleichgewicht der Darmbakterien und damit eine bessere Verdauung geben Sie einen Teelöffel Apfelessig in ein Glas Wasser, das sie vor den Mahlzeiten trinken; Sie können auch jeden Tag vor dem Frühstück ein probiotisches Nahrungsergänzungsmittel einnehmen. Essen Sie mindestens fünf Tassen Frischgemüse täglich, und vermeiden Sie unbedingt Fettgebackenes und Pflanzenöle. Ihr Arzt oder Heilpraktiker kann Ihnen weitere Ergänzungsmittel empfehlen. Sollte sich Ihr Hautbild nicht bessern, holen Sie den Rat eines Arztes oder Heilpraktikers ein.

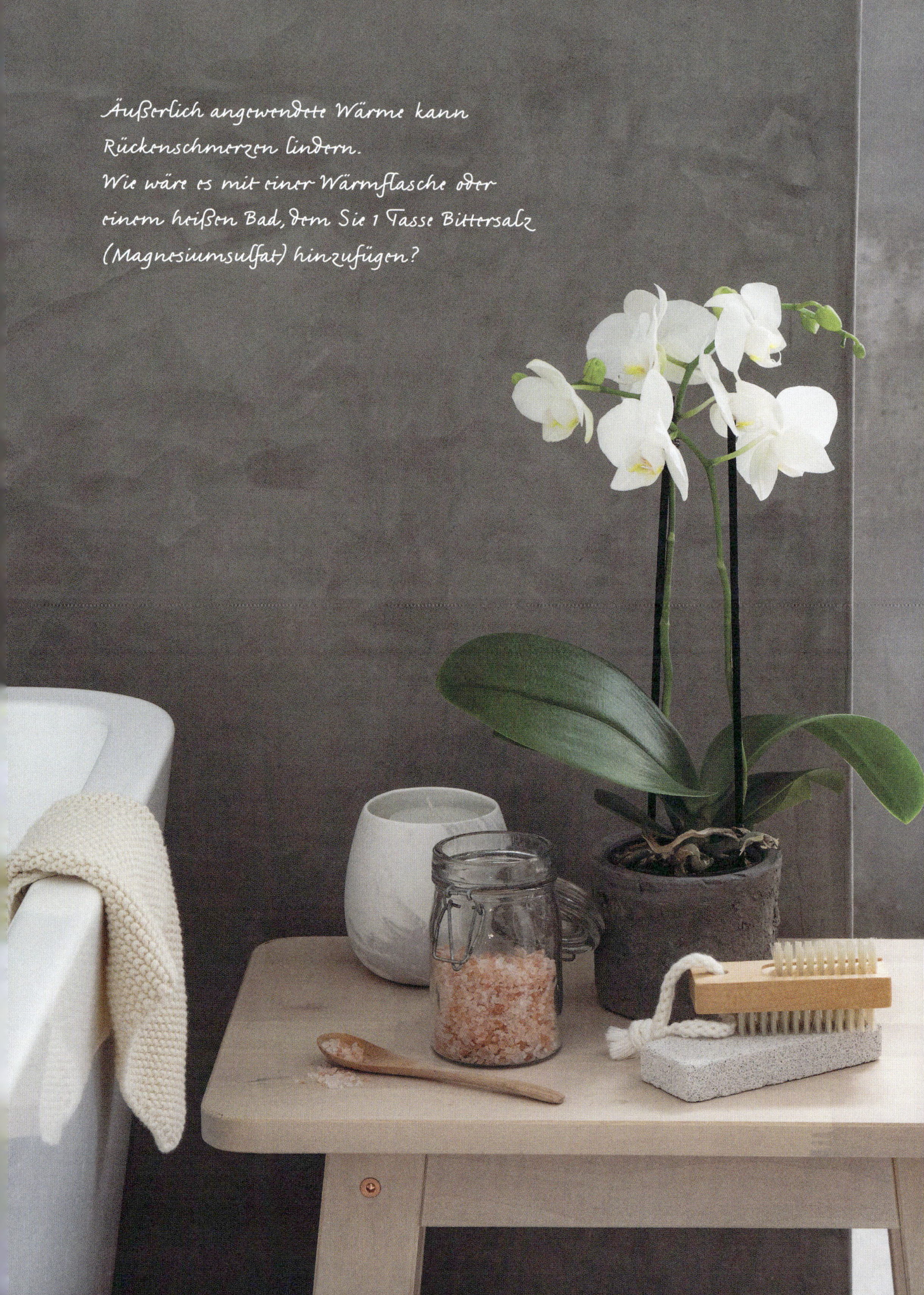

*Äußerlich angewendete Wärme kann Rückenschmerzen lindern.
Wie wäre es mit einer Wärmflasche oder einem heißen Bad, dem Sie 1 Tasse Bittersalz (Magnesiumsulfat) hinzufügen?*

RÜCKENSCHMERZEN

Periodenbedingte Rückenschmerzen sind meist auf Gebärmutterkrämpfe zurückzuführen, sie können jedoch auch durch ein bereits bestehendes Rückenproblem oder Endometriose bedingt sein. Wenn sich die Gebärmutter für die Menstruation vorbereitet, produziert sie die hormonähnlichen Prostaglandine, die zu Kontraktionen der Gebärmutter führen. Werden übermäßig viele entzündliche Prostaglandine ausgeschüttet, können sie zu intensiven Krämpfen sowie einer allgemeinen Entzündung im unteren Rücken und Unterleib führen, die eine bestehende Schwäche oder Verletzung verschlimmern können.

Tipps Essen Sie mehr entzündungshemmende Nahrungsmittel, wie Fettfisch, Blattgemüse, Avocado, Zitrone, Granatapfel und Mandeln sowie frisch geriebenen Ingwer und Kurkuma. Äußerlich angewendete Wärme kann Rückenschmerzen lindern. Wie wäre es mit einer Wärmflasche oder einem heißen Bad, dem Sie 1 Tasse Bittersalz (Magnesiumsulfat) hinzufügen? Trinken Sie täglich zwei Tassen Ingwer- und Zimttee, so lange Sie Symptome haben. Wenden Sie sich an einen Arzt, Physiotherapeuten oder Heilpraktiker, wenn Sie weitere Hilfe wegen Rückenschmerzen benötigen.

BLÄHUNGEN

Die allgemeine Entzündung, die durch Prostaglandine im Blutkreislauf entsteht, kann auch die Verdauung beeinflussen. Ein entzündeter Verdauungstrakt kann schlechter die in der Nahrung enthaltenen Nährstoffe aufschließen und aufnehmen. Dies wiederum verstärkt die Entzündung. In diesem Fall (und auch während einer Krankheit oder der Rekonvaleszenz) profitiert unserer Verdauungssystem von weich gekochtem und leichter verdaulichem Essen.

Tipps Essen Sie langsam, kauen Sie gut, und essen Sie sehr reife, weich gekochte, gedünstete oder dampfgegarte Nahrungsmittel, wie Suppen, Eintöpfe, Aufläufe, Kompott, weiches Obst, Nusscreme, Breie und gedünstetes Gemüse. Essen Sie auch Kräuter und Gewürze, wie Ingwer, Nelken, Basilikum, Rosmarin, Fenchel, Dill, Anis, Kümmel, Kardamom, Kreuzkümmel (Kumin) und Petersilie. Kräutertees (Fenchel, Süßholz, Brennnessel, Pfefferminze, Ingwer, Kamille) zwischen und nach den Mahlzeiten können Blähungen reduzieren. Nahrungsmittel, die Sie jetzt vermeiden sollten (die aber bei optimaler Verdauung zu einer nährstoffreichen Ernährung gehören) sind: Salate (insbesondere rohe Blattsalate), harte und rohe Früchte (insbesondere Äpfel), ganze Nüsse und bissfest gegartes Gemüse.

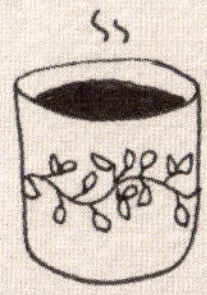

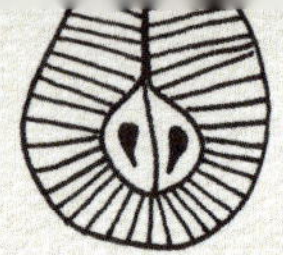

SCHMERZEMPFINDLICHKEIT DER BRÜSTE

Die zyklusbedingte Brustempfindlichkeit ist ein häufiges Symptom vor der Menstruation, bei einigen Frauen bereits direkt nach dem Eisprung. Schmerzen und Schwellung der Brüste werden im Allgemeinen durch eine Östrogendominanz oder einen Progesteronmangel verursacht: Ohne seinen Gegenspieler Progesteron führt das Östrogen zu einer Entzündung und lässt das Brustgewebe wachsen und empfindlich werden. Dementsprechend sollte eine Behandlung das übermäßige Östrogen reduzieren und eine ausreichende Progesteronproduktion fördern.

Tipps Unterstützen Sie Ihre Leber bei der Entgiftung und Östrogenausscheidung, indem Sie Koffein ganz vermeiden und Ihren Alkoholkonsum minimieren. Trinken Sie täglich einen leberreinigenden Mariendistel-, Artischocken- und Löwenzahnwurzeltee. Reduzieren Sie die Entzündung durch Vermeiden „schlechter“ Fette, wie Pflanzenöl, Fettgebackenes und Margarine. Essen Sie täglich zwei Esslöffel frisch gemahlenen Leinsamen, und achten Sie auf ausreichende Ballaststoffe: Sie sollten möglichst einmal täglich Stuhlgang haben.

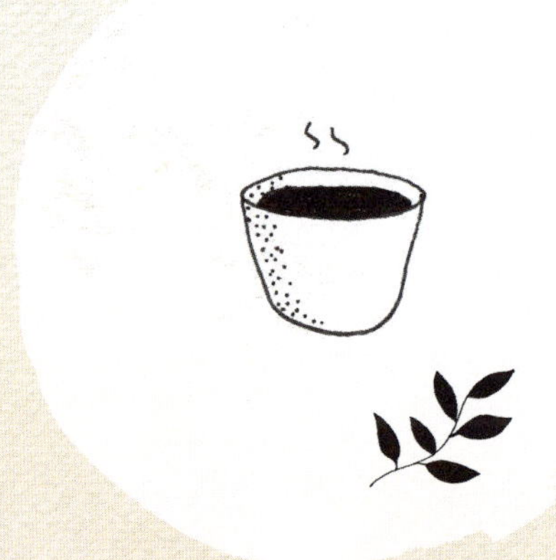

HEISSHUNGER AUF SCHOKOLADE

Seit Jahren debattieren Wissenschaftler darüber, warum so viele Frauen direkt vor ihrer Periode einen Heißhunger auf Schokolade haben, die Antwort steht aber noch aus. Es wurden Studien mit Frauen aus verschiedensten Kulturen und in verschiedenen Lebensstadien (menstruierend, schwanger und postmenopausal) durchgeführt, die kaum Unterschiede ergaben. Daraus wurde geschlossen, dass es die soziale Akzeptanz des Verlangens nach Schokolade während der Periode ist, die dazu führt, dass sich Frauen in dieser Zeit Schokolade gönnen.

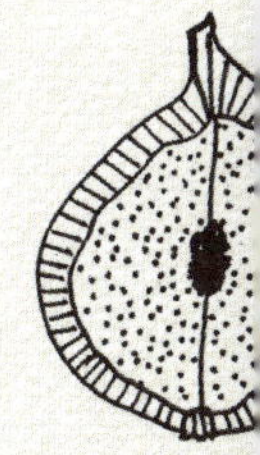

Für manche mag das zutreffen, aber aus meiner über zehnjährigen Praxiserfahrung mit tausenden Frauen kann ich nicht zustimmen, dass diese Theorie für alle gilt. Vielen Frauen in meiner Praxis kommt während des ganzen Monats kein Gedanke an Schokolade, bis ein Heißhunger sie wissen lässt, dass bald die Periode einsetzt. Auch wenn die Zusammenhänge in Studien nicht abschließend nachgewiesen wurden, könnten meiner Meinung nach folgende Faktoren infrage kommen: Magnesiummangel, Blutzuckerschwankungen, hormonelle Veränderungen oder ein prämenstruelles Absinken des Wohlfühl-Neurotransmitters Serotonin.

Tipps Die folgenden Vorschläge waren bei vielen meiner Klientinnen hilfreich: Da der Blutzuckerspiegel vor der Periode weniger stabil ist, sollte Zucker vermieden werden. Außerdem sollten geplant und über den Tag verteilt regelmäßig eiweißreiche Mahlzeiten und Zwischenmahlzeiten gegessen werden. Lassen Sie keine Mahlzeit aus! Achten Sie darauf, dass Sie viel gefiltertes Wasser trinken und zusätzlich viele magnesiumreiche Nahrungsmittel essen, wie Samen, dunkles Blattgemüse, Feigen, Avocados, Fisch und Linsen. Versuchen Sie einen Bliss Ball (siehe Seite 204). Eine leichte körperliche Betätigung im Freien an den meisten Tagen ist hilfreich. Wenden Sie sich an einen Spezialisten für Naturheilverfahren, wenn Ihre Heißhungerattacken weiterhin ein Problem bleiben.

ACHTEN SIE DARAUF, DASS SIE VIEL GEFILTERTES WASSER TRINKEN UND ZUSÄTZLICH VIELE MAGNESIUMREICHE NAHRUNGSMITTEL ESSEN, WIE SAMEN, DUNKLES BLATTGEMÜSE, FEIGEN, AVOCADOS, FISCH UND LINSEN.

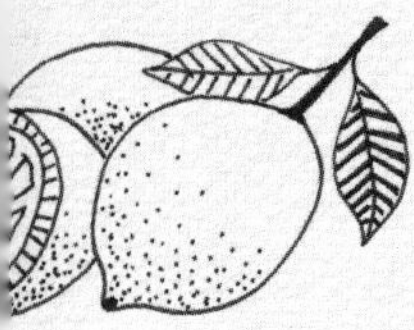

VERSTOPFUNG

In der Woche vor Ihrer Periode kann der ansteigende Progesteronspiegel zu Darmträgheit oder Verstopfung führen. Progesteron entspannt die Muskulatur und verlangsamt im Allgemeinen die Darmfunktion, wodurch der Stuhlgang erschwert sein kann.

Tipps Viele Frauen gehen auf der Arbeit nicht gerne auf die Toilette und halten deshalb den Stuhl zurück. Stellen Sie Ihren Wecker morgens etwas früher, und beginnen Sie den Tag mit einem Teelöffel Zitronensaft in einer Tasse warmem Wasser. Nach dem Frühstück sollten Sie genug Zeit für einen Toilettengang einplanen, damit Sie sich einfach auf die Toilette setzen und warten können, bis sich der Stuhl von selbst löst (kein Drücken).

Trinken Sie täglich etwa 2 Liter gefiltertes Wasser. Als Betthupferl mischen Sie 2 Esslöffel Chiasamen und 50 ml Trockenpflaumensaft in 100 ml Wasser. 5 Minuten umrühren und für weitere 10 Minuten beiseite stellen, bis sich ein weiches Gel gebildet hat. Chiasamen enthalten lösliche Fasern und haben eine sehr sanfte Wirkung auf das Verdauungssystem. Durch das Einweichen vor dem Verzehr wird verhindert, dass die Chiasamen weiteres Wasser im Darm aufnehmen und die Verstopfung verschlimmern. Achten Sie darauf, dass Sie viel gekochtes Gemüse essen.

Sie können diese Tipps entweder den ganzen Monat befolgen oder nur in der Woche vor Ihrer Periode, wenn Sie nur dann unter Verstopfung leiden. Falls Verstopfung ein Dauerproblem ist, wenden Sie sich an einen Arzt oder Heilpraktiker.

YOGA-ÜBUNG FÜR EINEN „GLÜCKLICHEN BAUCH“

Legen Sie sich auf den Rücken, und strecken Sie beide Beine gerade aus. Ziehen Sie Ihr rechtes Knie an die Brust, und halten Sie es dort mit beiden Händen. Halten Sie diese Position, und machen Sie 20 tiefe, langsame Atemzüge. Dann kehren Sie langsam in die Ausgangsposition zurück. Strecken Sie Ihren rechten Arm hinter sich aus, sodass Ihre rechte Seite auf dem Boden vollständig längs ausgestreckt ist. Halten Sie diese Position 10 Atemzüge lang, und wiederholen Sie dann die Übung mit Ihrem linken Arm.

KRÄMPFE

Falls keine hormonell bedingten Erkrankungen wie Endometriose vorliegen, entstehen krampfartige Schmerzen meist durch die übermäßige Ausschüttung von Prostaglandinen, verminderte Blutzufuhr, Östrogendominanz und Entzündung, manchmal auch durch Verstopfung. Krampfartige Schmerzen vor der Menstruation oder an anderen Zeitpunkten während des Zyklus sollten immer ärztlich abgeklärt werden, ebenso Schmerzen, die sich verschlimmern und Sie in Ihren Alltagsaktivitäten behindern.

Essen Sie täglich sehr viele der leberfreundlichen und Östrogen abbauenden Gemüsesorten, wie Brokkoli, Blumenkohl, Weißkohl, Grünkohl, Spinat und Spargel.

Tipps Bei regelmäßigen krampfartigen Schmerzen während Ihrer Menstruation versuchen Sie, diese Tipps drei Monate lang zu befolgen, und überprüfen Sie dann Ihre Fortschritte. Entzündungen und Östrogendominanz reduzieren Sie, indem Sie den Anteil an Ballaststoffen und frischem Gemüse erhöhen. Essen Sie täglich sehr viele der leberfreundlichen und Östrogen abbauenden Gemüsesorten, wie Brokkoli, Blumenkohl, Rosenkohl, Weißkohl, Grünkohl, Spinat und Spargel. Reduzieren Sie Fleisch auf einmal wöchentlich, und essen Sie stattdessen Fisch, Hülsenfrüchte und Huhn aus ökologischer Tierhaltung. Vermeiden Sie möglichst Milch, Zucker, Koffein und verarbeitetes Getreide, wie geschälter Reis und Brot, die Entzündungen verstärken könnten. Diese Ernährungsumstellungen sind nicht leicht, wenn sie aber zur Symptomlinderung beitragen, war es die Mühe wert. Die Rezepte und Mahlzeiten in diesem Buch können Ihnen als Inspiration dienen.

Jodmangel ist häufig, aber Jod ist für den Östrogenstoffwechsel wichtig. Lassen Sie Ihre Blutspiegel beim Arzt messen und sich Jod-Ergänzungsmittel empfehlen, falls sie erforderlich sind.

Entfernen Sie die hormonaktiven Substanzen aus Ihrer Wohnung, die sich in Kunststoffen, Hautpflegemitteln und anderem befinden. Weitere Einzelheiten siehe im Abschnitt „Lifestyle“ ab Seite 86.

Bei krampfartigen Periodenschmerzen legen Sie sich eine Wärmflasche auf den Bauch, oder entspannen Sie in einem heißen Bad, in das Sie eine Tasse Bittersalz (Magnesiumsulfat) geben.

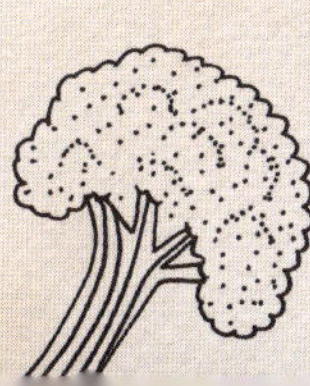

DURCHFALL

Nach der progesteronbedingten Darmträgheit vor der Menstruation könnte genau das gegenteilige Problem auftreten, wenn Ihre Periode einsetzt. Darmträgheit und Magenkrämpfe können auf ein Absinken des Progesteronspiegels und die Prostaglandinausschüttung zurückzuführen sein. Letztere dient zwar der Kontraktion der Gebärmutter, kann aber auch Auswirkungen auf den Darm haben. Bei einer wirklich trägen Verdauung zuvor kann der Stuhlgang beim Eintreten Ihrer Periode ein Segen sein.

Tipps Zur Linderung von Darmkrämpfen und Durchfall lösen Sie einen Teelöffel Rotulmenpulver (Slippery Elm Powder) in warmem Wasser auf, und trinken Sie es zweimal täglich. Essen Sie ballaststoffarme, leicht verdauliche Nahrungsmittel, und vermeiden Sie möglichst Fett und Zucker. Zum Frühstück könnten Sie Porridge oder Chia-Pudding und als Mittag- und Abendessen Suppen und Eintöpfe wählen. Beschränken Sie sich auf „sanfte" Sportarten. Wenn der Durchfall anhält, suchen Sie Ihren Hausarzt auf, damit die Ursache festgestellt werden kann.

SCHWINDELGEFÜHL UND BENOMMENHEIT

Diese sind direkt vor oder während der Menstruation sehr häufig, insbesondere bei Frauen mit niedrigem Blutdruck oder niedriger Pulsfrequenz. Mögliche Ursachen sind Eisenmangel, starke Blutung und Hypoglykämie.

Eisenmangel ist bei menstruierenden Frauen sehr häufig und wird durch starke Blutungen verschlimmert. Frauen mit Anämie oder sehr wenig Eisen leiden während ihrer Periode oft an einem Schwindel- oder Benommenheitsgefühl, verschwommenem Sehen, Müdigkeit und sogar starkem Schwindel. Lassen Sie Ihre Eisenwerte im Blut bestimmen; möglicherweise ist eine Supplementierung erforderlich. Aber: Zu viel Eisen ist schädlich, lassen Sie also immer zuerst Ihren Eisenspiegel untersuchen, bevor Sie Eisenpräparate einnehmen. Mittel aus der Naturheilkunde können helfen, eine Verstopfung zu vermeiden.

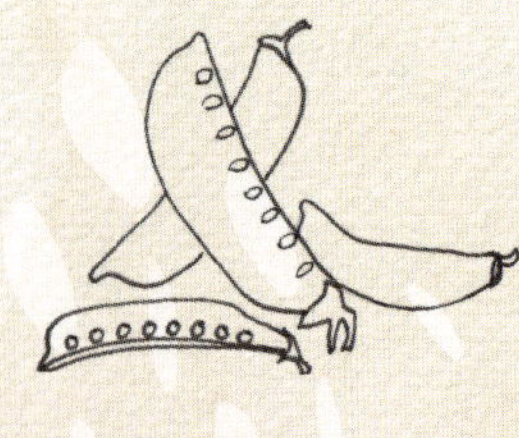

Der Blutzuckerspiegel kann um den Menstruationszeitpunkt herum schwanken, was zu extremem Hungergefühl, Heißhunger auf Zucker und einem erhöhten Risiko für ein zu starkes Absinken des Blutzuckerspiegels (Hypoglykämie) beitragen kann. Erste Anzeichen sind Schwächegefühl, Zittrigkeit, Reizbarkeit, Müdigkeit und Benommenheit.

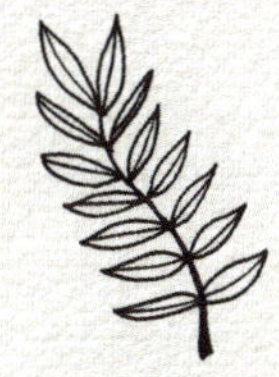

Tipps Halten Sie Ihren Blutzuckerspiegel stabil, indem Sie zusätzlichen Zucker vermeiden und regelmäßige nährstoffreiche, eiweißhaltige Mahlzeiten plus Zwischenmahlzeiten alle drei Stunden einplanen. Wählen Sie bevorzugt eisenreiche Nahrungsmittel, wie rotes Fleisch, Spargel, Spinat, Thymian und Kumin (Kreuzkümmel). Trinken Sie täglich 2 Liter Wasser, und geben Sie einmal täglich eine Prise Himalajasalz bei, die das Mineralgleichgewicht fördert. Sorgen Sie für ausreichend Ruhepausen, und machen Sie zehn wirklich langsame, tiefe Atemzüge, wenn Sie beginnen, sich schwindlig zu fühlen.

MÜDIGKEIT UND ERSCHÖPFUNG

Müdigkeit und Erschöpfung sind häufige menstruelle Symptome. Meist kehrt die Energie wenige Tage nach Einsetzen der Periode zurück. Hält die Erschöpfung länger als einige Tage an, können Eisenmangel, Schilddrüsenunterfunktion oder hohe Stressbelastung und Nebennierenschwäche die Ursache sein. Auch Schmerzen können zu Erschöpfung führen, insbesondere wenn der Schlaf unter den Schmerzen leidet. Lassen Sie anhaltende Erschöpfung ärztlich abklären.

Tipps Essen Sie verstärkt nährstoffreiche Nahrungsmittel, die sich positiv auf den Östrogenspiegel auswirken, wie Leinsamen, Sesam, Kichererbsen, grüne Erbsen, Alfalfa-Sprossen und Edamame (frische Sojabohnen). Essen Sie dreimal wöchentlich rotes Fleisch, und vermeiden Sie Zucker und Koffein. Trinken Sie täglich mindestens 1,5 Liter gefiltertes Wasser. Zwei Tassen Süßholztee täglich helfen bei Stress und unterstützen die Nebennierenfunktion. (Vorsicht: Süßholztee kann hohen Blutdruck verursachen oder verstärken.)

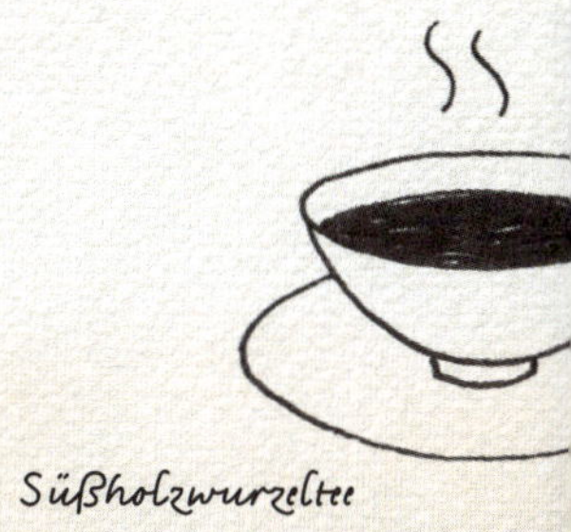

Süßholzwurzeltee

FLÜSSIGKEITSRETENTION

Diese beginnt meist in der prämenstruellen Zyklusphase und erreicht ihren Höhepunkt in der Follikelphase, wenn der Östrogenspiegel hoch ist. In der Lutealphase sinkt Östrogen ab, und Progesteron steigt an, wodurch sich Wasser in Füßen, Beinen und Bauch einlagern kann. Bei manchen Frauen bleibt diese „Wassereinlagerung" fast während des gesamten Zyklus bestehen. Flüssigkeitsmangel und ein übermäßiger Konsum von industriell verarbeiteten Lebensmitteln können ebenfalls zur Einlagerung von Körperwasser beitragen.

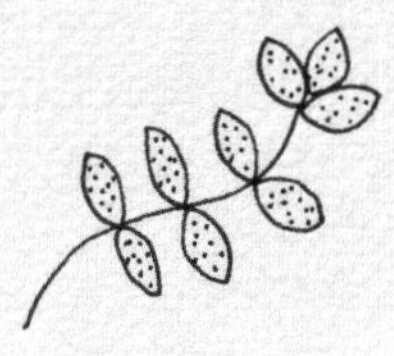

Tipps Trinken Sie drei Tassen Brennnesseltee täglich, um überflüssiges Körperwasser auszuscheiden. Vermeiden Sie salzige und verarbeitete Nahrungsmittel. Da Kalium zu einem Flüssigkeitsgleichgewicht beitragen kann, sollten Sie kaliumreiche Nahrungsmittel, wie Bananen, Tomaten, Äpfel und Aprikosen, essen. Trinken Sie nur eine Tasse Kaffee oder Tee täglich, und fahren Sie mit Ihrem üblichen Bewegungsprogramm fort.

KOPFSCHMERZEN

Prämenstruelle Kopfschmerzen können auftreten, wenn Östrogen und Progesteron direkt vor und am ersten Tag der Menstruation auf ihr niedrigstes Niveau fallen. Auch ein erhöhter Prostaglandinspiegel und ein zu niedriger Endorphinspiegel (das natürliche „Schmerzmittel" des Körpers) können verantwortlich sein. Manche Frauen haben zum Zeitpunkt des Eisprungs die stärksten Kopfschmerzen, wenn die Leber damit kämpft, viel Östrogen zu verstoffwechseln.

Die wichtigsten Behandlungsziele sind: Unterstützung des Hormongleichgewichts, Verminderung der Entzündung, Vermeiden von Kopfschmerzauslösern und Unterstützung der Entgiftungsfunktion der Leber.

Tipps Versuchen Sie vollständig auf Gluten, Koffein und Rotwein sowie möglichst auf Zucker zu verzichten. Vermeiden Sie auch Tyramin, das in gereiften und fermentierten Nahrungsmitteln zu finden ist, wie gelagertem Käse, geräuchertem Fisch oder gepökeltem Fleisch, da es Kopfschmerzen auslösen kann. Halten Sie den Blutzuckerspiegel stabil, indem Sie regelmäßig essen, und achten Sie darauf, dass Sie an den meisten Tagen einige Tassen grünes Blattgemüse essen.

Trinken Sie mindestens 1,5 Liter Wasser täglich, in das Sie etwas frisch ausgedrückten Zitronensaft geben, um zusätzlich die Leber zu unterstützen. Trinken Sie außerdem täglich Kräutertees, wie Kamille, Melisse und Lavendel, die zur Linderung von Kopfschmerzen beitragen. Ein Bad mit Bittersalz (Magnesiumsulfat) und ein wenig ätherisches Lavendelöl, das Sie vorsichtig auf Ihren Schläfen verreiben, können ebenfalls Schmerzen lindern. Lassen Sie sich zu zusätzlichen Ergänzungsmitteln beraten und ungewöhnlich starke, häufige oder nicht auf Schmerzmittel ansprechende Kopfschmerzen ärztlich abklären.

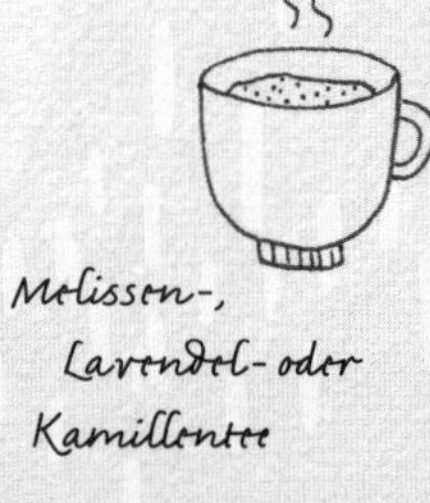

Melissen-, Lavendel- oder Kamillentee

SCHLAFLOSIGKEIT

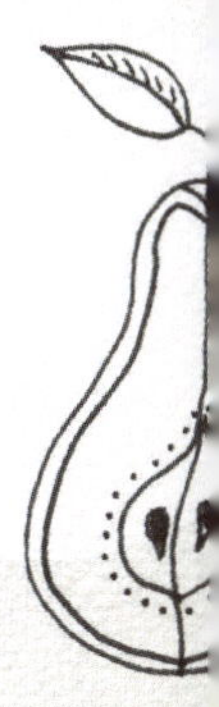

Mögliche hormonelle Ursachen sind Störungen der Schilddrüsenhormone, von Testosteron, Cortisol und Wachstumshormon. Schlechter Schlaf kann auch durch andere Menstruationssymptome, wie Schmerzen, Blähungen und Schmerzempfindlichkeit der Brust, bedingt sein. Eine echte prämenstruelle Schlaflosigkeit scheint jedoch mit einem raschen Abfall des entspannenden, beruhigenden Hormons Progesteron in Zusammenhang zu stehen.[4] Direkt vor Ihrer Periode sinkt der Progesteronspiegel drastisch ab und bleibt während der restlichen Blutungstage niedrig. Dies wirkt sich nicht nur auf das Ein- und Durchschlafen, sondern auch auf die Schlafqualität aus, sodass Sie am nächsten Morgen nicht erholt aufwachen.

Tipps Achten Sie auf eine gute Schlafhygiene, und entwickeln Sie Ihre eigene Routine vor dem Schlafengehen: Schalten Sie Computer, Telefone und alle Geräte mindestens eine Stunde vor der Schlafenszeit aus. Trinken Sie eine Tasse Kamillentee, und duschen Sie warm. Dimmen Sie das Licht (besser einzelne Lampen als Deckenbeleuchtung), und hören Sie sich eine kurze Achtsamkeitsmeditation vor dem Zubettgehen an. Vermeiden Sie jegliches Koffein (auch Tee) nach 10 Uhr.

REIZBARKEIT

Einige Tage nach dem Eisprung fallen die Östrogen- und Testosteronspiegel, und Progesteron steigt an. Dadurch fühlen sich manche Frauen reizbar und unkonzentrierter, während andere sich ruhiger und entspannter fühlen. Ein niedriger Östrogenspiegel kann auch den Serotoninspiegel senken und die Menge an Stresshormonen, wie Cortisol, erhöhen, was zu stärkerer Reizbarkeit, Überempfindlichkeit und Stimmungsschwankungen führt. Nach Ihrer Periode fühlen Sie sich oft besser, weil die Östrogen- und Testosteronspiegel wieder steigen. Sie sind dann wieder selbstbewusster und energiegeladener. Frauen mit hohem Östrogenspiegel fühlen sich möglicherweise in der Zeit um ihren Eisprung reizbar und ängstlich, also drosseln Sie das Tempo, und denken Sie an das Atmen.

Tipps Tiefes Atmen klingt ziemlich simpel, kann aber tatsächlich helfen. Nehmen Sie sich dreimal täglich ein paar Minuten Zeit für zehn langsame, tiefe Atemzüge. Damit schalten Sie Ihren Körper aus dem Kampf-oder-Flucht-Modus um, sodass das parasympathische Nervensystem dominiert. Wenn Sie wissen, dass Sie einige Tage vor Ihrer Periode reizbar werden, machen Sie eine Notiz in Ihrem Kalender, damit sie wissen, dass es bald wieder so weit ist. Wenn Sie sich Ihrer Emotionen bewusst und vorgewarnt sind, kann dies wirklich helfen.

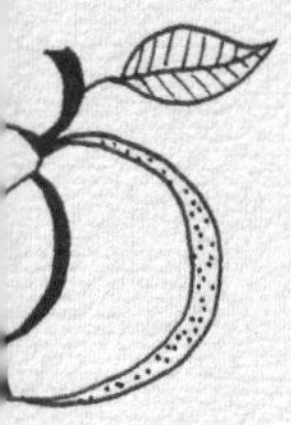

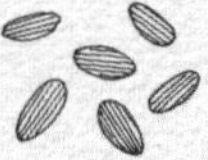

Zucker, Koffein, Alkohol, Stress und fehlende körperliche Betätigung können Sie ERHEBLICH reizbarer machen. Versuchen Sie also, die Auslöser zu vermeiden, und achten Sie auf regelmäßige Bewegung. Erhöhen Sie die Ballaststoffzufuhr durch Gemüse, Nüsse und Samen, und essen Sie täglich ein oder zwei Stücke Obst.

ÜBELKEIT

Übelkeit während der Menstruation kann durch verschiedenste Faktoren verursacht werden, darunter Schmerzen, hormonelle Veränderungen, Leberfunktionsstörungen und Migräne. Normale hormonelle Veränderungen können zu einer vermehrten Sekretion von Salzsäure im Magen führen, die Sodbrennen, Übelkeit oder Erbrechen auslösen kann. Dies scheint durch unregelmäßige Mahlzeiten verstärkt zu werden. Prostaglandine, die durch Gebärmutterkontraktionen und damit einhergehende Schmerzen freigesetzt werden, können ebenfalls den Verdauungsprozess beeinflussen und zur Übelkeit beitragen. Bis zum Eintreten der Menstruation baut die Leber viele Hormone ab; wenn die Leberfunktion träge ist, kann dies zu Kopfschmerzen und Übelkeit führen.

Tipps Essen Sie regelmäßig, und achten Sie auf Proteine in allen Ihren Mahlzeiten. Essen Sie alle drei Stunden eine Zwischenmahlzeit, und vermeiden Sie fettes Essen. Trinken Sie täglich schluckweise drei Tassen Ingwer- und Brennnesseltee, um die Übelkeit zu verringern. Sie können auch Ingwer-Tabletten zur Linderung der Übelkeit einnehmen. Sorgen Sie für viel Ruhe, aber machen Sie weiterhin „sanften“ Sport, wie Walking, Schwimmen, Yoga und Pilates. Manchen Frauen hilft auch das Drücken eines Akupressurpunktes (Perikard 6, auf der Innenseite des Unterarms, etwa 3 Fingerbreit über der Handgelenksfalte zwischen den beiden Sehnen). Bei weiterhin bestehender Übelkeit wenden Sie sich bitte an einen Arzt oder Heilpraktiker.

TRAURIGKEIT UND NIEDERGESCHLAGENHEIT

Prämenstruelle Traurigkeit scheint durch niedrige Spiegel an Östrogen und Serotonin (unser Wohlfühl-Transmitter) ausgelöst zu werden. Ohne diese Glückshormone können Traurigkeit, Niedergeschlagenheit und Tränen überhand nehmen. Solange diese Gefühle nicht anhalten, ist das vollkommen normal, und Sie müssen sich keine Sorgen machen. Eine echte Depression zu dieser Zeit könnte durch eine prämenstruelle dysphorische Störung (PMDS) bedingt sein, die sehr schwerwiegend ist und behandelt werden muss.

Tipps Essen Sie mehr Omega-3-reiche Nahrungsmittel, wie Wildfisch, Eier, Walnüsse und Chia, um die traurige Stimmung zu lindern. Vermeiden Sie Alkohol. Gehen Sie mindestens 10 Minuten täglich in die Sonne. Essen Sie verstärkt Nahrungsmittel, die die Wohlfühl-Aminosäure Tryptophan enthalten: Hüttenkäse, Spinat, Bananen, Truthahn, Meeresfrüchte und Kürbiskerne. Bewegung kann den Serotoninspiegel erhöhen und Sie dadurch aufmuntern. Achten Sie auf ausreichend Calcium: Sesam (Tahini), Petersilie, Mandeln, Chia und Trockenfeigen sind geeignete Quellen. Fragen Sie Ihren Arzt oder Heilpraktiker nach Heilpflanzenpräparaten aus Johanniskraut, Passionsblume und Safran. Wenn die Traurigkeit anhält, nehmen Sie unbedingt professionelle Hilfe in Anspruch.

HEISSHUNGER AUF SALZ

Die Nebennieren liefern Energie, helfen Ihnen bei der Stressbewältigung und sind an vielen hormonellen Prozessen im Körper beteiligt. Die Nebennieren benötigen essenzielle Mineralstoffe, damit sie richtig funktionieren können: Bei einem Mineralstoffmangel haben wir tendenziell einen Heißhunger auf Salziges. Häufige Mineralstoffmängel sind Zink, Magnesium, Jod und Eisen.

Tipps Heißhunger auf Salz kann bedeuten, dass Sie dehydriert sind oder Ihnen wichtige Mineralstoffe, wie Zink, fehlen. Ein Zinkmangel kann bei Frauen vorkommen, die die Antibabypille einnehmen.[5] Zinkreiche Nahrungsmittel sind: Kürbiskerne, Sesamsamen und nährstoffdichte Algen und Meeresgemüse, wie Nori, Kombu und Dulse (Lappentang). Befriedigen Sie Ihren Heißhunger auf Salz durch Himalaja- oder Meersalz, Meeresgemüse oder Miso-Suppe, und vermeiden Sie möglichst verarbeitete Nahrungsmittel und Tafelsalz.

SALZ AUS MEERESGEMÜSE

Dulse-Flocken werden aus getrocknetem Seetang hergestellt und in den meisten Bio-Läden als natürlicher Geschmacksverstärker verkauft. Dulse hat einen salzigen Geschmack und enthält sehr viele Ballaststoffe, Vitamine, Spurenelemente (insbesondere Jod) und Antioxidantien. Testen Sie einmal Dulse-Flocken über Rührei oder Popcorn oder in gedünstetem Gemüse mit etwas Olivenöl beträufelt als wohlschmeckende Beilage.

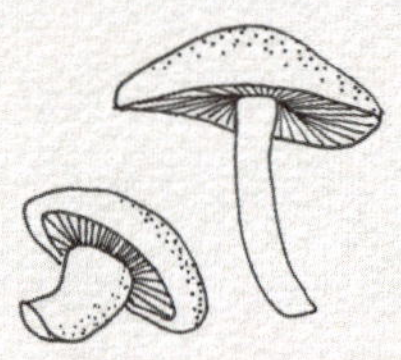
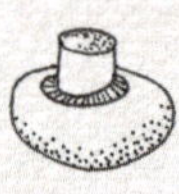

HEISSHUNGER AUF ZUCKER

Heißhunger auf Zucker und Kohlenhydrate während Ihrer Periode könnte auf eine Kombination aus einem instabilen Blutzuckerspiegel, Müdigkeit und Erschöpfung sowie niedrigen Chrom- und Serotoninspiegeln zurückzuführen sein. Zucker macht süchtig, und es entsteht ein Teufelskreis. Um die Menstruation herum kann der Blutzuckerspiegel stärker schwanken, und niedriger Blutzucker kombiniert mit Müdigkeit und Erschöpfung führt oft zu Heißhunger auf Zucker, da der Körper versucht, die Energiereserven aufzufüllen und die Konzentration zu verbessern. Daneben kann ein sinkender Östrogenspiegel vor der Menstruation auch zu einem niedrigen Serotoninspiegel führen. Zucker vermehrt das Glückshormon Serotonin im Gehirn und setzt schmerzstillende Beta-Endorphine frei. Wir fühlen uns gut und wollen noch mehr Zucker, um dieses Gefühl beizubehalten.

Streichen Sie Zucker: Konzentrieren Sie sich auf Nahrungsmittel, die Sie stattdessen essen können, und haben Sie immer nahrhafte Snacks zur Hand.

Tipps Vermeiden Sie möglichst alle Zuckerzusätze (lesen Sie die Zutaten bei Fertiggerichten). Stabilisieren Sie Ihren Blutzuckerspiegel durch regelmäßige Protein-Snacks, die auch „gute" Fette enthalten, alle drei Stunden, wie Mandelbutter verteilt über Apfelspalten, Hummus und Sellerie, Käse und Avocado auf Reiscrackern oder naturbelassener Joghurt mit Chiasamen und Beeren. Verstärken Sie Ihr Kardio-Training, damit Beta-Endorphine freigesetzt werden, und essen Sie serotoninreiche Nahrungsmittel, wie Huhn, Kidneybohnen, Bananen, Eier, Wassermelonen und Champignons. Trinken Sie zwei Tassen Zimttee täglich, um Ihren Blutzuckerspiegel zu stabilisieren und Heißhunger zu reduzieren. Fragen Sie Ihren Arzt oder Heilpraktiker nach Ergänzungsmitteln, die das Verlangen auf Zucker reduzieren.

SCHMIERBLUTUNG

Eine leichte Schmierblutung kann einige Tage vor der Menstruation oder zum Zeitpunkt des Eisprungs auftreten. Wenn längere Zeit Schmierblutungen auftreten, sollten diese von einem Arzt untersucht werden, der möglicherweise durch eine Ultraschalluntersuchung abklären möchte, dass keine Myome oder anderen schwerwiegenden Probleme vorliegen. Prämenstruelle Schmierblutungen sind gewöhnlich auf einen unzureichenden Progesteronspiegel in der zweiten Zyklushälfte zurückzuführen. Progesteron ist für die Aufrechterhaltung der Gebärmutterschleimhaut für eine Schwangerschaft erforderlich. Bei einem niedrigen Progesteronspiegel kann die Schleimhaut bereits vor Beginn der Menstruation abgestoßen werden. Dies kann für Frauen, die schwanger werden möchten, problematisch sein und ist im Allgemeinen für alle Frauen unerquicklich.

Eine Schmierblutung beim Eisprung kann durch einen absinkenden Östrogenspiegel verursacht werden, wodurch es zu einer leichten Entzugsblutung kommt. Ein vereinzeltes Auftreten einer Schmierblutung beim Eisprung ist auch zum Zeitpunkt der Follikelruptur, wenn die Eizelle freigegeben wird, möglich.

Tipps Essen Sie mehr Vitamin-B6-haltige Nahrungsmittel, wie Walnüsse, Huhn, Meeresfrüchte, Bananen, Spinat und Bohnen. Bei hoher Stressbelastung wird mehr Cortisol hergestellt, was wiederum die Progesteronproduktion beeinträchtigt. Versuchen Sie, Stress zu reduzieren: Achtsamkeitsübungen (siehe Seite 98), regelmäßiger Sport und Atemübungen können hilfreich sein. Versuchen Sie, Ihre Verpflichtungen zu reduzieren. Fragen Sie einen Arzt oder Heilpraktiker nach Ergänzungsmitteln, wie Vitamin B6 und Zink, die auch die Progesteronproduktion unterstützen können.

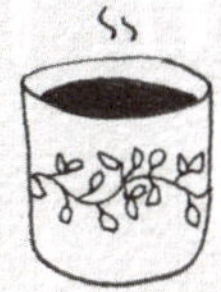

STARKE BLUTUNGEN

Starke Blutungen (Menorrhagie) treten bei vielen Frauen auf, manchmal so stark, dass das Blut selbst bei häufigem Wechseln von Super-Tampons und -Binden nicht mehr aufgesogen wird. Eine Funktionsstörung der Eierstöcke und ein fehlender Eisprung können aufgrund einer unzureichenden Progesteronproduktion zu starken Blutungen führen. Erkrankungen, wie Gebärmuttermyome oder -polypen, sollten mittels Ultraschall abgeklärt werden. Lassen Sie ernste Krankheitsursachen von Ihrem Arzt ausschließen, insbesondere, wenn es sich um ein neues Symptom handelt oder die Blutungen extrem stark sind.

Manche starke Blutungen sind auf ein hormonelles Ungleichgewicht (hohes Östrogen, niedriges Progesteron, Schilddrüsenunterfunktion) zurückzuführen, bei dem sich die Gebärmutterschleimhaut übermäßig verdickt und eine starke Blutung auslösen kann.

Tipps Achten Sie darauf, dass Sie weniger hormonaktiven Substanzen ausgesetzt sind. Diese sind in Kunststoffen, einigen Reinigungsprodukten und Körperpflegeprodukten enthalten (Details siehe Seiten 88–93). Unterstützen Sie Ihre Leberfunktion durch Brennnesseltee. Essen Sie viele verschiedene Bio-Gemüse. Trinken Sie ab dem Tag, bevor Ihre Periode fällig ist, bis zum Ende Ihrer Blutung drei Tassen Zimttee täglich. Lassen Sie Ihre Eisenwerte überprüfen.

Nach Ausschluss einer Grunderkrankung kann ein Heilpraktiker Ihnen ein Pflanzentonikum empfehlen, das Ihnen helfen kann, Ihre starke Blutung zu reduzieren (und Ihnen damit das Leben leichter macht).

SYMPTOMÜBERSICHT

Datum:

Zyklustag	1	2	3	4	5	6	7	8	9	10	11	12	13	14
Menstruationsblutung														
PMS mit Stimmungsveränderungen:														
Nervöse Angespanntheit														
Reizbarkeit														
Angst														
Schlaflosigkeit														
Weinen/Traurigkeit														
Depression														
Sozialer Rückzug														
Fehlendes Interesse am Leben														
PMS mit Heißhunger:														
Heißhunger auf Zucker/Kohlenhydrate														
Kopfschmerzen/Migräne														
Reizbarkeit bei Hunger														
Müdigkeit und Erschöpfung														
PMS mit Flüssigkeitsretention:														
Spannende Brüste														
Blähungen														
Gewichtszunahme														
Geschwollene Hände und Füße														
PMS mit Schmerzen:														
Periodenschmerzen														
Brustschmerzen														
Schmerzen allgemein														
PMS mit Erschöpfung:														
Müdigkeit														
Geistige Ermüdung														
Hitzewallungen														
Kopfschmerzen/Migräne														

Stärkegrad der Menstruation

0 keine
1 leicht
2 mäßig
3 stark
4 stark und Blutgerinnsel

Stärkegrad der Symptome

0 keine
1 leicht (nur schwach ausgeprägt, stören nicht die Alltagsaktivitäten)
2 mäßig (Symptome vorhanden, stören aber nicht die Alltagsaktivitäten)
3 stark (Symptome werden ständig wahrgenommen, sind aber nicht behindern
4 sehr stark (behindernde Symptome, Handlungsunfähigkeit)

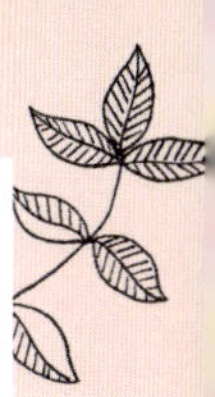

	15	16	17	18	19	20	21	22	23	24	25	26	27	28	29	30	31	32	33	34	35	36

BITTE KOPIEREN

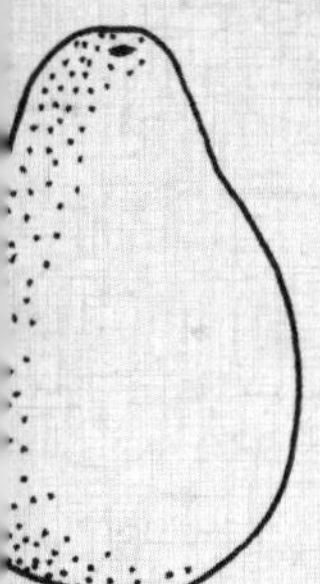

HÄUFIGE HORMONELLE ERKRANKUNGEN

Dieser Abschnitt erklärt häufige Störungen, die das hormonelle Gleichgewicht betreffen können, und bietet Ernährungs- und Lebensstilempfehlungen für den Umgang damit an. Wenn Sie glauben, dass Sie an einer der nachfolgenden Störungen leiden könnten, ist es ratsam, dass Sie entweder Ihren Arzt oder möglicherweise einen Heilpraktiker konsultieren.

POLYZYSTISCHES OVARIALSYNDROM (PCOS)

PCOS ist eine Hormon- und Stoffwechselstörung mit einem Ungleichgewicht der weiblichen Geschlechtshormone, sodass kein regelmäßiger Eisprung stattfindet. Mögliche Folgen sind: übermäßige Produktion von Androgenen (männliche Hormone, wie Testosteron), Eierstockzysten (im Ultraschall erkennbar) und Östrogen- und Progesteronmangel, die eine Empfängnis erschweren. Symptome sind unter anderem unregelmäßige oder fehlende Menstruationszyklen, übermäßiges Haarwachstum, Akne, schlechte Gewichtskontrolle und Fruchtbarkeitsprobleme.

PCOS hat mehrere Ursachen, die sich vielfach überschneiden. Eine Insulinresistenz – die häufigste Ursache – kann oft durch Veränderungen der Ernährung und der Lebensführung korrigiert werden. Die Behandlung erfordert Zeit, sorgfältige Ernährung und kann durch eine naturheilkundliche Nahrungsergänzung unterstützt werden. Auch ein entzündliches PCOS (chronische Aktivierung des Immunsystems) kann unter einer angepassten Ernährung und Lebensstilveränderungen wie unten beschrieben abklingen. Sprechen Sie mit einem Heilpraktiker, bevor Sie eine dieser Veränderungen angehen, damit Sie sicher sein können, welche für Sie geeignet sind.

- Der schnellste Weg, um Ihren Zyklus zu regulieren und den Eisprung zu fördern, ist es, die Insulinresistenz in den Eierstöcken anzugehen. Es wird eine zucker- und kohlenhydratarme Ernährung empfohlen. Vermeiden Sie bei unregelmäßigem oder fehlendem Zyklus Getreide und Zucker.
- Konzentrieren Sie sich bei jeder Mahlzeit und den meisten Zwischenmahlzeiten auf Protein, „gute“ Fette und viel Gemüse.
- Essen Sie weniger Obst: täglich eine oder zwei Portionen Obst mit niedrigem glykämischem Index wie Beeren und Kirschen.

- Senken Sie Ihren Testosteronspiegel (der zu Akne und übermäßigem Haarwuchs beitragen könnte) durch 2–3 Tassen Spearmint-Tee (grüne Minze) täglich.
- Treiben Sie möglichst vier- bis fünfmal wöchentlich Sport, um abzunehmen (falls erforderlich), oder reduzieren Sie Ihren Sport auf zwei- bis dreimal wöchentlich, wenn Ihr Gewicht sehr niedrig ist und Sie häufig oder mit hoher Intensität trainieren. Kraft- und Widerstandstraining ist wichtig, um Muskeln aufzubauen und die Insulinresistenz zu verbessern.
- Genießen täglich Sie 2–3 Tassen Zimttee. Dieser verbessert die Insulinresistenz und stabilisiert den Blutzuckerspiegel.
- Essen Sie mehr magnesiumreiche Nahrungsmittel, wie dunkles Blattgemüse, Nüsse und Samen.
- Essen Sie chromhaltige Nahrungsmittel, wie Brokkoli, Eigelb und Bohnen, um Heißhunger auf Zucker zu reduzieren.

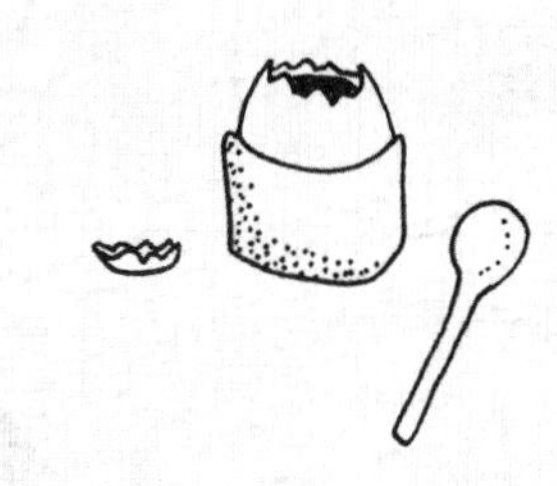

POLYZYSTISCHE (MULTIFOLLIKULÄRE) OVARIEN

Der Unterschied zwischen PCOS und polyzystischen Ovarien (PCO) ist für viele Frauen verwirrend. PCOS bezieht sich auf das oben beschriebene Syndrom, während polyzystische Ovarien einfach nur bedeutet, dass bei einer Ultraschalluntersuchung festgestellt wird, dass in einem Eierstock eine erhöhte Anzahl (mehr als 12) kleiner Follikel vorliegt. Ich ziehe es vor, dies als multifollikuläre Ovarien zu bezeichnen, um die Verwirrung einzudämmen. Diese mehrfachen kleinen Follikel werden im Allgemeinen durch einen fehlenden Eisprung verursacht. Sie sind sehr häufig nach längerer Anwendung oraler Verhütungsmittel, bevor wieder eine eigenständige Ovulation und Menstruation einsetzt, zu beobachten. Eine weitere Ursache kann eine hypothalamische Amenorrhoe sein, bei der das Gehirn nicht länger Signale an die Hirnanhangsdrüse (Hypophyse) zur Freisetzung von Hormonen sendet, sodass die Hormonspiegel insgesamt unterdrückt werden und die Menstruation nicht eintritt.

Wenn polyzystische Ovarien im Ultraschall festgestellt werden, heißt das einfach nur, dass mehr kleine Follikel als üblich im Eierstock vorhanden sind.

Zwar weisen die meisten Frauen mit PCOS multifollikuläre Ovarien (aufgrund des unregelmäßigen Eisprungs) auf, jedoch scheinen bei manchen Frauen mit PCOS die Eierstöcke normal zu sein. Bei etwa 20 Prozent der Frauen werden im Ultraschall multifollikuläre Ovarien festgestellt, und viele dieser Frauen haben regelmäßige Zyklen, einen regelmäßigen Eisprung und eine normale Fortpflanzungsfähigkeit. Würde man den Ultraschall Monate später wiederholen, würden die Eierstöcke bei vielen Frauen normal erscheinen.

Langfristig ist es für das Erreichen Ihrer Ziele und eine Verbesserung Ihrer Gesundheit besser, wenn Sie die Grundursache abklären lassen und behandeln.

Es ist gewöhnlich keine Behandlung erforderlich, es sei denn, der Eisprung wäre fehlerhaft oder nicht vorhanden. Mögliche Ursachen sind: Anwendung von hormonellen Verhütungsmitteln, Schilddrüsenunterfunktion, ein hoher Spiegel des Hormons Prolaktin, Stillen, hypothalamische Amenorrhoe (eine Fehlfunktion des Hypothalamus, durch die die Menstruation stoppt), Essstörungen, übermäßiger Sport, niedriges Körpergewicht (oder niedriger Körperfettanteil), akuter oder chronischer Stress und einige Medikamente. Das vorrangige Behandlungsziel orientiert sich an der Ursache des fehlerhaften Eisprungs. Durch die Verwendung eines hormonellen Verhütungsmittels (wie die Pille) wird weder Ihr Eisprung eingeleitet, noch Ihr Zyklus reguliert, nur weil es den Anschein hat, dass Sie eine Periode haben. Langfristig ist es für das Erreichen Ihrer Ziele und eine Verbesserung Ihrer Gesundheit besser, wenn Sie die Grundursache abklären lassen und behandeln.

Bei niedrigem Körpergewicht (oder niedrigem Körperfettanteil) und intensivem körperlichen Training essen Sie zunächst mehr „gute" Fette, einschließlich Bio-Eier, Lachs, Avocado, Nüsse und Samen, Tahini, Kokosöl und Olivenöl. Reduzieren Sie Ihren Sport auf zwei- bis dreimal wöchentlich, und vermeiden Sie alle intensiven Sportarten, wie Laufen, Kardio-Training und Bootcamp-Training. Beginnen Sie stattdessen mit den sanften Sportarten Walking, Yoga oder Pilates, um Stress besser zu bewältigen und den Muskeltonus aufrechtzuerhalten.

ENDOMETRIOSE

Endometriose ist eine entzündliche Erkrankung mit gestörter Immunantwort, bei der die Gebärmutterschleimhaut außerhalb der Gebärmutter wächst. Dies kann jederzeit während des Menstruationszyklus zu starken Schmerzen führen. Viele Frauen leiden auch unter Schmerzen im Darm, starken Blutungen und Schmerzen beim Geschlechtsverkehr. Insbesondere wenn die Schmerzen stark sind, Schmerzmittel nicht wirken oder Schmerzen die Alltagsaktivitäten beeinträchtigen, müssen diese Symptome ärztlich abgeklärt werden. Folgende Ernährungsumstellungen zielen hauptsächlich darauf ab, die Entzündung und die Aussetzung gegenüber Substanzen, die den Östrogenspiegel erhöhen, zu verringern.

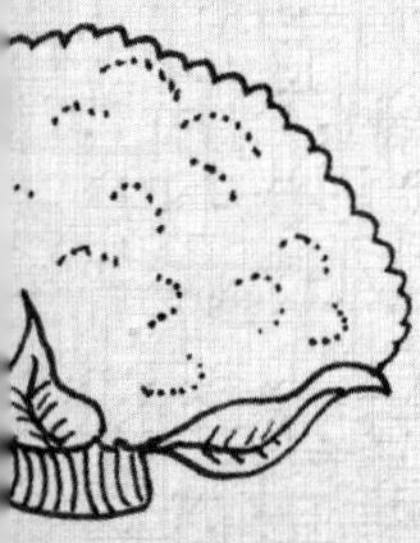

- Essen Sie zur Unterstützung des Östrogenstoffwechsels an den meisten Tagen Brokkoli, Blumenkohl, Spargel, Fenchel, Grünkohl, Spinat und Rosenkohl.
- Vermeiden Sie Kunststoffverpackungen und Wasser in Kunststoffflaschen sowie das Erwärmen von Nahrungsmitteln in Kunststoffbehältern.

- Vermeiden Sie hormonaktive Substanzen, indem Sie die Tipps im Abschnitt „Lifestyle“ befolgen (siehe Seiten 88–93).
- Vermeiden Sie Milchprodukte, Gluten, Mais, Soja und Zucker, um Entzündungen zu reduzieren.
- Ersetzen Sie Kaffee durch eine oder zwei Tassen grünen Tee, der Antioxidantien enthält und nützlich sein kann.
- Reduzieren Sie rotes Fleisch auf eine Portion wöchentlich (und essen Sie mehr Huhn, Eier und Fisch).
- Achten Sie darauf, dass der Großteil Ihrer Nahrung (insbesondere Tierprodukte) aus ökologischer Landwirtschaft stammt.
- Versuchen Sie, Entzündungen zu verringern, indem Sie die meisten Mahlzeiten mit Kurkuma und Gewürzen ergänzen und VIEL Gemüse täglich essen. Mindestens 40–50 Prozent Ihrer täglichen Ernährung sollte aus Gemüse bestehen.
- Geben Sie täglich einen oder zwei Esslöffel frisch gemahlenen Leinsamen in Ihr Essen oder Ihre Getränke, damit Sie ausreichend Ballaststoffe erhalten und überschüssiges Östrogen besser ausgeschieden werden kann.

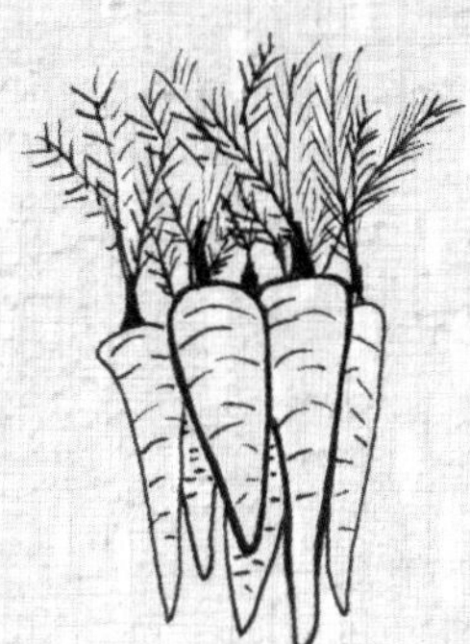

NIEDRIGE OVARIALRESERVE

Einige Frauen haben nach Messung der Spiegel des follikelstimulierenden Hormons (FSH) und Anti-Müller-Hormons (AMH) oder einer Follikelzählung im Ultraschall eine verminderte Ovarialreserve. Dies bedeutet eine möglicherweise erschwerte Empfängnis und ein höheres Fehlgeburtsrisiko. Die Ovarialreserve nimmt bei jeder Frau im Laufe ihres Lebens ab, aber manche Frauen haben bereits in jungen Jahren eine niedrige Reserve.

Das Ziel für ältere Frauen oder Frauen mit niedriger Reserve ist es, die Qualität und Quantität der verbliebenen Eizellen zu schützen.

- Vermeiden Sie Alkohol und Koffein.
- Vermeiden Sie giftige Reinigungs- und Körperpflegemittel.
- Setzen Sie die Lifestyle-Tipps ab Seite 85 um.
- Essen Sie bei jeder Mahlzeit mehr antioxidative Lebensmittel, zum Beispiel Goji-Beeren, Chiasamen, Heidelbeeren, Kürbiskerne, Granatäpfel, Brokkoli, Pekannüsse, Kurkuma und frische Kräuter.
- Befragen Sie Ihren Arzt oder Heilpraktiker zu einer Supplementierung mit antioxidativen Nährstoffen, wie Coenzym Q10 (CoQ10), Liponsäure und N-Acetylcystein.

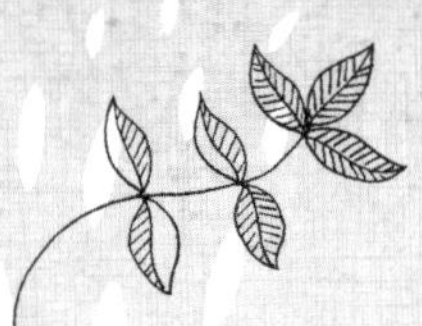

AUTOIMMUNERKRANKUNGEN

Bei diesen richtet sich die Immunantwort des Körpers gegen das eigene Gewebe. Diese Erkrankungen können sehr spezifisch sein, beispielsweise Hashimoto-Thyreoiditis, oder unspezifisch oder asymptomatisch, wie erhöhte Spiegel an antinukleären Antikörpern (ANA), Antiphospholipid-Antikörpern oder natürlichen Killerzellen (Teil Ihres angeborenen Immunsystems). Wenn bei Ihnen eine Autoimmunerkrankung diagnostiziert wurde, können Sie Ihre Behandlung um die folgenden Ernährungsumstellungen ergänzen, die Entzündungen reduzieren und eine gesunde Verdauung und das Immunsystem unterstützen.

- Verzichten Sie auf Gluten. Gluten-Antikörper können mit anderen Antikörpern eine Kreuzreaktion eingehen, wodurch sich Autoimmunerkrankungen verschlimmern.
- Vermeiden Sie verarbeitete Nahrungsmittel und Zuckerzusätze.
- Essen Sie zwei- oder dreimal wöchentlich Wildfisch.
- Essen Sie täglich möglichst 8–10 Tassen Gemüse: in allen Regenbogenfarben und besonders viel Gemüse, das das Immunsystem stärkt, wie Shiitakepilze.
- Essen Sie Fleisch aus ökologischer Tierhaltung oder von Weidetieren.
- Denken Sie bei jeder Mahlzeit auch an „gute" Fette, wie Avocado, Oliven, Kokosöl, Olivenöl, Tahini, Nüsse, Samen, Pesto.
- Essen Sie für eine optimale Verdauung (der Darm macht einen Großteil des Immunsystems aus) täglich probiotikareiche Nahrungsmittel: fermentiertes Gemüse, Kimchi, Kombucha, Kefir, Miso und Joghurt.
- Trinken Sie möglichst täglich eine Tasse selbst gemachte Knochenbrühe.
- Vermeiden Sie Gemüsesorten, von denen man annimmt, dass sie Entzündungen auslösen können, wie Tomaten, Paprika, Kartoffeln, Aubergine und Chili.
- Sorgen Sie für regelmäßige Entspannung, und versuchen Sie, Stress zu reduzieren.
- Achten Sie auf ausreichend Schlaf: möglichst 8 Stunden jede Nacht.
- Versuchen Sie nach fachlicher Beratung, täglich Ihre Nahrung durch hochwertiges Fischöl zu ergänzen.

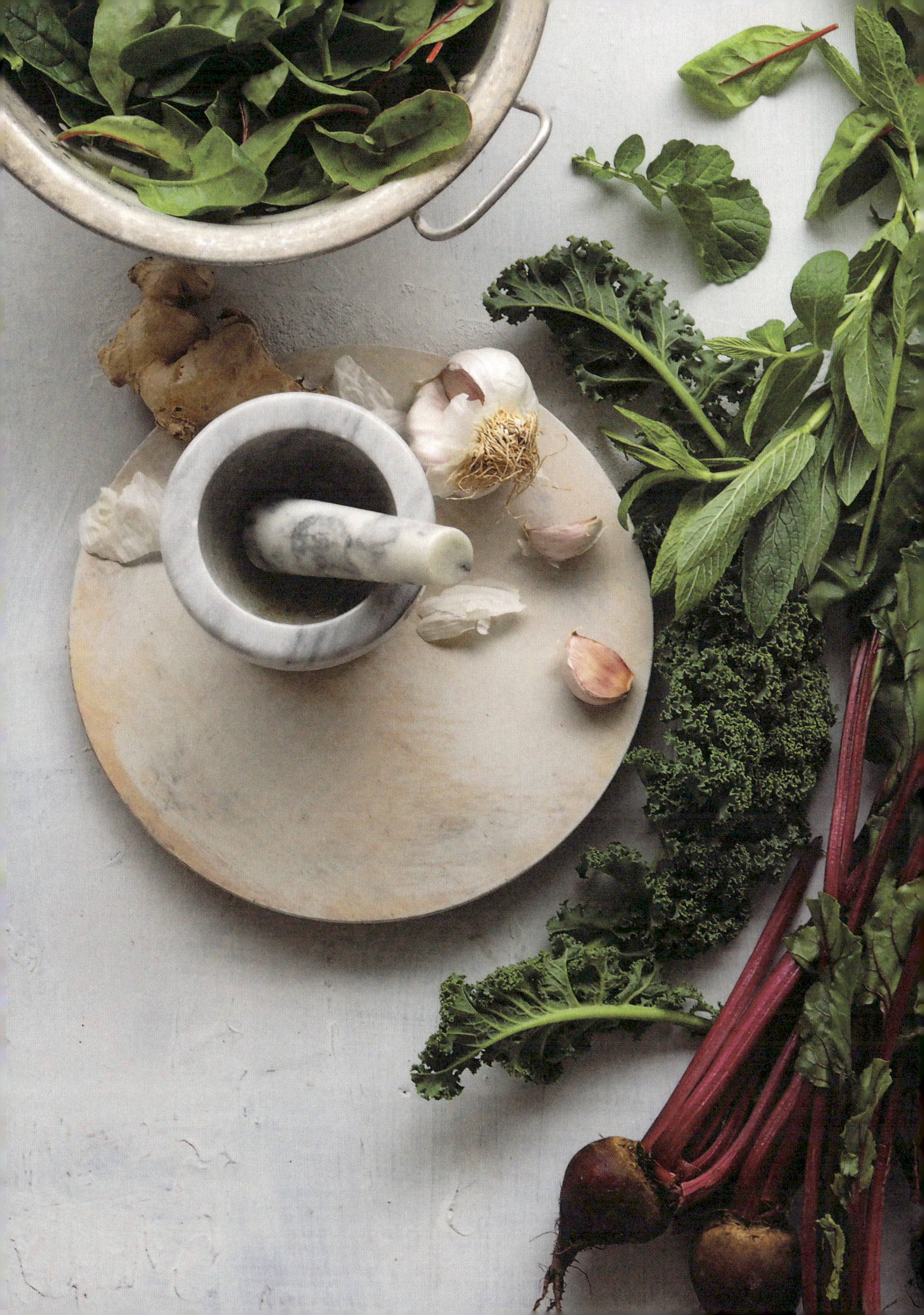

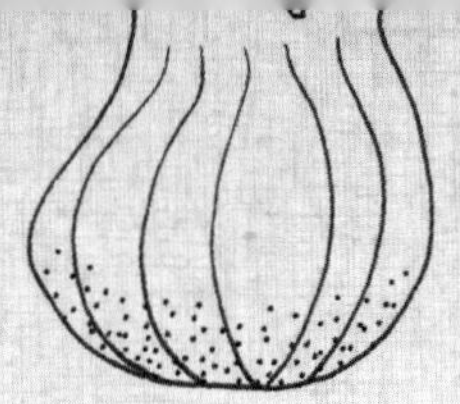

SCHILDDRÜSENPROBLEME

Eine gesunde und optimal funktionierende Schilddrüse ist für eine gute hormonelle Gesundheit (und insbesondere für Empfängnis und Schwangerschaft) wesentlich. Ihr TSH-Wert (Thyreoidea-stimulierendes Hormon) im Blut sollte idealerweise unter 2,5 µU/l liegen. Bei einem höheren Wert könnte eine Schilddrüsenunterfunktion vorliegen (die auch subklinisch sein kann, das heißt immer noch im Normalbereich, aber nicht optimal). Zur vollständigen Beurteilung der Schilddrüse sollten auch die Antikörper kontrolliert werden.

- Gluten kann die Schilddrüsenfunktion beeinträchtigen. Durch eine mögliche Kreuzreaktion zwischen Gluten-Antikörpern und Schilddrüsen-Antikörpern können sich Autoimmunerkrankungen verschlechtern. Sie benötigen nicht die glutenfreien Fertigprodukte aus dem Supermarkt, sondern viele frische und unverarbeitete Nahrungsmittel. Sehen Sie sich die glutenfreien Rezepte in diesem Buch an.
- Vermeiden Sie Sojaprodukte, die die Schilddrüsenfunktion unterdrücken und die Aufnahme wichtiger Nähr- und Mineralstoffe blockieren können.
- Kochen Sie alle Gerichte aus Brokkoli, Blumenkohl, Spargel, Grünkohl, Spinat und Rosenkohl, um mögliche negative Wirkungen auf die Schilddrüsenfunktion zu reduzieren.
- Lassen Sie Ihre Jodkonzentration im Urin (erster Morgenurin) und Ihren Vitamin-D-Spiegel messen, und holen Sie sich fachlichen Rat zu Ergänzungsmitteln ein. Jod und Vitamin D sind für die Produktion von Schilddrüsenhormonen wichtig – ohne diese ist es praktisch unmöglich, dass Ihre Schilddrüse richtig funktioniert.
- Essen Sie an den meisten Tagen 4–5 Paranüsse. Diese enthalten viel Selen, einen wichtigen Mineralstoff für eine gesunde Schilddrüse.

EINE GESUNDE UND OPTIMAL FUNKTIONIERENDE SCHILDDRÜSE IST FÜR EINE GUTE HORMONELLE GESUNDHEIT (UND INSBESONDERE FÜR EMPFÄNGNIS UND SCHWANGERSCHAFT) WESENTLICH.

GENETISCHE MUTATIONEN, DIE DIE FOLAT-RESORPTION BEEINFLUSSEN

Bei Menschen mit Mutationen des Gens, das die Methylentetrahydrofolat-Reduktase (MTHFR) produziert, ist die Verstoffwechslung oder Aufnahme von Folsäure (die synthetische Version des Folats) gestört. Somit ist es schwieriger für Folat, in die Zellen einzudringen und die DNS zu schützen (neben den vielen anderen Aufgaben von Folat). Es gibt mehrere Mutationstypen, und die schweren Formen können erhebliche gesundheitliche Auswirkungen haben, etwa Fehlgeburt, psychische Probleme, Erschöpfung und Probleme mit der körperlichen Entgiftung. Bei Verdacht kann Ihr Arzt eine genetische Untersuchung veranlassen.

- Versuchen Sie, synthetische Folsäuresupplemente zu vermeiden (in den meisten freiverkäuflichen Ergänzungsmitteln und Produkten aus konventionell angebautem Weizen, wie Brot, Zerealien und Cracker). Lesen Sie die Produktetiketten!
- Essen Sie mehr Blattgemüse, um natürlich vorkommendes Folat zu erhöhen.
- Suchen Sie nach einem Ergänzungsmittel mit leicht resorbierbaren Folatformen, wie Folsäure und L-Methylfolat (oder 5-MTHF), und vermeiden Sie Produkte mit Folsäure.
- Gehen Sie in die Sauna, oder nehmen Sie Bäder mit Bittersalz (Magnesiumsulfat, eine Tasse Bittersalz pro Bad), möglichst zwei- oder dreimal wöchentlich.
- Achten Sie auf ausreichend Schlaf: möglichst acht Stunden jede Nacht.
- Fragen Sie einen Arzt oder Heilpraktiker zu Behandlungsoptionen, die auf Sie persönlich abgestimmt sind. Bei MTHFR-Mutationen sind auch unerwünschte Reaktionen auf bestimmte Ergänzungsmittel möglich.

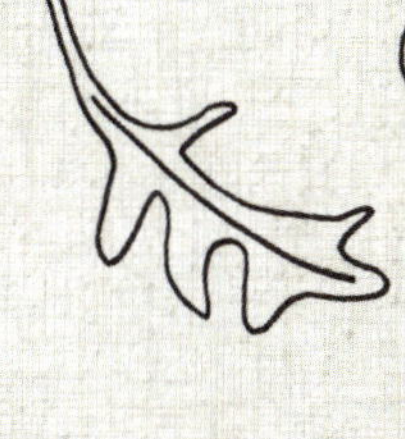

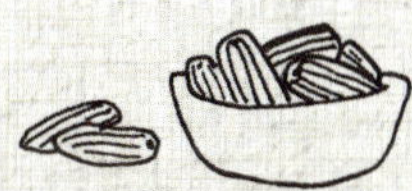

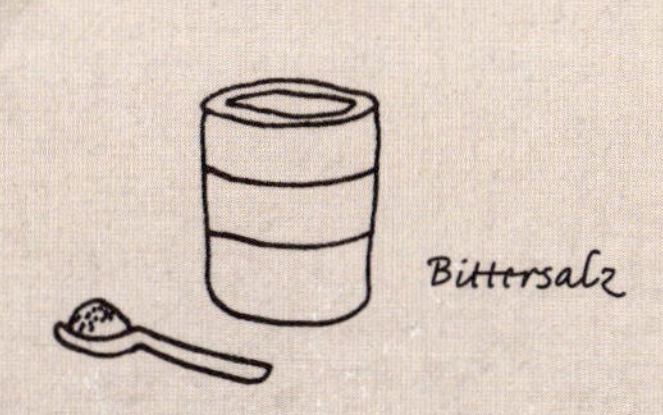

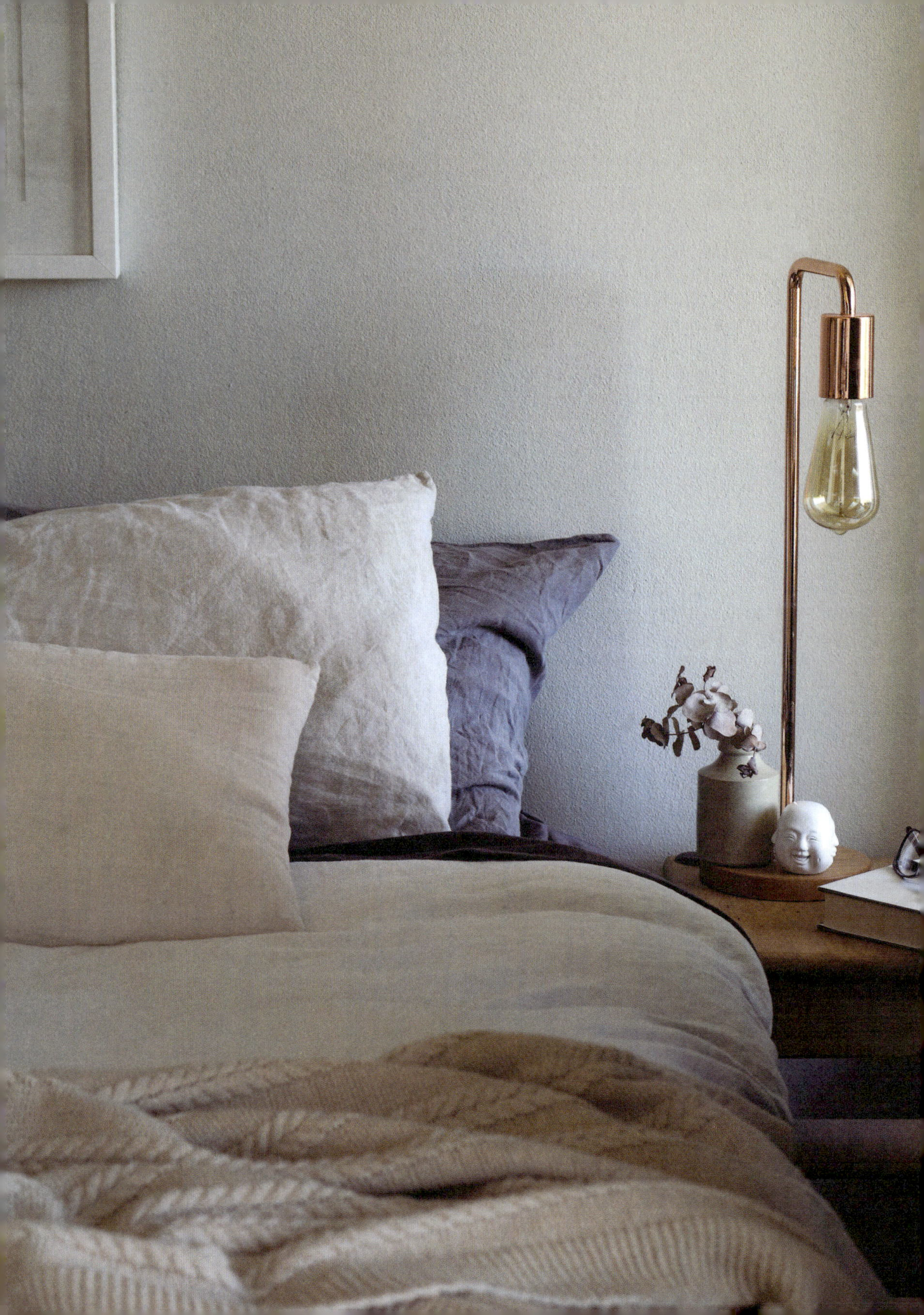

Fruchtbarkeit und Empfängnis

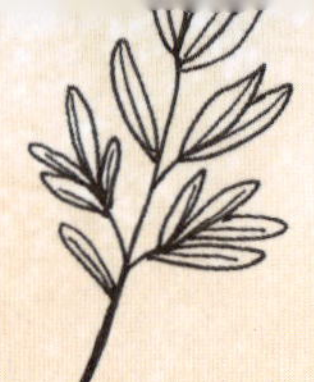

SIE WOLLEN schwanger werden?

Dieser spezielle Abschnitt ist für Frauen, die eine Schwangerschaft in den nächsten vier Monaten planen, aktiv versuchen, schwanger zu werden, Fruchtbarkeitsprobleme haben oder eine Fehlgeburt hatten.

Es gibt viele Untersuchungsmöglichkeiten und Tests zur Beurteilung Ihres Gesundheitszustands, bevor Sie versuchen, schwanger zu werden. Besprechen Sie mit Ihrem Arzt, welche Tests durchgeführt werden können, und lassen Sie sich die Ergebnisse erklären. Auch ein Heilpraktiker kann verschiedene Tests anfordern, Ihnen bei der Interpretation der Ergebnisse helfen und Ihnen Nahrungsergänzungsmittel oder pflanzliche Präparate empfehlen, die Ihnen helfen, eine optimale Gesundheit zu erreichen, und Sie im Hinblick auf eine erfolgreiche Schwangerschaft und Geburt unterstützen. Wenn Sie Ergänzungsmittel verwenden, geben Sie dies bitte immer an.

Wenn Sie mehr als sechs Monate lang erfolglos versucht haben, schwanger zu werden, ist es an der Zeit, sich ärztlich untersuchen und gegebenenfalls an die entsprechenden Fachärzte überweisen zu lassen.

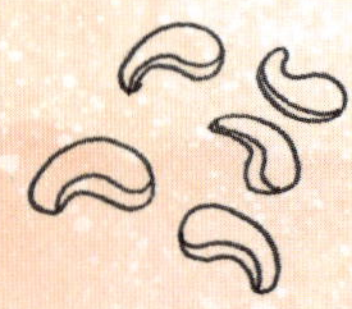

EMOTIONALE ACHTERBAHN

Wenn Sie versuchen, schwanger zu werden, kann dies eine Zeit der freudigen Erwartung, aber auch der inneren Unruhe und Angst sein. Der mögliche Stress kann Beziehungen, Freundschaften, Finanzen, die Schlafqualität und mehr beeinträchtigen. Für Frauen, die eine natürliche Empfängnis versuchen, kann sich Sex auf einmal sehr technisch und unromantisch anfühlen, und Männer können unter dem Erfolgsdruck vorübergehende Probleme mit ihrer Sexualfunktion bekommen. In diesen Situationen empfehle ich Paaren, sich bewusst viel Zeit füreinander und ihre Beziehung zu nehmen und darauf zu achten, dass sie auch in Zeiten außerhalb des Fertilitätsfensters miteinander intim sind.

Wenn Sie bereits seit geraumer Zeit versuchen, schwanger zu werden, kann dies für Sie eine intensive emotionale Belastung darstellen: Es hat den Anschein, als ob alle Frauen um Sie herum auf einmal wie von Zauberhand schwanger würden. Viele Ihrer Freunde oder Verwandten wissen nicht einmal etwas von Ihren Bemühungen. Auch wenn Sie sich für andere freuen, kann es belastend sein, von den Erfolgen anderer Leute zu hören. Denken Sie daran: Sie sind nicht die Einzige, die so fühlt! Manchmal ist das Leben einfach ungerecht, und diese Ungerechtigkeit kann Sie verzweifeln lassen. Jeder geht anders damit um. Seien Sie gut zu sich selbst, suchen Sie nach Netzwerken, die Sie unterstützen, und wenden Sie sich an einen Berater oder Psychologen, wenn Sie Hilfe benötigen.

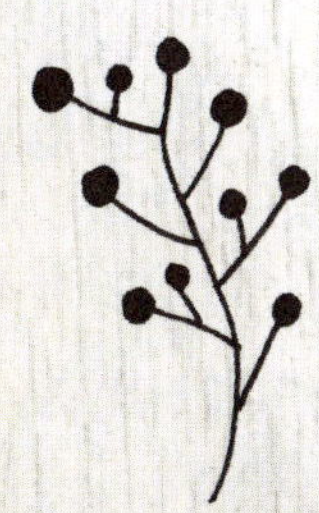

DIE ZEIT VOR DER SCHWANGERSCHAFT

Die Zeit vor der Schwangerschaft gilt weithin als sehr wichtig für die Gesundheit Ihres zukünftigen Babys. Die Spermienbildung kann bis zu 116 Tage dauern, und die weiblichen Eizellen benötigen etwa genauso lange, um von ihrem Urzustand zur Präovulation zu reifen. Es wird empfohlen, dass beide Partner mindestens vier Monate lang an einem Schwangerschaftsvorbereitungsprogamm teilnehmen.

Jeder Partner spendet nur eine Zelle für das zukünftige Kind. Das bedeutet, dass die Gesundheit der DNS in diesen Zellen über die endgültige Gesundheit Ihres Kindes entscheiden kann. Und genau jetzt kommt Männern eine entscheidende Rolle zu. Man könnte auch sagen, dass Sie beide während dieser Zeit „schwanger" sind.

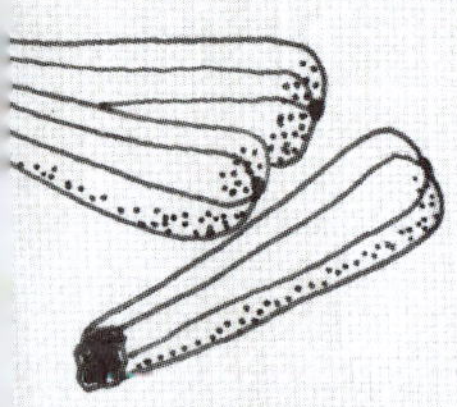

Eine gute Gesundheit vor der Schwangerschaft kann die Fruchtbarkeit bei Männern und Frauen verbessern und dazu beitragen, die Wahrscheinlichkeit einer normalen, gesunden Schwangerschaft mit normaler Dauer zu erhöhen, das Risiko einer Fehlgeburt, Frühgeburt oder Totgeburt zu reduzieren und Sie auf eine natürliche, medikamentenfreie Geburt, ein erfolgreiches Stillen und ein glückliches, gesundes Baby vorzubereiten.

SUBFERTILITÄT UND WIEDERHOLTE FEHLGEBURTEN

Bei einigen Paaren kommt es zu Schwierigkeiten bei der Empfängnis. Oder die Frau wird schwanger, hat aber eine Fehlgeburt. Es heißt, dass eine von fünf Schwangerschaften in einer Fehlgeburt endet – oftmals unbemerkt. Wenn Paaren erklärt wird, es läge eine „ungeklärte Infertilität" vor, bevorzuge ich den wesentlich positiveren Begriff „Subfertilität". Probleme können durch eine Kombination aus genetischen, umweltbedingten, entzündlichen und immunbedingten Komponenten entstehen, oder es gibt konkrete zugrunde liegende Probleme (siehe Seite 72).

Nachdem gesundheitliche Probleme behandelt wurden, können viele Paare ihren Traum einer gesunden Schwangerschaft von normaler Dauer verwirklichen.

Das Einhalten eines Gesundheitsplans vor der Schwangerschaft könnte die Häufigkeit einer Fehlgeburt vermindern. Nachdem gesundheitliche Probleme untersucht und behandelt sowie Ernährung und Lebensstil umgestellt wurden und eine ausreichende Nahrungsergänzung erfolgte, stellen viele Paare fest, dass sie ihren Traum einer gesunden Schwangerschaft von normaler Dauer verwirklichen können. Es gibt viele Tests, die nach einer Fehlgeburt angezeigt sein können, und es ist wichtig, dass Sie einen qualifizierten und erfahrenen Arzt aufsuchen, der Ihre Ergebnisse interpretiert und Sie entsprechend behandelt.

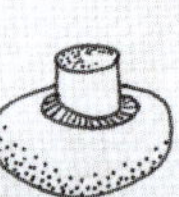

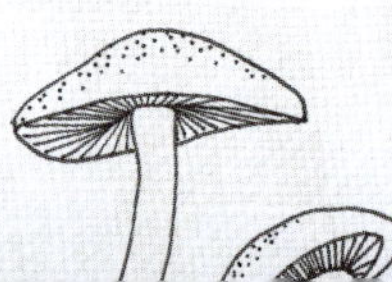

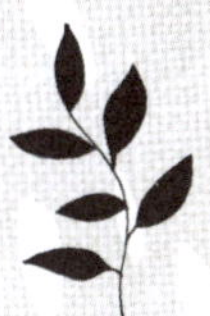

KÜNSTLICHE BEFRUCHTUNG

Die Herbeiführung einer Schwangerschaft durch einen medizinischen Eingriff, fachsprachlich assistierte Reproduktion (ART), kann aus unterschiedlichsten Gründen erfolgen. Bekannte Verfahren sind unter anderm In-vitro-Fertilisation (IVF), Intrauterine Insemination (IUI, das heißt das Einbringen von Samenzellen in die Gebärmutter) und intrazytoplasmatische Spermieninjektion (ICSI, das heißt das Einbringen einer Samenzelle direkt in das Innere der Eizelle). Während ART-Zyklen liegt der Hauptschwerpunkt darauf:

- eine gute Qualität und ausreichende Menge an Eizellen zu fördern.
- Antioxidantien und Nährstoffe bereitzustellen, um die Mitochondrien zu unterstützen (damit Embryos ausreichend Energie für Wachstum und Zellteilung haben).
- die Einnistung durch Verminderung von Entzündungen und Autoimmun-Problemen zu unterstützen.
- eine gute Durchblutung sicherzustellen, die für das Überleben des Embryos entscheidend ist.

Praktische Ratschläge für Ernährung und Lifestyle:

Essen Sie antioxidative Nahrungsmittel, wie Kurkuma, Chiasamen, Acaibeeren, Lachs, Rohkakao und VIEL Gemüse.

Vermeiden Sie Alkohol und Koffein bereits drei Monate, bevor Sie versuchen, schwanger zu werden.

Trinken Sie täglich zwei bis drei Liter gefiltertes Wasser.

Machen Sie täglich vor dem Zubettgehen eine kurze Meditations- oder Achtsamkeitsübung.

Vermeiden Sie Gluten und Zucker, um Entzündungen zu reduzieren und die Einnistung der befruchteten Eizelle zu fördern.

Achten Sie auf ausreichend Schlaf: möglichst acht Stunden jede Nacht.

Befolgen Sie die Vorschläge auf Seite 136, damit Sie sicher sein können, dass jede Mahlzeit Protein, „gute“ Fette und Gemüse enthält.

Reduzieren Sie intensiven Sport, und konzentrieren Sie sich auf regelmäßiges Walking und sanftes Stretching.

Sprechen Sie mit Ihrem Hausarzt, Gynäkologen oder Fertilitätsspezialisten oder einem Heilpraktiker, wenn Sie weiteren Rat benötigen.

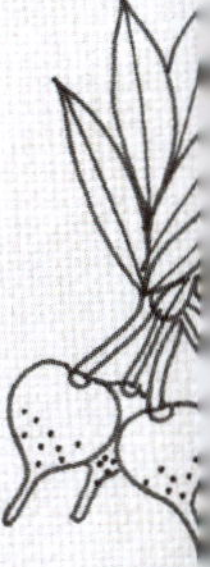

WARUM BIN ICH NOCH NICHT SCHWANGER?

Es gibt viele Gründe, warum eine Frau nicht direkt oder nur schwer schwanger wird.

1. DIE FALSCHE ZEIT. Wenn Sie wissen, wann Sie Ihren Eisprung haben (verwenden Sie unseren Zykluskalender auf Seite 22), versuchen Sie es jeden zweiten Tag ab vier Tage vor dem Eisprung bis einen Tag danach.

2. AUTOIMMUNERKRANKUNGEN Einzelheiten siehe Seite 62. Lifestyle- und Ernährungsziele sind Verminderung der Entzündung, Unterstützung des Verdauungstrakts und des Immunsystems.

3. STRESS Eine übermäßige Cortisolproduktion durch zu viel Stress kann die Fruchtbarkeit beeinträchtigen. Dies betrifft alle, die immer sehr beschäftigt sind und sehr wenig Auszeit haben. Machen Sie langsamer! Tipps dazu siehe Seite 81.

4. SPERMIENQUALITÄT Diese lässt sich durch Ernährungs- und Lifestyle-Veränderungen verbessern. Wenn Ihr Partner über 35 ist oder Sie Fehlgeburten hatten, bitten Sie den Facharzt um die Untersuchung der DNS-Fragmentierung in Spermien zusätzlich zur Samenanalyse.

5. UNTERFUNKTION DER SCHILDDRÜSE Für eine gute hormonelle Gesundheit muss die Schilddrüse gesund sein (dies gilt insbesondere für Schwangerschaften). Weitere Informationen siehe Seite 64.

6. NÄHRSTOFFMANGEL Essen Sie viel Protein, „gute“ Fette und Gemüse, und minimieren Sie Getreide, Zucker und industriell verarbeitete Lebensmittel (siehe auch Seite 74).

7. NIEDRIGES KÖRPERGEWICHT Studien haben ergeben, dass viele Frauen mit einem BMI von 18 bis 19 zwar möglicherweise noch ihre Periode, aber keinen Eisprung mehr haben[6]. Treiben Sie weniger Sport und essen Sie mehr „gute“ Fette, wie Avocado, Lachs und Olivenöl.

8. ERKRANKUNGEN DER FORTPFLANZUNGSORGANE Gesundheitliche Störungen, wie Endometriose, PCOS, Myome, Adhäsionen und Ovulationsstörungen können mit einer Kombination aus Ernährung, Lifestyle, Nährungsergänzung und medizinischer Behandlung (einschließlich Operation falls erforderlich) gebessert werden.

9. PROGESTERONMANGEL Dies könnte die Ursache für Schmierblutungen vor Ihrer Periode, empfindliche und geschwollene Brüste, PMS oder kurze Zyklen sein. Der Progesteronspiegel ist eine Woche nach dem Eisprung am höchsten und kann zu diesem Zeitpunkt mit einem Bluttest gemessen werden.

10. MTHFR-MUTATIONEN Es gibt mehrere Typen dieser Mutationen, und die schwereren Formen können verschiedene negative Auswirkungen auf die Gesundheit haben, darunter Fehlgeburten und Probleme, schwanger zu werden. Weitere Informationen siehe Seite 65.

11. NIEDRIGE OVARIALRESERVE Dies geschieht natürlicherweise mit zunehmendem Alter, jedoch können auch jüngere Frauen niedrige Reserven haben. Eine Ernährung mit vielen Antioxidantien, zusätzlich zu einer spezifischen Supplementierung, kann hilfreich sein. Sie brauchen eigentlich nur ein gute Eizelle (und eine gute Samenzelle), aber manchmal dauert es etwas länger, diese zu finden.

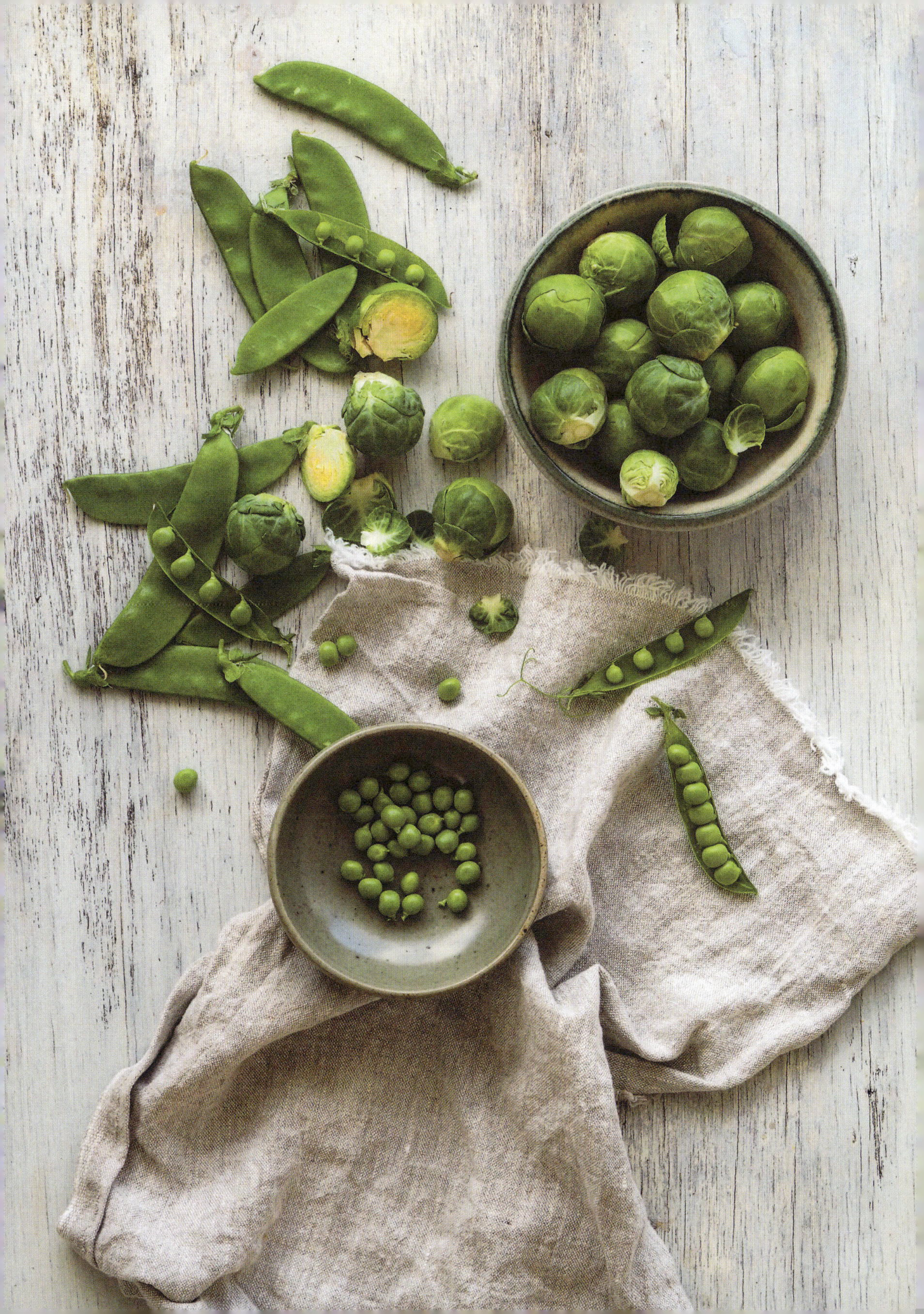

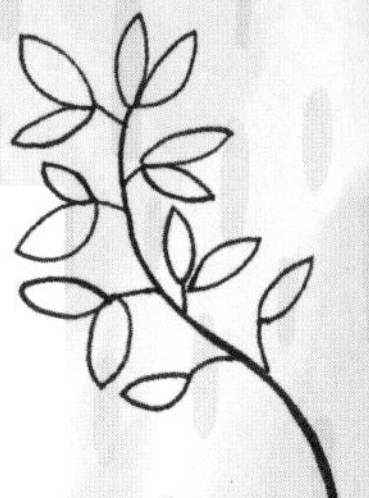

SCHWANGERSCHAFTSFÖRDERNDE ERNÄHRUNG

Diese folgt größtenteils den Prinzipien, die im Kapitel zur Ernährung (siehe Seite 101) beschrieben werden. Eine gesunde Ernährung und die Vermeidung möglicher Umweltgifte sind in den 3 bis 4 Monaten vor der Empfängnis genauso wichtig wie während der Schwangerschaft selbst. Als ersten Schritt könnten Sie jede Woche eine Kiste mit Obst und Gemüse aus biologischem Anbau bestellen, damit es für Sie einfacher ist, verschiedene frische, saisonale Bio-Gemüse zu essen.

Frauen, die jetzt oder in den nächsten drei Monaten schwanger werden möchten, sollten große Meeresfische, wie Thunfisch, Hai, Schwertfisch und Leng, vermeiden, da diese mit Schwermetallen wie Quecksilber verunreinigt sein könnten. Ersetzen Sie Thunfischkonserven durch Wildlachs oder Sardinen. Krusten- und Schalentiere sind oft verunreinigt, verzichten Sie jetzt also möglichst darauf.

Beide Partner sollten mindestens 3 bis 4 Monate vor dem Schwangerschaftsversuch auf Alkohol[7] und Freizeitdrogen verzichten. Rauchen Sie möglichst nicht, und falls Sie abhängig sind, nutzen Sie Unterstützungsmöglichkeiten, wie Nikotinpflaster, Hypnosetherapie und psychologische Hilfe. Rauchen ist nicht nur für Spermien, Eizellen und die Entwicklung des Embryos schädlich, sondern Passivrauchen schädigt auch das Baby nach der Geburt. Wäre jetzt nicht ein guter Zeitpunkt, mit dem Rauchen aufzuhören?

Studien zufolge ist es wichtig, dass beide Partner mindestens zwei Monate vor der möglichen Schwangerschaft Koffein reduzieren oder ganz darauf verzichten, da Koffein Auswirkungen auf die Fruchtbarkeit, Schwangerschaft und Gesundheit des Kindes, auch Fehlgeburten, hat.[8] Entkoffeinierter Kaffee oder Tee sind zwar etwas besser, sollten aber trotzdem nicht täglich getrunken werden. Achten Sie darauf, dass Sie koffeinhaltige Getränke nicht durch andere nährstoffarme Getränke beziehungsweise solche mit Zuckerzusatz ersetzen. Kräutertees (siehe Seite 118) sind bestens geeignet.

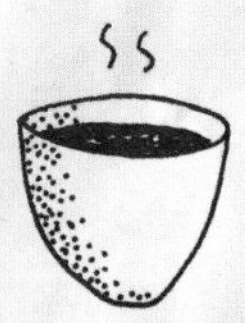

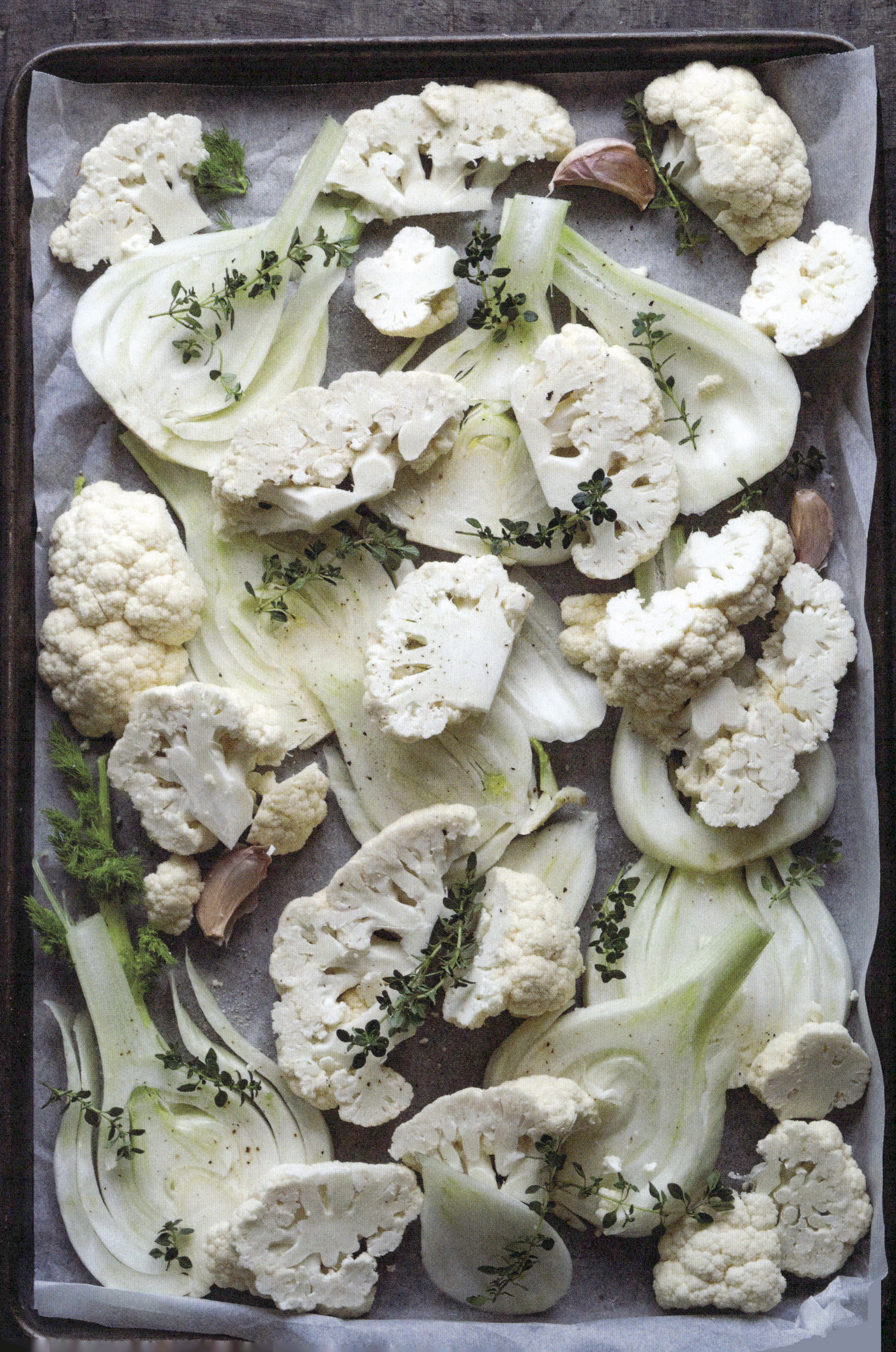

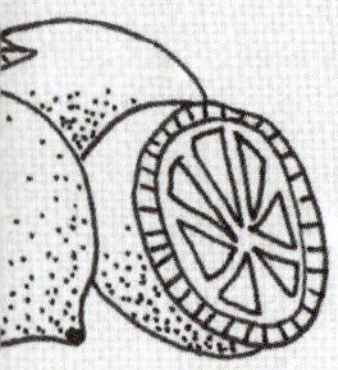

HILFREICHE TIPPS

Machen Sie sich nicht verrückt, indem Sie versuchen, alle Ratschläge jeden Monat zu befolgen. Sie sollten sich nur darüber im Klaren sein, dass diese Tipps hilfreich sein können, wenn Sie versuchen, schwanger zu werden.

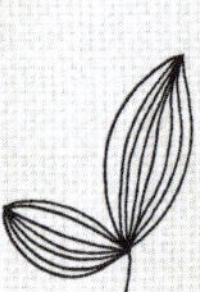

QUALITÄT GEHT ÜBER QUANTITÄT

Es ist wichtig, dass Sie in Ihrem Fertilitätsfenster regelmäßig versuchen, schwanger zu werden: also gewöhnlich etwa vier Tage vor dem Eisprung bis einen Tag danach. Versuchen Sie während der Tage direkt vor dem Eisprung und den wenigen Tagen direkt danach, jeden zweiten Tag Geschlechtsverkehr zu haben. Dadurch ist sichergestellt, dass das Sperma frisch ist.

BECKEN HOCHLAGERN

Lagern Sie direkt nach dem Geschlechtsverkehr Ihr Becken etwa 15 Minuten lang hoch, damit das Ejakulat länger im Gebärmutterhals bleibt. Sie müssen nicht die Beine an der Wand hochstrecken oder in der Luft Rad fahren. Sie sollten nur nicht sofort aus dem Bett und unter die Dusche springen. Die Spermien sind zwar wahrscheinlich sowieso bereits an ihr Ziel gelangt, aber Sie können die Chancen maximieren.

BLEIBEN SIE GESUND

Nehmen Sie mehr Vitamin C ein: Es ist wichtig, dass Sie Tabletten gegen Erkältung und Grippe und Antihistaminika vermeiden, da diese Medikamente die Produktion von Vaginalschleim und Samenflüssigkeit beeinträchtigen können.

GLEITMITTEL VERNÜNFTIG ANWENDEN

Bei fehlendem Zervixschleim bietet sich ein spermienfreundliches Gleitmittel an, das Feuchtigkeit ergänzt, ohne die Spermien zu schädigen. Ein Produkt ohne Paraben- oder Glycerinzusätze ist auch scheidenfreundlich.

NICHT NACHLASSEN!

Es ist wichtig, dass Sie während des restlichen Monats nicht sexuell enthaltsam sind, da eine regelmäßige Ejakulation erforderlich ist, damit das Sperma frisch bleibt und für die Zeugung bereit ist. Männer sollten mindestens alle vier bis fünf Tage außerhalb des Fertilitätsfensters ejakulieren.

ACHTEN SIE AUF EINE ERNÄHRUNG MIT HOHER NÄHRSTOFFDICHTE

Einige Vorschläge für Mahlzeiten finden Sie auf Seite 136. Verwenden Sie die Rezepte in diesem Buch, und essen Sie die Top 10 der fruchtbarkeitsfördernden Nahrungsmittel (siehe Seite 82).

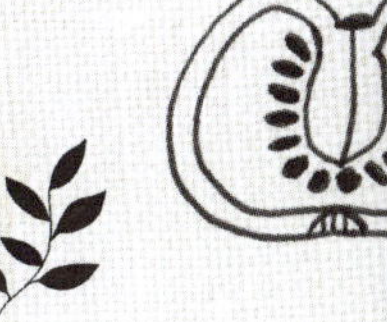

REGELMÄSSIGE BEWEGUNG

Eine mäßige sportliche Betätigung trägt zu einer optimalen Gesundheit bei. Tipps finden Sie auf Seite 80.

TRAINIEREN SIE IHREN BECKENBODEN

Ein Orgasmus sowie Beckenbodenübungen direkt nach dem Geschlechtsverkehr können die Wahrscheinlichkeit einer Schwangerschaft vergrößern. Machen Sie sich keine Gedanken, wenn Sie keinen Orgasmus haben, spannen Sie einfach die Muskeln an. Beckenbodenübungen sind auch bei den Wehen und nach der Geburt hilfreich. Wenn das kein Anreiz ist, diese Muskeln zu trainieren!

VERSUCHEN SIE ZU ENTSPANNEN

Dies ist möglicherweise eines der frustrierendsten Dinge, die man einer Frau, die schwanger werden möchte, sagen kann, aber Entspannungsmethoden, wie tiefes Atmen und Meditation, können hilfreich sein. Entspannte Muskeln und eine bessere Durchblutung können eine Schwangerschaft wahrscheinlicher machen und zu einem gesunden Eisprung beitragen. Wenn Sie merken, dass sich Stress aufbaut, ist es höchste Zeit für eine Massage oder einen Urlaub!

LASSEN SIE GRUNDERKRANKUNGEN FESTSTELLEN UND BEHANDELN

Wenden Sie sich an Ihren Arzt oder Heilpraktiker, und ergänzen Sie Ihre Ernährung mit qualitativ hochwertigen Nährstoffen, wenn Ihnen dies geraten wird.

DENKEN SIE POSITIV

Achten Sie auf eine positive Grundeinstellung, wenn Sie versuchen, schwanger zu werden. Positive Visualisierungen und Affirmationen sind sehr wirkungsvolle Hilfsmittel.

MACHEN SIE ES AUF IHRE WEISE

Sex von hinten (Hündchenstellung) kann aufgrund der tieferen Penetration ebenfalls die Empfängnis wahrscheinlicher machen, insbesondere, wenn Sie eine rückwärts geneigte Gebärmutter haben. Ich empfehle, dass Paare verschiedene Positionen ausprobieren, um herauszufinden, womit sie sich am wohlsten fühlen.

TRINKEN SIE WENIGER ALKOHOL UND KOFFEIN

Seite 74 enthält weitere Informationen zu einer schwangerschaftsfördernden Ernährung.

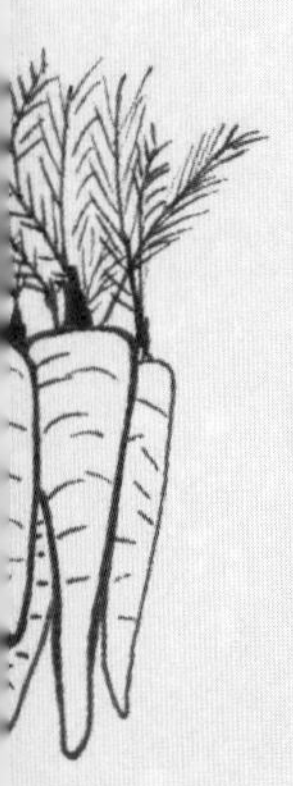

ANTIOXIDANTIEN

Antioxidantien schützen Ihre Zellen, so wie Lack Ihr Auto vor Rost schützt oder Zitronensaft verhindert, dass ein geschnittener Apfel braun wird. Durch den Oxidationsprozess entstehen freie Radikale, die Zellen und andere Strukturen, einschließlich Proteine, Fette und DNS, schädigen können. Der Körper kann nicht nur mit einigen freien Radikalen umgehen, sondern benötigt sie sogar, um effektiv zu funktionieren. Bei einem Übermaß besteht jedoch ein Zusammenhang mit Alterung und Krankheiten – neben einer schlechten Gesundheit von Spermien und Eizellen.

Die Oxidation wird durch viele Faktoren beschleunigt, darunter Stress, Rauchen, Alkohol, übermäßiger Sport, Medikamente, Sonnenlicht und Umweltverschmutzung. Antioxidantien können den Körper schützen und ihm helfen, sich selbst zu reparieren. Dadurch werden die negativen Wirkungen freier Radikale minimiert. Die Schutzwirkung von Antioxidantien ist für eine gute Gesundheit insgesamt und die Beibehaltung der Gesundheit von Eizellen für eine optimale Fruchtbarkeit essenziell.

Die folgenden Vitamine und Mineralien sind gute Quellen für Antioxidantien:

Vitamin C	
Beeren	Mangos
Tomaten	Brokkoli
Grünkohl	Spinat
Orangen	Paprika
Kiwi	

Vitamin E	
Avocado	Olivenöl
Nüsse und Samen	Naturreis
Dunkles Blattgemüse	Hülsenfrüchte (Bohnen, Linsen, Schälerbsen)
Süßkartoffeln	

Selen	
Paranüsse	Naturreis
Huhn	Eier
Knoblauch	Zwiebeln
Meeresfrüchte	

Beta-Carotin	
Brokkoli	Grünkohl
Spinat	Speisekürbis
Süßkartoffeln	Karotten
roter und gelber Paprika	Aprikosen
Zuckermelone (Cantaloupe-Melone)	Mangos

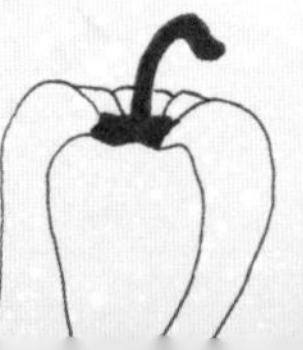

SUPERFOODS

Lebensmittel ist nicht gleich Lebensmittel: Einige haben einen so hohen Gehalt an Vitaminen, Mineralstoffen, Antioxidantien, essenziellen Fettsäuren und anderen nützlichen Substanzen, dass sie oft als „Superfoods" bezeichnet werden. Die nachfolgend genannten Top-Superfoods sollten Sie regelmäßig essen, insbesondere wenn Sie schwanger werden möchten.

ACAIBEEREN

Diese enthalten eine erstaunliche Konzentration an Antioxidantien, Aminosäuren und essenziellen Fettsäuren. Aufgrund des hohen Gehalts an einfach ungesättigter Ölsäure gelten sie als eines der besten natürlichen Mittel, um vorzeitiges Altern zu bekämpfen. Durch die Ölsäure können Omega-3-Fischöle besser in die Zellmembranen eindringen und somit Entzündungen reduzieren und ein Hormongleichgewicht fördern. Vermeiden Sie mit Agavensirup kombinierte Zubereitungen, da diese nicht gesundheitsförderlich sind.

Acaibeerenpulver lässt sich leicht in Smoothies, Müsli, Joghurt und Muffins einstreuen.

KURKUMA (GELBWURZ)

Kurkuma und andere Gewürze, wie Zimt, Fenchel, Chili, Nelken, Kumin (Kreuzkümmel) und Ingwer, sind starke Antioxidantien, tragen zur Verminderung von Entzündungen und Schmerzen im Körper bei, verbessern die Verdauung und stärken das Immunsystem. Außerdem haben sie einen hohen Gehalt an Spurenelementen und Mineralstoffen.

Verwenden Sie es beim Kochen, um den Speisen ein reiches Aroma zu verleihen, oder trinken Sie einmal einen Kurkumatee (siehe Seite 231).

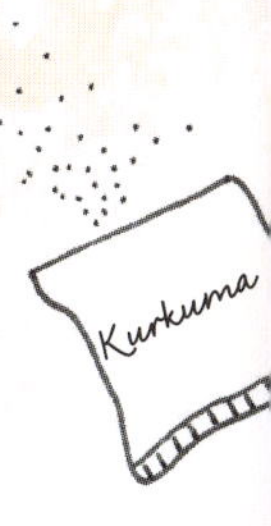

GOJIBEEREN

Sie gelten als das nährstoffdichteste Nahrungsmittel auf der Welt und schmecken ein wenig wie salzige Rosinen. Sie haben einen sehr hohen Gehalt an B-Vitaminen, Vitamin C, Antioxidantien und 15 Aminosäuren.

Essen Sie sie zusammen mit Nüssen und Samen, oder geben Sie klein gehackte Beeren in Porridge, Müsli, Salate und Backwaren. Es gibt auch Saft.

SPORT

Wenn Sie aktiv versuchen, schwanger zu werden, heißt Ihr Mantra: mäßiger aber regelmäßiger Sport. Legen Sie den Schwerpunkt auf Bewegung und Kreislauftraining statt auf schweißtreibende Aktivitäten: regelmäßiges Gehen oder Walken und höchstens zwei bis drei Trainingseinheiten wöchentlich, beispielsweise Yoga, Pilates, leichtes Gewichtstraining oder Kardiotraining mit mäßiger Intensität. Nach den aktuellen Empfehlungen sollten Erwachsene täglich durchschnittlich 10.000 Schritte gehen. Wenn Sie keinen Fitness-Tracker haben, laden Sie sich eine freie App auf Ihr Smartphone und beginnen mit dem Zählen Ihrer Schritte. Das Smartphone wird etwas ungenauer sein, da Sie es wahrscheinlich nicht immer mitnehmen, bietet aber einen guten Anhaltspunkt über Ihre durchschnittliche Schrittzahl. Wenn diese niedrig ist, nehmen Sie die Treppe statt den Aufzug, parken Ihr Auto ein wenig entfernter, als Sie müssten, verlassen den Bus eine Station zu früh, und machen Sie morgens oder nach dem Abendessen einen kurzen Spaziergang. Kombinieren Sie dazu einige leichte Bodyweight-Übungen, wie Trizeps-Dips, Kniebeugen, Ausfallschritte und Step-ups, für eine optimale Muskelspannung und Gesundheit.

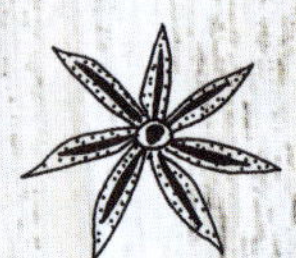

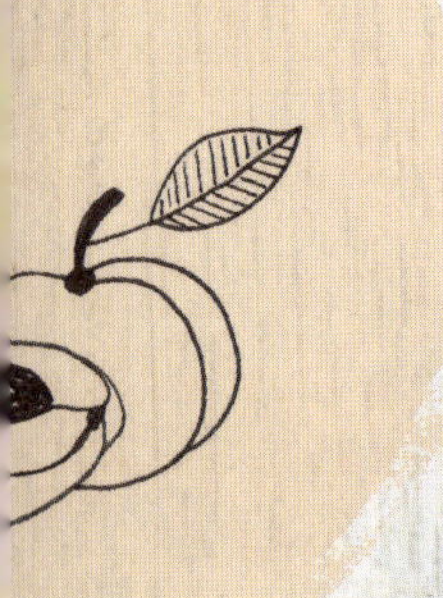

ENTSPANNUNG UND EMPFÄNGNIS

Achtsamkeit, Meditation, Visualisierungen, Mantras, Formulieren von Intentionen und Affirmationen sind Methoden der positiven Psychologie, die Sie für die Stressbewältigung und zur Stärkung Ihres Selbstgefühls vor und während der Schwangerschaft nutzen können. Nehmen Sie sich nach dem Aufwachen und abends vor dem Einschlafen Zeit für zehn langsame tiefe Atemzüge. Vielleicht laden Sie sich eine Achtsamkeits-App auf Ihr Smartphone, die Ihnen hilft, Körper und Geist in einen entspannten und empfängnisbereiten Zustand zu bringen. Sie können sich auch einige positive Affirmationen aufschreiben, die Sie jeden Tag laut vor dem Spiegel aussprechen. Auch wenn sich dies zunächst ein wenig seltsam anfühlen mag, ist es eine ausgesprochen wirkungsvolle Methode, damit sie weiterhin positiv eingestellt bleiben, falls sich Stress und Zweifel einzuschleichen beginnen.

Nehmen Sie sich Zeit für Dinge, die Ihnen Spaß machen, und versuchen Sie, generell das Tempo zu drosseln. Einfache Dinge, wie ein Frühstück im Freien, das Telefon sonntags auszuschalten, einen Kräutertee in der Sonne zu genießen oder mit Freunden in freier Natur spazieren zu gehen, können helfen, Körper und Geist zu entspannen. Diese Methoden hören sich einfach an, und das sind sie auch: Schwieriger – aber nicht unmöglich – ist es, sich dafür die Zeit zu nehmen.

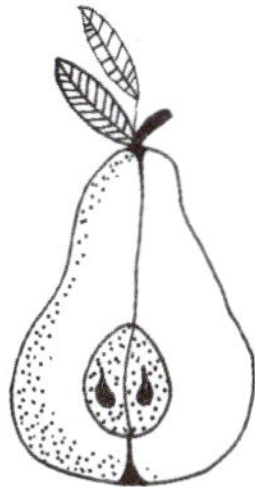

Die Top 10 der fruchtbarkeitsfördernden Nahrungsmittel

1. Eier – eine großartige Quelle für qualitativ hochwertiges Protein und „gute“ Fette. Eier enthalten viel Selen, Magnesium, Zink und andere Vitamine und haben von allen Nahrungsmitteln den höchsten Cholin-Anteil (ein häufig fehlender Nährstoff). Cholin reduziert Entzündungen und unterstützt die Methylierung, ein Prozess, der für eine normale Schwangerschaftsdauer entscheidend ist. Sie können zwei bis drei Bio-Eier täglich essen.

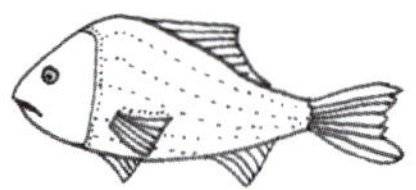

2. Lachs – eine großartige Quelle für Protein und „gute“ Fette: Lachs hilft, Entzündungen zu reduzieren und ein gutes hormonelles Gleichgewicht zu fördern. Die Omega-3-Fettsäuren im Lachs unterstützen die Gehirnentwicklung des Babys und können auch eine mögliche Allergieanfälligkeit Ihres Babys vermindern. Versuchen Sie, mindestens zweimal wöchentlich Lachs (oder Makrele, Hering oder Sardinen) zu essen.

3. Spargel – Mit seinem hohen Gehalt an natürlich vorkommendem Folat und an Glutathion ist Spargel die perfekte Beilage. Das Glutathion im Spargel kann den Körper von überschüssigem Östrogen befreien, das zu Periodenschmerzen, Myomen oder Endometriose beitragen kann. Es wird bei einem Stoffwechselvorgang in der Leber, der Glutathion-Konjugation, benötigt, der die Ausscheidung von Östrogen fördert.

4. Avocado – Einer Studie zufolge verbessern einfach ungesättigte Fette (wie in Avocados) die Rate erfolgreicher Schwangerschaften nach einer künstlichen Befruchtung.[9] Diese Fette sollen die Fruchtbarkeit verbessern, indem sie Entzündungen im Körper reduzieren und die Qualität von Eizellen und Embryo verbessern. Avocados enthalten viel Vitamin E, das für die Gesundheit der Eizellen wichtig ist und die Beweglichkeit und Gesundheit der Spermien verbessert. Studien zufolge kann Vitamin E zu einer Verbesserung der Gebärmutterschleimhaut und Einnistung des Embryos beitragen. Außerdem enthalten Avocados sehr viel Folat und Vitamin B6, die den Progesteronspiegel und die Einnistung unterstützen. Avocados sind ein großartiger Ausgleich, wenn Sie Getreide in Ihrer Ernährung reduzieren. Essen Sie zunächst an den meisten Tagen eine halbe Avocado.

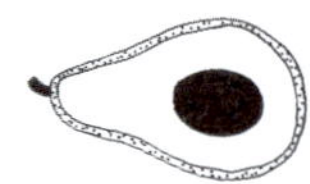

5. Paranüsse – enthalten sehr viel Protein, „gute“ Fette und Selen. Selen wird unbedingt für die Gesunderhaltung der Schilddrüse benötigt, ist ein wichtiges Antioxidans und spielt eine wichtige Rolle bei der Empfängnis (und ist oft in unseren ausgelaugten Böden nicht mehr vorhanden). Vorläufige Studien ergaben, dass Selen als Antioxidans bei der Entwicklung von Eizellen von Bedeutung sein könnte und dass Eizellen, die zu einer Schwangerschaft führten, eine doppelt so hohe Menge des Selen-Transportproteins enthielten.[10] Ich empfehle allen Frauen, die schwanger werden möchten, an den meisten Tagen vier bis fünf Paranüsse zu essen.

6. Chiasamen – Als eines der vielseitigsten Nahrungsmittel sind Chiasamen ein echtes Superfood, das Mengen an Omega-3-Fettsäuren, Antioxidantien, Ballaststoffen, Eisen, Magnesium, Calcium und Kalium enthält. Zusätzlich sind diese winzigen Samen reich an vollständigen und hoch verfügbaren Proteinen. Die Fasern im Chiasamen tragen zur Ausscheidung unerwünschter Hormone aus dem Körper bei, sorgen für eine regelmäßige Verdauung und bessere Nährstoffaufnahme. Da Chiasamen praktisch keinen Eigengeschmack haben, können sie fast jedem Essen zugegeben werden. Essen Sie möglichst einen Esslöffel Chiasamen an den meisten Tagen.

7. Kürbiskerne – eine der besten Quellen für den fruchtbarkeitsfördernden Mineralstoff Zink. Bei Männern kann Zink die Spermienzahl und den Testosteronspiegel erhöhen. Bei Frauen ist Zink wichtig, damit der Körper die Fortpflanzungshormone, Östrogen und Progesteron, besser nutzen kann. Ein niedriger Zinkspiegel kann zu unregelmäßigen Menstruationszyklen und einer gestörten Eizellenentwicklung führen. Bei niedrigem Zinkspiegel wird der Proteinstoffwechsel gehemmt, was zu einer schlechteren Qualität der Eizellen beitragen kann. Bei Frauen, die mit der Pille verhütet haben, sind die Zinkvorräte häufig erschöpft. Essen Sie also möglichst eine Handvoll Kürbiskerne an den meisten Tagen.

8. Rote Bete – Frische rote Bete enthalten sehr viel Resveratrol. Dieses Antioxidans kann bei altersbedingen Fruchtbarkeitsproblemen helfen. Die Nitrate in roter Bete können im Körper in Stickstoffmonoxid umgewandelt werden und die Durchblutung, auch der Fortpflanzungsorgane, verbessern und die Einnistung der Eizelle unterstützen. Frische rote Bete sind auch reich an fruchtbarkeitsförderndem Folat. Kurz: ein universell einsetzbares Gemüse, auch für Salate und Smoothies. Rote Bete in Dosen sind salz- und zuckerreich und sollten vermieden werden.

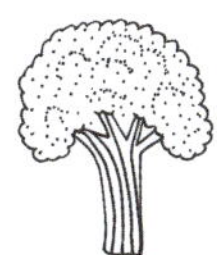

9. Brokkoli – sollte für eine optimale hormonelle Gesundheit und Fruchtbarkeit an den meisten Tagen gegessen werden. Brokkoli gehört zur Kohlfamilie und enthält Indol-3-Carbinol, das zu einer besseren Ausscheidung von überschüssigem Östrogen aus dem Körper beiträgt. Brokkoli (neben anderen Kohlgemüsen, wie Blumenkohl, Weißkohl, Grünkohl und Rosenkohl) kann leicht gedünstet oder überbacken gegessen werden. Er ist bei östrogendominanten Störungen, wie Endometriose, Myome und Subfertilität, essenziell. Essen Sie möglichst zwei Tassen Kohlgemüse an den meisten Tagen.

10. Blattgemüse – einschließlich Spinat, Rucola, Kopfsalat, Brunnenkresse, Brokkoli und frische Kräuter. Blattgemüse ist die Grundlage JEDER fruchtbarkeitsfördernden Ernährung: Es ist entzündungshemmend und reich an natürlichem Folat, dem B-Vitamin, das dafür sorgt, dass sich Zellen richtig teilen, wachsen und replizieren. Sie benötigen mindestens drei Tassen Blattgemüse an den meisten Tagen, um Ihre Gesundheit und Fruchtbarkeit optimal zu fördern. Mischen Sie also Blattgemüse in Smoothies, geben eine Handvoll in Ihr morgendliches Eigericht, verwenden Sie es in Salaten und als Basis JEDES Abendessens. Essen Sie möglichst viele verschiedene Sorten, um eine größtmögliche Vielfalt an Nährstoffen zu erhalten.

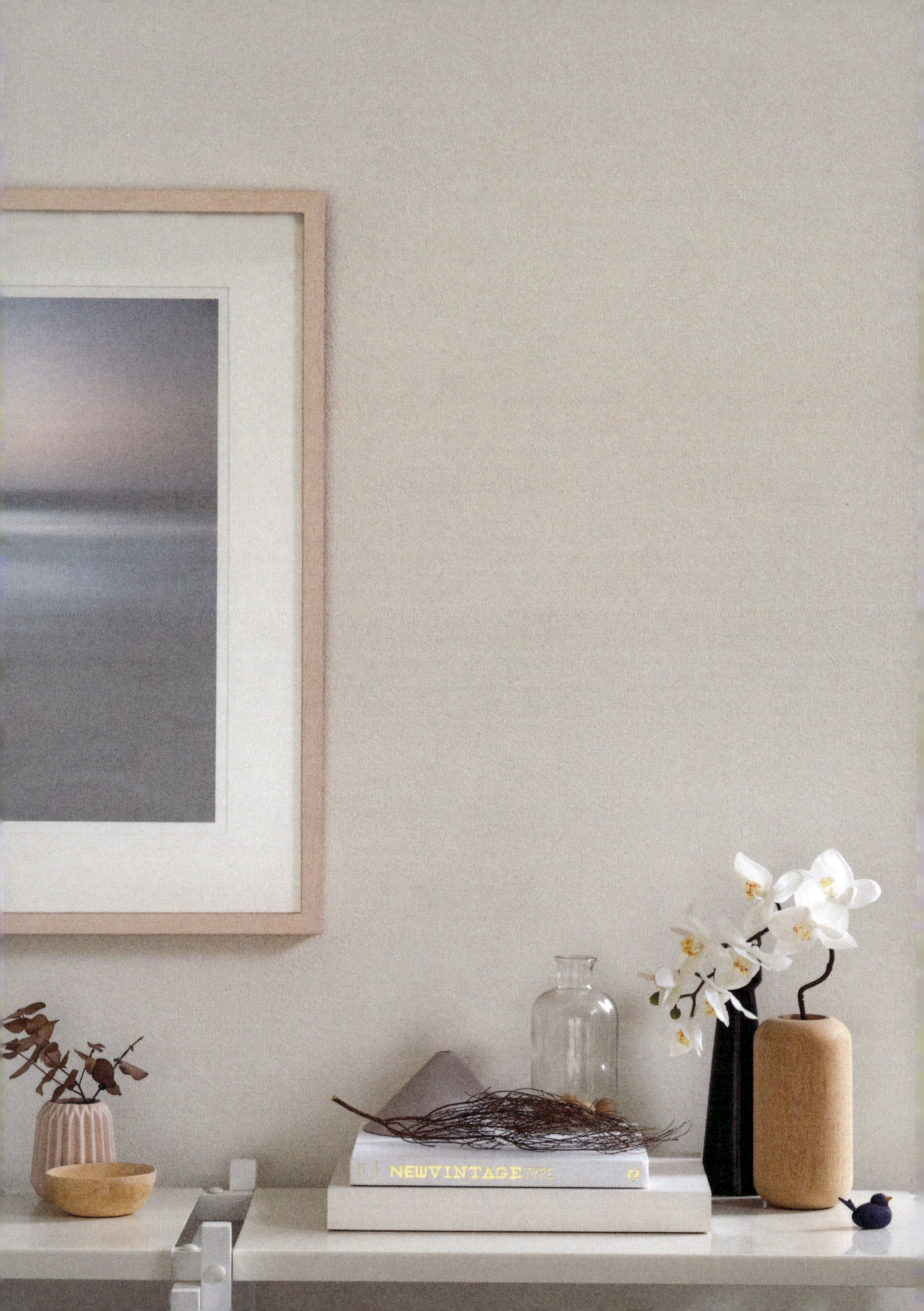
NEWVINTAGE TYPE

Lifestyle

LIFESTYLE-TIPPS für die hormonelle Gesundheit

Ihre direkte Umgebung, die Nahrung, die Sie essen, die Produkte, die Sie verwenden, die Kleidung, die Sie tragen: Dies alles gehört zu einem empfindlichen Ökosystem, das Ihr hormonelles Gleichgewicht fördern oder stören kann. Nachfolgende Tipps sollen Ihnen helfen, Ihre Hormone in Top-Form zu bringen, Ihre toxische Gesamtbelastung zu senken und somit Ihr Wohlbefinden zu steigern.

Sicher ist es nicht immer möglich, alle diese Tipps zu verwirklichen. Die praktische Umsetzung kann Jahre dauern, also konzentrieren Sie sich auf kleine Änderungen, die Sie nach und nach angehen, so wie es Ihr Budget erlaubt. Bioprodukte können manchmal teuer sein und sind möglicherweise auch nicht immer in Ihrer Nähe verfügbar. Versuchen Sie einfach Ihr Bestes, und denken Sie daran: Es geht immer nur um das Gleichgewicht. Es ist unmöglich, perfekt zu sein!

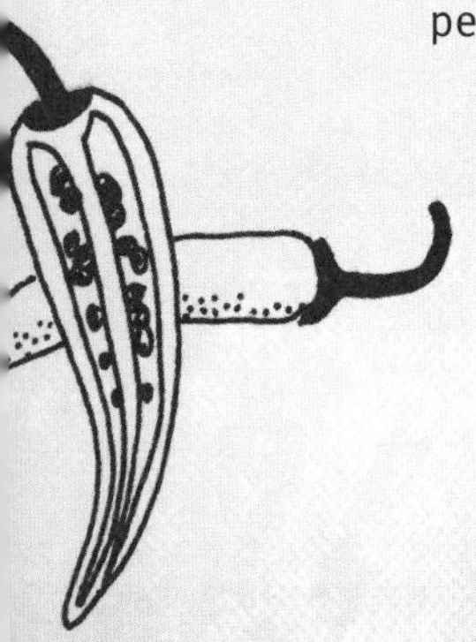

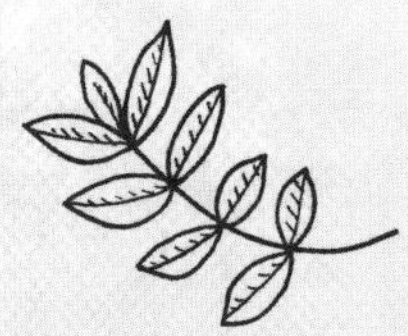

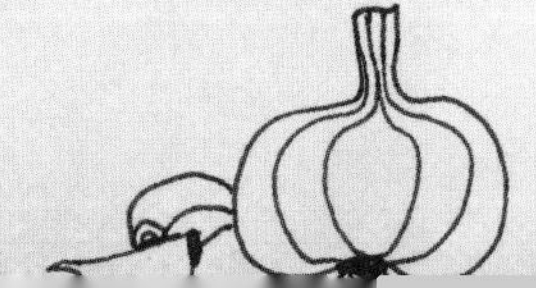

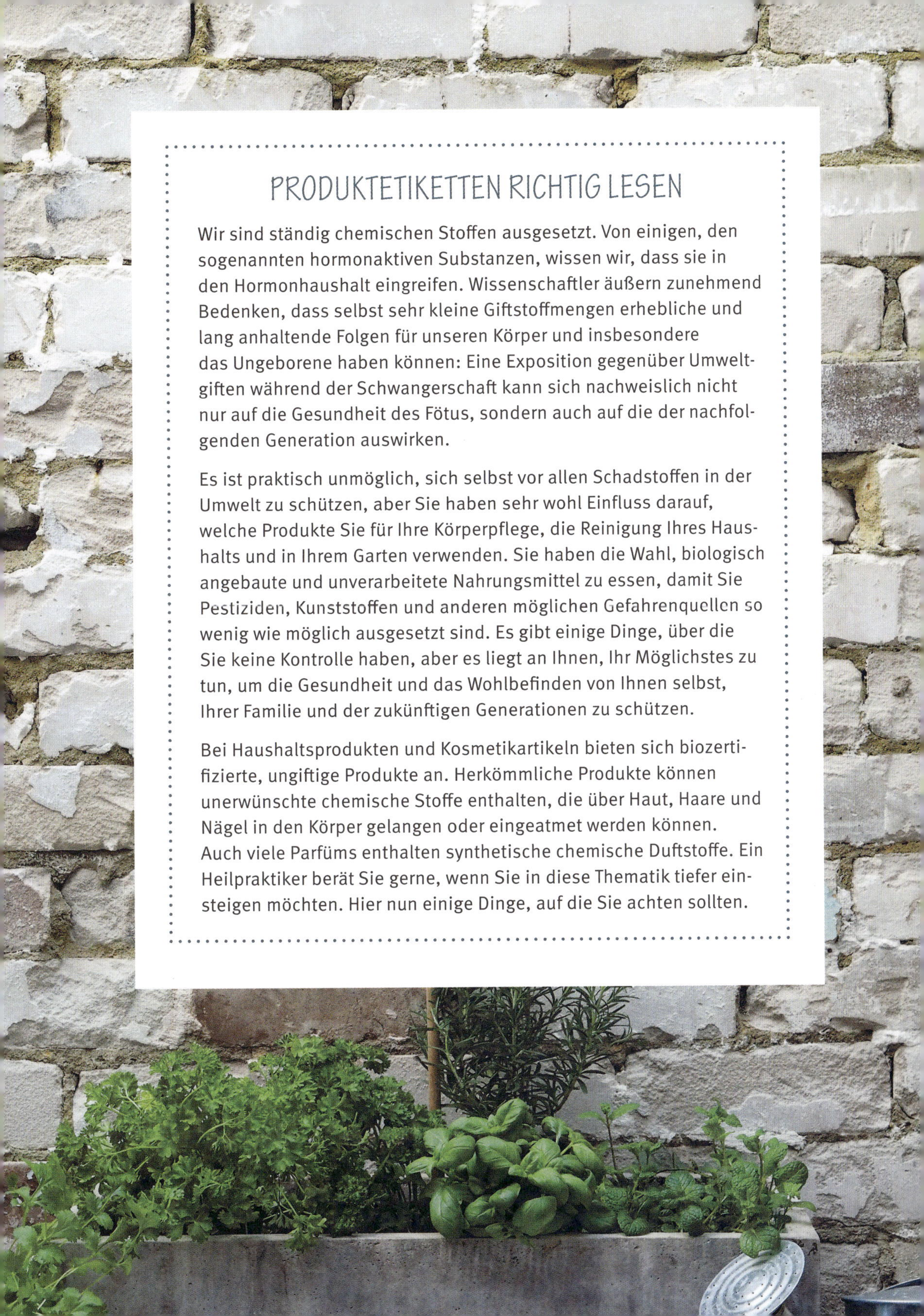

PRODUKTETIKETTEN RICHTIG LESEN

Wir sind ständig chemischen Stoffen ausgesetzt. Von einigen, den sogenannten hormonaktiven Substanzen, wissen wir, dass sie in den Hormonhaushalt eingreifen. Wissenschaftler äußern zunehmend Bedenken, dass selbst sehr kleine Giftstoffmengen erhebliche und lang anhaltende Folgen für unseren Körper und insbesondere das Ungeborene haben können: Eine Exposition gegenüber Umweltgiften während der Schwangerschaft kann sich nachweislich nicht nur auf die Gesundheit des Fötus, sondern auch auf die der nachfolgenden Generation auswirken.

Es ist praktisch unmöglich, sich selbst vor allen Schadstoffen in der Umwelt zu schützen, aber Sie haben sehr wohl Einfluss darauf, welche Produkte Sie für Ihre Körperpflege, die Reinigung Ihres Haushalts und in Ihrem Garten verwenden. Sie haben die Wahl, biologisch angebaute und unverarbeitete Nahrungsmittel zu essen, damit Sie Pestiziden, Kunststoffen und anderen möglichen Gefahrenquellen so wenig wie möglich ausgesetzt sind. Es gibt einige Dinge, über die Sie keine Kontrolle haben, aber es liegt an Ihnen, Ihr Möglichstes zu tun, um die Gesundheit und das Wohlbefinden von Ihnen selbst, Ihrer Familie und der zukünftigen Generationen zu schützen.

Bei Haushaltsprodukten und Kosmetikartikeln bieten sich biozertifizierte, ungiftige Produkte an. Herkömmliche Produkte können unerwünschte chemische Stoffe enthalten, die über Haut, Haare und Nägel in den Körper gelangen oder eingeatmet werden können. Auch viele Parfüms enthalten synthetische chemische Duftstoffe. Ein Heilpraktiker berät Sie gerne, wenn Sie in diese Thematik tiefer einsteigen möchten. Hier nun einige Dinge, auf die Sie achten sollten.

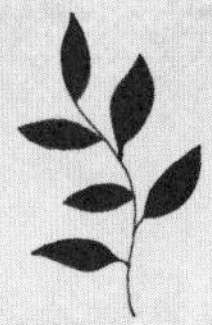

LIFESTYLE-VERÄNDERUNGEN

Stellen Sie Ihre Ernährung so weit wie möglich auf Biolebensmittel um. Kaufen Sie Obst und Gemüse möglichst in Naturkostläden, Bioläden, Hofläden o. Ä., oder lassen Sie sie von einem Bio-Lieferservice anliefern. Achten Sie auf biologisch kontrollierten oder zumindest regionalen Anbau. Dadurch sind Sie hormonaktiven Substanzen, mit denen Obst und Gemüse manchmal gespritzt werden, weitaus weniger ausgesetzt. Achten Sie beim Kauf von Fleisch, Milchprodukten und Butter möglichst auf ökologische Tierhaltung, in der auf Steroide und Antibiotika verzichtet wurde.[11]

Waschen und schälen Sie Obst und Gemüse immer. So entfernen Sie noch äußerlich vorhandene Chemikalien, organische und Wachsreste. In vielen Bioläden sind spezielle Waschgeräte erhältlich: Das einfache Abwaschen unter kaltem Wasser reicht zum Entfernen fettlöslicher Reststoffe häufig nicht aus. Auch das Waschen in einer Lösung aus drei Teilen Wasser und einem Teil Apfelessig bietet sich an.

Stärken Sie Ihre Leberfunktion, und schützen Sie Ihren Körper mit der richtigen Ernährung. Spargel, Spinat, Wassermelone, Birnen, Kürbis, Kartoffeln, Brokkoli, Blumenkohl und andere Vertreter der Familie der Kreuzblütler sind reich an Glutamin. Dieses hilft der Leber beim Ausscheiden von Abfallprodukten und stärkt Ihr Immunsystem. Essen Sie mehr Nahrungsmittel aus der Familie der Lauchgewächse, die Allicin enthalten, beispielsweise Knoblauch, Schalotten, Zwiebeln und Schnittlauch. Diese regen die Produktion von Glutathion an, das ebenfalls zum Schutz der Leber und zur Verminderung von oxidativem Stress beiträgt.

Vermeiden Sie Konserven und Nahrungsmittel in Kunststoffverpackungen. Viele Kunststoffe und die Innenbeschichtung von Konservendosen enthalten Bisphenol A (BPA), das in den 1930er-Jahren als ein synthetisches Östrogen identifiziert und für die pharmazeutische Verwendung in Betracht gezogen wurde. Zwischenzeitlich soll BPA in vielen Ländern schrittweise verboten werden, da festgestellt wurde, dass es in den Hormonhaushalt eingreift.[12] Es könnte ein Zusammenhang zwischen hormonaktiven Substanzen und bösartigen Tumoren, Geburtsschäden und Entwicklungsstörungen bestehen.[13] BPA kann sich aus der Innenbeschichtung oder dem Kunststoff herauslösen und in das verpackte Nahrungsmittel gelangen. Je weicher der Kunststoff, desto wahrscheinlicher ist diese Gefahr.

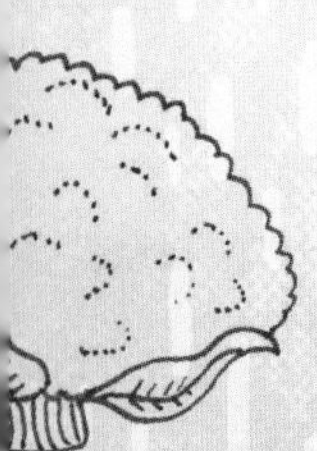

Es wird zwar noch diskutiert, welche Auswirkungen geringe Mengen BPA auf die menschliche Gesundheit haben, aber Sie sollten versuchen, BPA möglichst zu vermeiden:[14] Trinken Sie Heißgetränke aus Keramik- oder Porzellantassen, und verzichten Sie auf die Mitnahme-Kaffeebecher mit Plastikdeckel und Plastikrand. Statt üblicher Frischhaltefolie bietet sich die Bio-Frischhaltefolie aus dem Biomarkt an. Verwenden Sie Mikrowellengeschirr und Backformen aus Glas. Auch wenn Nahrungsmittel in Dosen und Kunststoffverpackungen praktisch sind, sollten wir versuchen, sie durch Alternativen zu ersetzen.

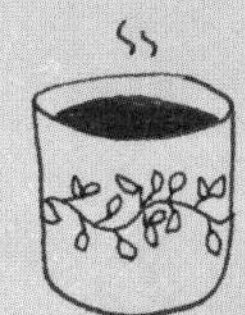

Installieren Sie einen Wasserfilter. Es ist wichtig, dass Wasser so frisch und rein wie möglich ist, da wir so viel davon trinken! Ein Wasserfilter sorgt dafür, dass unser Trinkwasser keine unerwünschten Schadstoffe aus veralteten Rohrleitungen und keine sonstigen Verunreinigungen enthält.[15] Vielleicht schmeckt es sogar besser?

Setzen Sie Pflanzen als Luftverbesserer ein. Einige Zimmerpflanzen helfen, die Luft zu reinigen.[16] Das Einblatt *(Spathiphyllum spp.)* ist eine pflegeleichte Zimmerpflanze, die Schimmelpilze reduzieren und chemische Stoffe, wie Formaldehyd, Benzol und Trichlorethylen, aus der Luft filtern kann. Die Bambuspalme *(Chamaedorea seifrizii)* verbessert nicht nur die Luft, sondern trägt auch zu einer Erhöhung der Luftfeuchtigkeit bei, da sie sehr viel Wasser über die Blätter verdunstet.

Verzichten Sie auf Pestizide, Herbizide und Insektizide im Garten und auf Ihrem Rasen. Es sind viele wirksame Bioprodukte verfügbar, und Sie können lernen, Ihre eigenen Schädlingsbekämpfungsmittel herzustellen. Suchen Sie im Internet nach „natürlichen Pestiziden“ oder fragen Sie in Ihrem örtlichen Gartenzentrum nach. Eine Bepflanzung Ihres Gartens mit regionalen Spezies vereinfacht nicht nur die Gartenpflege, sondern benötigt auch wesentlich seltener eine chemische Schädlingsbekämpfung oder Düngung. Sie können auch leicht Ihren eigenen Kompost herstellen und auf fabrikmäßig hergestellte Düngemittel verzichten.

Vermeiden Sie Tierprodukte, wie Flohhalsbänder und Spot-on-Präparate, welche giftige Substanzen enthalten, die sowohl für Tiere als auch Tierhalter gefährlich sein können: Jedes Produkt, das ein Insekt töten kann, ist auch möglicherweise für Menschen gefährlich! Vermeiden Sie daher Fliegenspray und andere Schädlingsbekämpfungsmittel im Haus. Es stehen zahlreiche natürlichere und sichere Optionen zur Verfügung. So können beispielsweise Zedernholzölprodukte Flöhe, Zecken und Milben abtöten.[17]

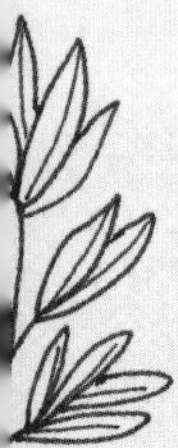

Stellen Sie Ihre Körperpflege allmählich auf Bioprodukte um. Auch lassen sich viele Produkte für die Körperpflege einfach und günstig in der eigenen Küche herstellen oder stehen bereits bei Ihnen im Küchenschrank. Mein Tipp: Entfernen Sie Ihr Augen-Make-up mit Kokosöl; es ist ungiftig und preiswert und funktioniert fantastisch. Achten Sie auf synthetische Duftstoffe in den Produkten: Es könnte sich um hormonaktive Substanzen handeln.[18]

Es muss nicht alles keimfrei sein. Die US-amerikanische Gesundheitsbehörde FDA (Food and Drug Administration) hat vor Kurzem die Verwendung mehrerer Chemikalien, darunter Triclosan und Triclocarban, in antibakteriellen Handwaschseifen wegen möglicher schädlicher Wirkungen auf das Immunsystem verboten. Nach Einschätzung der Behörde können antibakterielle Waschlotionen nicht nur mehr schaden als nutzen, sondern es ist auch nicht wissenschaftlich belegt, dass sie besser als einfache Seife und Wasser sind. Meiner Ansicht nach tragen einige der Inhaltsstoffe dieser Produkte auch zu den Antibiotikaresistenzen bei und haben unerwünschte hormonelle Wirkungen.

Prüfen Sie Ihren Sonnenschutz. Auch Sonnenschutzmittel, die uns vor der schädlichen UV-Strahlung schützen, können möglicherweise schädliche Umwelthormone enthalten.[19] Achten Sie daher auf natürliche Inhaltsstoffe und Konservierungsmittel, und verwenden Sie eine physikalische Barriere, wie Zinkoxid, um Ihre Haut zu schützen. Tragen Sie immer einen Hut, und vermeiden Sie die Sonne in der Mittagszeit. Auch einige „natürliche" Sonnenschutzmittel enthalten möglicherweise unnatürliche Konservierungsmittel: Lesen Sie also die Liste der Inhaltsstoffe sehr sorgfältig durch!

Make-up. Selbst Produkte, die Sie in Ihrem Gesicht und auf Ihren Lippen (von wo aus kleine Mengen in den Mund gelangen) anwenden, können möglicherweise schädliche Inhaltsstoffe enthalten. Da Sie mittlerweile auf natürliches und ungiftiges Make-up ausweichen können, lohnt es sich, vertrauenswürdige Marken herauszufinden und dann ausschließlich diese zu verwenden. In kleinen Mengen sind kritische Inhaltsstoffe zwar wahrscheinlich nicht schädlich, aber bei regelmäßiger Anwendung könnten Sie Konzentrationen erreichen, die nicht als gesund gelten. Prüfen Sie die Etiketten auf Ihren Gesichtspflegeprodukten, und lesen Sie in der gegenüberliegenden Tabelle nach, welche häufigen Inhaltsstoffe Sie möglichst vermeiden sollten.

SUBSTANZ	WARUM SIE SCHÄDLICH IST	HÄUFIG ENTHALTEN IN
Parabene	Parabene weisen eine östrogenähnliche Struktur auf und können den Hormonhaushalt stören. Außerdem könnte ein Zusammenhang mit Haut- und Brustkrebs bestehen.	Shampoos, Haarspülungen, Deodorants, Duschgels und Gesichtspeelings
Phthalate (Phthalsäureester)	Zwei Jahrzehnte der Forschung zu Phthalaten haben Auswirkungen auf den Hormonhaushalt und mögliche Gefahren für den Fötus nachgewiesen. Es besteht auch ein Zusammenhang mit Unfruchtbarkeit und verminderten Geschlechtshormonspiegeln.	Kosmetika, Körperlotion, Nagellack, Duschlotionen und Haarpflegeprodukte
Blei	Nervengift, bei dem ein Zusammenhang mit Störungen des Hormonhaushalts, Fehlgeburten und Fruchtbarkeitsproblemen besteht.	Sehr geringe Mengen können in Lippenstift, Lidschatten und Foundation enthalten sein.
Quaternium-15	Bekanntes Kontaktallergen, das besonders bedenklich ist für Friseure und Mitarbeiter in chemischen Reinigungen, die diesem Konservierungsmittel möglicherweise über längere Zeiträume ausgesetzt sind.	Haarspülung, Haarstyling-Produkte, Rasierprodukte, Haushaltsreiniger und einige Kontaktlinsenlösungen
Butylhydroxyanisol (BHA) und Butylhydroxytoluol (BHT)	Diese Konservierungsmittel beeinträchtigen nachweislich die Blutgerinnung und fördern das Tumorwachstum: Sie sind in vielen Ländern verboten.	Lippenstift, Eyeliner, Rouge, Foundation, Feuchtigkeitscremes, Gesichtsreiniger
Petrochemisch hergestellte Duftstoffe	Viele Produkte führen „Duftstoff“/„Fragrance“ oder „Parfüm“/„Perfume“ auf ihrem Etikett auf, aber selten werden offen die konkreten Inhaltsstoffe angegeben. Viele dieser Duftstoffe enthalten Phthalate und Inhaltsstoffe, bei denen es sich um hormonaktive Substanzen handeln könnte. Vorsicht ist besser als Nachsicht.	Fast in jedem Körperpflegeprodukt enthalten: Parfüm, Deodorant, Körperlotion, Seife, Shampoo, Foundation, Sonnenschutzmittel; aber auch in Haushaltsprodukten, wie Duftkerzen, Luftverbesserern, Waschmitteln und Reinigungsmitteln.

Nagellack. Da Konsumentinnen immer häufiger eine natürlichere Nagelpflege wünschen, bieten viele Kosmetikfirmen eine immer breitere Produktpalette an ungiftigen Nagellackformulierungen an. Bei der Vermarktung wird betont, dass alle folgenden Bestandteile vermieden werden: Dibutylphthalat (DBP), Formaldehyd, Toluol, Campher, Formaldehydharze, Ethyltosylamid und Xylole. Suchen Sie nach Nagellack, der als 3-Free, 5-Free oder 7-Free vermarktet wird. In hoher Dosis können zwar alle diese Substanzen giftig sein, jedoch gibt es bisher keinen Nachweis dafür, dass die Mengen, die Sie aus dem Nagellack aufnehmen könnten, schädlich sind. Dennoch gilt auch hier, wenn Sie die Wahl haben, darauf zu verzichten: Vorsicht ist besser als Nachsicht.

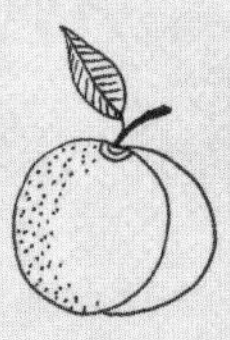

Parfüm. Viele Inhaltstoffe von Parfüms und synthetischen Duftstoffen werden aus Petrochemikalien gewonnen. Mehr als drei Viertel der Produkte, die „Duftstoffe" („Fragrance") als Inhaltsstoff aufführen, enthalten Phthalate, die nachweislich in den Hormonhaushalt eingreifen. Viele Menschen bekommen Kopfschmerzen oder Übelkeit von Parfüm oder Hautreizungen durch Duftstoffe, wie sie Sanitärprodukten, Waschmitteln und Toilettenpapier beigemischt werden. Wenn Sie Bedenken zu deren Wirkungen – bekannte und unbekannte – haben, sollten Sie auf synthetische Duftstoffe verzichten. Auch wenn es schwerfällt, auf das Lieblingsparfüm zu verzichten: Es gibt wundervolle Duftstoffe, die aus reinen Pflanzenextrakten und ätherischen Ölmischungen hergestellt werden.

Shampoo und Haarspülung. Viele Haarpflegeprodukte behaupten von sich, dass sie „natürlich" sind oder „biologische Inhaltsstoffe" enthalten. Sie können aber dennoch unerwünschte Inhaltsstoffe enthalten. Wie immer gilt: Forschen Sie selbst nach, und halten Sie sich an die Marken, die wirklich natürlich und frei von Giftstoffen sind. Die vier wichtigsten Inhaltsstoffe, die Sie am besten vermeiden, sind: Sulfate, Parabene, synthetische Duftstoffe und Triclosan (ein antibakterieller Wirkstoff).[20] Sulfate können die Haut reizen, und es gibt Bedenken zu ihren möglichen Langzeitwirkungen; sie sind oft in schäumenden Produkten, wie Shampoos, Zahnpasta und Flüssigseife, enthalten.

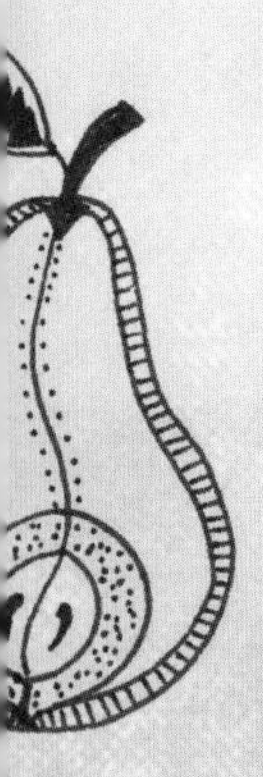

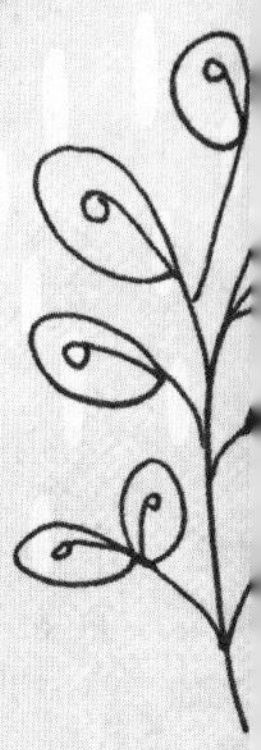

Selbstbräunungssprays und -lotionen. Wissenschaftliche Untersuchungen des in vielen Selbstbräunungssprays verwendeten Wirkstoffs Dihydroxyaceton (DHA) ergaben, dass er möglicherweise zu DNS-Schäden führt, und es gibt Bedenken im Hinblick auf die Ergebnisse einer Langzeitanwendung.[21] Im Handel ist eine immer größer werdende Produktpalette an natürlichen Selbstbräunungsalternativen von guter Qualität erhältlich. Wählen Sie ein Produkt aus einer pflanzlichen oder mineralischen Quelle, das keine synthetischen Inhaltsstoffe enthält. Ein Öko-Siegel für Naturkosmetik sollte garantieren, dass keine synthetischen Inhaltsstoffe, Duftstoffe oder unerwünschten Inhaltsstoffe enthalten sind.

Wählen Sie mildere Haushaltsreiniger. Suchen Sie nach Haushaltsreinigern, die zu 100 Prozent natürlich und mit Öko-Siegel zertifiziert sind. Oder lernen Sie, Ihre eigenen Reinigungsprodukte herzustellen, beispielsweise aus Essigessenz und Natriumhydrogencarbonat (besser bekannt als Natron): Sie werden überrascht sein, wie gut diese alten Hausmittel funktionieren, und Sie können dabei möglicherweise auch noch Geld sparen. Reste von Reinigungsprodukten können noch lange Zeit in Innenräumen verbleiben, wodurch wir ihren Wirkungen tagtäglich ausgesetzt sind. Deshalb mein Rat: Entsorgen Sie zunächst möglichst alle Reinigungsmittel, die ein Gefahrensymbol tragen. Vermeiden Sie weitestgehend synthetische Chemikalien, und suchen sie nach „natürlichen" Alternativen.

ES GIBT WUNDERVOLLE DUFTSTOFFE, DIE AUS REINEN PFLANZENEXTRAKTEN UND ÄTHERISCHEN ÖLMISCHUNGEN HERGESTELLT WERDEN.

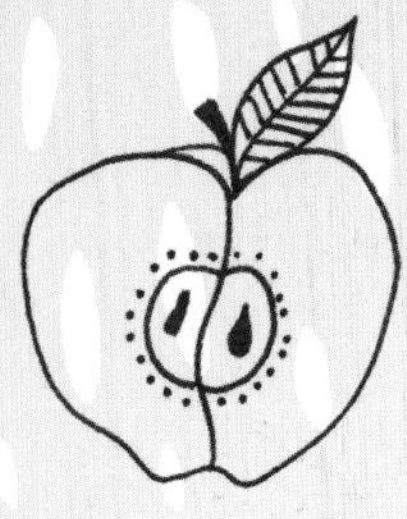

BEWEGUNG UND HORMONELLES GLEICHGEWICHT

Treiben Sie Sport! Schwitzen entfernt all die chemischen Stoffe, die andernfalls den Körper über andere Ausscheidungsorgane (wie Blase und Darm) verlassen würden. Ausreichend Bewegung beruhigt auch den Geist und sorgt für eine Hormonbalance und damit ein Hochgefühl, das für Ihre Gesundheit nur von Nutzen sein kann, oder?

Bewegung wirkt sich generell positiv auf das Gleichgewicht der Hormone aus. So wurde nachgewiesen, dass körperliche Aktivität die zirkulierenden Geschlechtshormone reduziert, und zwar unabhängig von einer Gewichtsabnahme. Damit ist körperliche Aktivität ein „Muss", insbesondere bei einem Östrogen- oder Testosteronüberschuss. Bewegung kann auch helfen, Stress abzubauen und die Ausschüttung von Cortisol, das zu einem Progesteronmangel beiträgt, zu reduzieren. Ferner wurde nachgewiesen, dass mäßige, aber regelmäßige Bewegung die Fruchtbarkeit und die Erfolge einer In-vitro-Fertilisation positiv beeinflusst.[22] Eine Stunde moderater Bewegung dreimal wöchentlich kann die Einnistung verbessern und das Risiko einer Fehlgeburt reduzieren.

Übergewicht oder Adipositas können das Hormongleichgewicht stören und die Fruchtbarkeit beeinträchtigen. Ein erhöhtes Körpergewicht kann einen unregelmäßigen Eisprung und unregelmäßige Menstruationszyklen verursachen. Fettzellen enthalten das Enzym Aromatase, das den Östrogenspiegel erhöht und somit möglicherweise zu einem hormonellen Ungleichgewicht beitragen kann.

Wie bei allem, ist das richtige Maß entscheidend. So kann Sport hoher Intensität sich negativ auf das Hormongleichgewicht und die Fruchtbarkeit auswirken. Viele Studien haben gezeigt, dass häufiges hochintensives Training, wie Laufsport und Ausdauer- und Krafttraining im Bootcamp-Style, Östrogen reduzieren, den Eisprung stören und zu unregelmäßigen Menstruationszyklen führen kann. In meiner Praxis muss ich Frauen oft dazu raten, weniger Sport zu treiben, damit sich ihre Fruchtbarkeit bessert oder sich ihre Menstruationszyklen regulieren. Dies kann manchmal recht schwierig sein, da viele Frauen Sport lieben und teilweise sogar eine Art Abhängigkeit besteht, und sie kaum verstehen, warum etwas, das doch so „gesund" ist, Probleme verursachen kann.

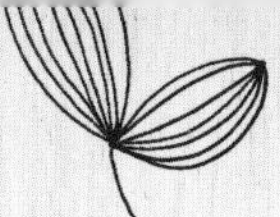

Für ein optimales Hormongleichgewicht sollte Ihr Ziel sein, vier- bis fünfmal pro Woche Sport zu treiben, falls Sie abnehmen wollen oder müssen. Bei sehr niedrigem Körpergewicht reicht ein hochintensives Training höchstens zwei- oder dreimal wöchentlich aus. Die Mischung aus hochintensiven Trainingseinheiten mit Yoga, Pilates, Walking und Ruhetagen ist bestens geeignet, um fit zu bleiben und Sie gleichzeitig Ihr Hormongleichgewicht zurückgewinnen zu lassen.

Mäßige Bewegung kann entscheidend zu einer besseren Durchblutung der Fortpflanzungsorgane beitragen und somit die Fruchtbarkeit fördern und Menstruationsschmerzen und Entzündungssymptome reduzieren.

Es ist nicht immer einfach, herauszufinden, welcher Sport für Sie selbst am besten geeignet ist. Sportliche Betätigung kann tatsächlich Ihren Zyklus heilen oder ihm schaden, daher nehmen Sie am besten professionellen Rat in Anspruch, wenn Sie sich unsicher sind. Wenn Sie ein hormonelles Ungleichgewicht vermuten oder wenn Sie schwanger werden möchten, lassen Sie Ihre sportlichen Aktivitäten sehr langsam angehen. Konzentrieren Sie sich eher auf Bewegung und Kreislauftraining als auf Ausdauer und hohe Intensität. Wenn Sie gar keinen Sport treiben, ist es an der Zeit, dass Sie damit beginnen – langsam und vorsichtig.

Bewegung ist großartig, um Stress zu reduzieren. Wenn Sie es aber übertreiben, kann Ihr Cortisolspiegel ansteigen und der Progesteronspiegel sinken, was ungünstig für einen regelmäßigen Menstruationszyklus, eine gute Stimmung und die Vermeidung einer Fehlgeburt in der Frühschwangerschaft ist. Versuchen Sie, jeweils nur 30 Minuten lang Sport zu treiben. Am besten geeignet ist Intervalltraining, das die Trainingsintensität reduzieren und Ihren Cortisolspiegel niedrig halten kann.[23]

Wenn Sie häufig oder hochintensiv Sport treiben, keine Probleme mit Hormonen, Immunabwehr oder Energie haben und nicht versuchen, schwanger zu werden: Machen Sie mit dem weiter, was Ihnen Spaß macht! Hören Sie auf Ihren Körper, und denken Sie daran: Es gibt niemals ein Universalkonzept.

Frauen, die viel sitzen, haben oft einen höheren Prozentsatz an Körperfett und einen niedrigeren Prozentsatz an magerer Muskelmasse, was mit einem Östrogenüberschuss und Erkrankungen wie dem polyzystischen Ovarialsyndrom (PCOS) einhergeht. Mäßige Bewegung kann entscheidend zu einer besseren Durchblutung der Fortpflanzungsorgane beitragen und somit die Fruchtbarkeit fördern und Menstruationsschmerzen und Entzündungssymptome reduzieren. Wenn Sie derzeit keinen Sport treiben, versuchen Sie, die Zahl Ihrer täglichen Schritte zu erhöhen (was Sie auf Ihrem Smartphone oder einem Schrittzähler nachverfolgen können), indem Sie an den meisten Tagen einen Spaziergang machen und sich zum Yogaunterricht oder Ähnlichem einmal wöchentlich anmelden. Wenn dies dann zur Gewohnheit wurde, erhöhen Sie die Anzahl Ihrer Schritte, versuchen es mit leichtem Intervall-Jogging und nehmen möglichst zweimal pro Woche am Yogaunterricht (oder Ähnlichem) teil.

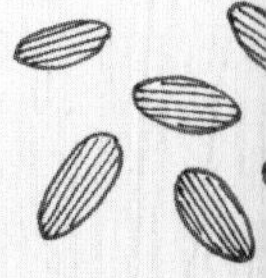

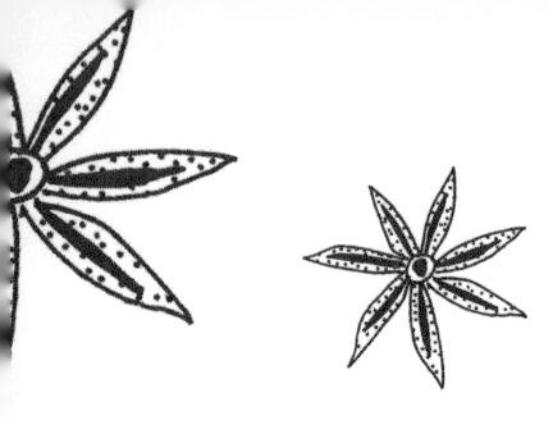

STRESS

Stress wirkt sich auf fast jeden Bereich im Hinblick auf Gesundheit und Wohlbefinden, auch die Hormone, aus. Das sympathische Nervensystem (Sympathikus) ist auf Kampf oder Flucht und das unmittelbare Überleben ausgerichtet – der Fortpflanzung ist seine Aktivierung nicht förderlich. Bei einer Aktivierung des Sympathikus in einer stressreichen Situation wird weniger Östrogen und Progesteron produziert und die Ovarialfunktion möglicherweise unterdrückt. Bei chronischem Stress bleiben auch die Spiegel der Stresshormone hoch.

Tipps Gleichen Sie chronischen Stress und ein überaktives sympathisches Nervensystem aus, indem Sie sich auf Stressreduktion konzentrieren. Lernen Sie, nein zu sagen, und laden Sie sich nicht länger zu viele Verpflichtungen auf; lachen Sie täglich; machen Sie jeden Abend vor dem Zubettgehen eine kurze Achtsamkeitsübung (verwenden Sie eine App auf Ihrem Smartphone); planen Sie Zeit für einen regelmäßigen Spaziergang ein; reduzieren Sie Koffein, Zucker und Alkohol auf ein Minimum, und stellen Sie sicher, dass Ihre Nahrung eine hohe Nährstoffdichte aufweist. Süßholztee eignet sich hervorragend, um die Gesundheit der Nebenniere zu unterstützen: Versuchen Sie also, an den meisten Tagen zwei Tassen zu trinken. Vielleicht möchten Sie sich auch von einem Heilpraktiker zu Nahrungsergänzungsmitteln und pflanzlichen Präparaten, die Ihnen helfen können, besser mit Stress umzugehen, beraten lassen?

DAS SYMPATHISCHE NERVENSYSTEM (SYMPATHIKUS) IST AUF KAMPF ODER FLUCHT UND DAS UNMITTELBARE ÜBERLEBEN AUSGERICHTET – DER FORTPFLANZUNG IST SEINE AKTIVIERUNG NICHT FÖRDERLICH.

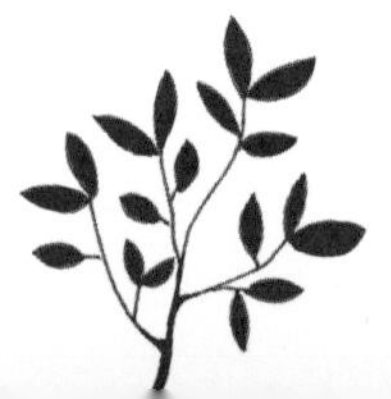

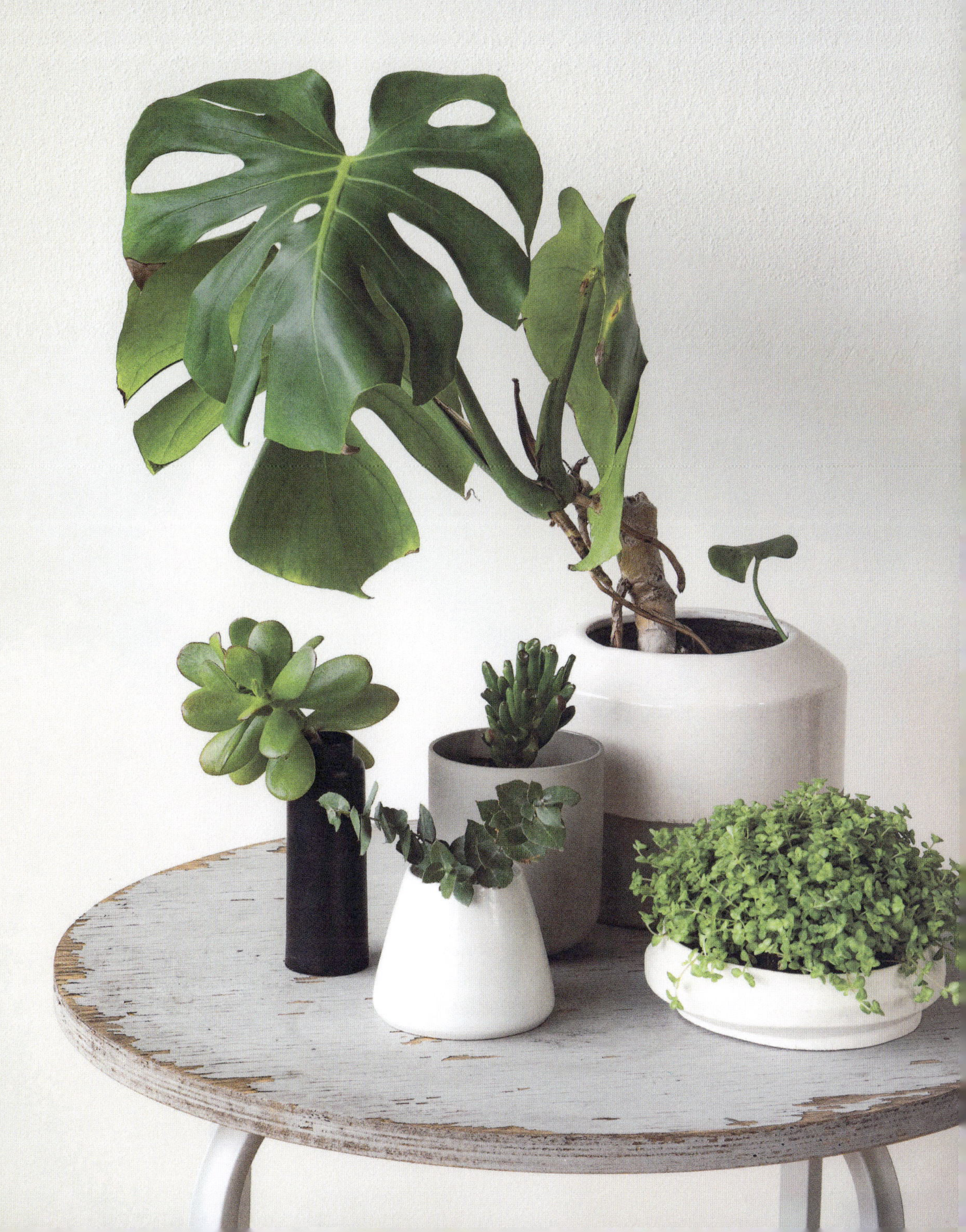

MEDITATION und Achtsamkeit

Zu einem gesunden Lifestyle in der modernen Welt gehört auch, sich Zeit für Entspannung und Achtsamkeit zu nehmen. Diese können dazu beitragen, Stress und die negativen Auswirkungen von Cortisol auf das Hormongleichgewicht zu reduzieren; auch fördern sie eine ausgeglichene Stimmung, steigern die Immunabwehr und sorgen für erholsamen Schlaf. Entspannungs- und Achtsamkeitsübungen als tägliche Gewohnheit haben entscheidende Vorteile: Sie müssen nicht lange praktizieren, sie sind überall durchführbar, es kostet Sie nichts, und Sie können dabei nichts falsch machen. Ihr Körper kann sich beruhigen, die Aktivität des parasympathischen Nervensystems (Parasympathikus) kann sich steigern, ein zu hoher Cortisolspiegel wird abgesenkt und Entzündungen reduziert.

Studien haben ergeben, dass Achtsamkeit mit positiven Veränderungen im Gehirn und in der Produktion von Hormonen in Zusammenhang steht. Achtsamkeit kann auch die Wahrnehmung von Schmerzen reduzieren, wodurch es für Betroffene mit chronischen Schmerzerkrankungen wie Endometriose eine entscheidende Bedeutung erlangt. Einer Theorie zufolge kann ein hoher Cortisolspiegel die Produktion von Progesteron vermindern und zu einem relativen Progesteronmangel oder relativen Östrogenüberschuss führen. Dies kann Menstruationssymptome verschlimmern und im Falle von chronischem Stress den Eisprung verzögern.

Jede Art von Meditation oder Achtsamkeit kann dazu beitragen, Angst zu reduzieren und den Cortisolspiegel zu senken. Selbst wenn Sie nur einige tiefe Atemzüge nehmen, aktiviert dies den Vagusnerv, der eine Botschaft in Ihr Nervensystem sendet, den Blutdruck zu senken, die Herzfrequenz zu verlangsamen und Cortisol zu reduzieren. Versuchen Sie es jetzt direkt einmal: Schließen Sie Ihre Augen und atmen Sie zehnmal langsam und tief ein und spüren dem Unterschied in Ihrem Inneren nach. Ich empfehle meinen Klientinnen, jeden Abend zehn Minuten lang vor dem Zubettgehen einer Meditation oder einer Achtsamkeits-App auf ihrem Smartphone zuzuhören.

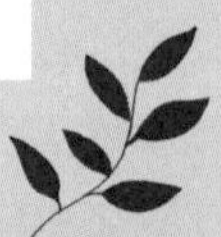

DIE BEDEUTUNG VON SCHLAF UND RUHE

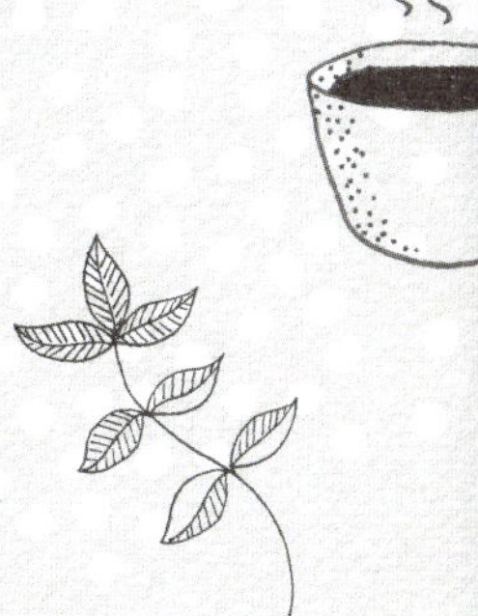

Ausreichend Schlaf ist für eine gute Gesundheit und eine hormonelle Balance wesentlich. Leider opfern wir zu oft unseren Schlaf, um mehr Zeit zum Arbeiten, für den Haushalt und Freizeitaktivitäten zu haben.

Die meisten Experten stimmen darin überein, dass Frauen im Durchschnitt jede Nacht sieben bis neun Stunden Schlaf benötigen. Viele Experten gehen davon aus, dass es sich negativ auf den allgemeinen Gesundheitszustand auswirkt, wenn die REM-Schlafphasen nicht ausreichend sind. (REM steht für ein Schlafstadium, das durch schnelle Augenbewegungen [= *Rapid Eye Movement*] gekennzeichnet ist. Der REM-Schlaf macht etwa 20 bis 25 Prozent des Schlafs aus.) Dies soll wiederum zu Störungen im Hormonhaushalt, unregelmäßigen Menstruationszyklen und verzögertem Eisprung führen. Unzureichender Schlaf kann sich auch auf Gewichtszunahme oder -abnahme auswirken. Wenn wir genug gegessen haben, signalisiert das Hormon Leptin dem Gehirn, dass wir satt sind und unterdrückt den Appetit. Für die Produktion von Leptin ist aber regelmäßiger Schlaf erforderlich, und ein Schlafmangel geht mit Gewichtszunahme einher.[24] Der Leptinspiegel kann auch Auswirkungen auf den Eisprung haben, daher kann eine Unterbrechung der Leptinausschüttung zu unregelmäßigen Menstruationszyklen führen.

Die Antwort? Räumen Sie Ihrer Schlafenszeit Priorität ein. Versuchen Sie, eine Schlafroutine zu schaffen, indem Sie jeden Abend zur gleichen Zeit zu Bett gehen und jeden Morgen zur gleichen Zeit aufwachen.

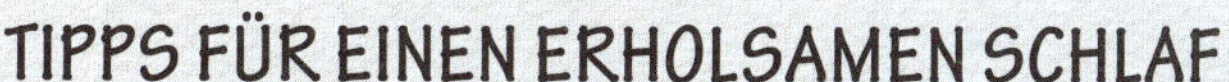

TIPPS FÜR EINEN ERHOLSAMEN SCHLAF

Versuchen Sie, zu früher Stunde sportlich tätig zu sein.

Verdunkeln Sie Ihr Schlafzimmer; dimmen Sie abends helles Licht.

Sorgen Sie für ein aufgeräumtes, entspannendes Umfeld, und vermeiden Sie alle elektrischen Geräte neben Ihrem Bett.

Schalten Sie Fernsehen, Computer und Smartphones mindestens eine halbe Stunde vor dem Zubettgehen aus.

Trinken Sie unmittelbar vor dem Zubettgehen eine Tasse Kamillen- oder Baldriantee.

Wenn Sie sich zum Schlafen hinlegen, machen Sie zehn tiefe und langsame Atemzüge bei geschlossenen Augen (oder verwenden Sie eine Achtsamkeits-App auf Ihrem Smartphone).

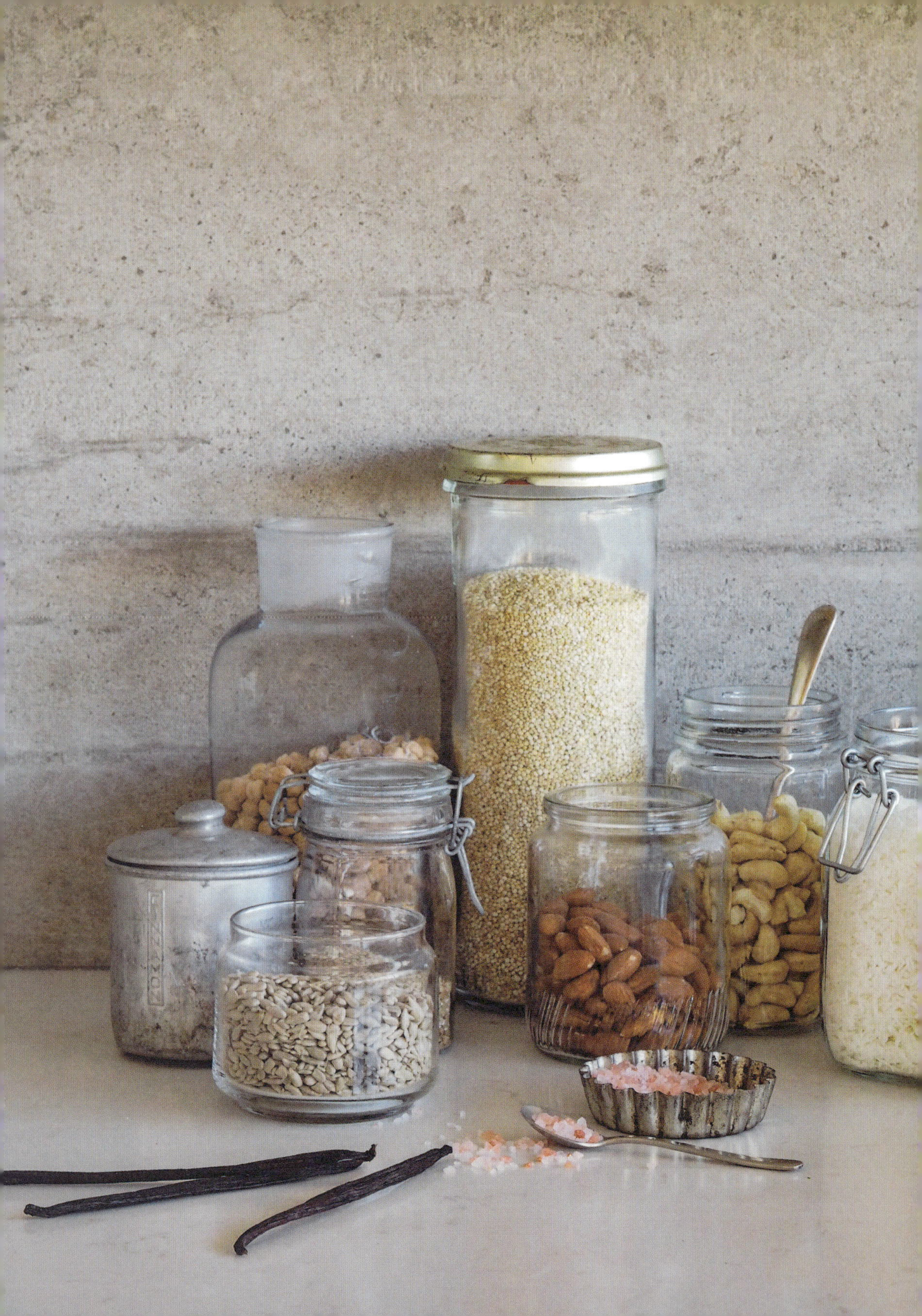

Ernährung

ERNÄHRUNG FÜR DAS hormonelle Gleichgewicht

Gut gewählte Nahrungsmittel können das, was ihr Name aussagt: den Körper nähren, schlecht gewählte können dagegen dem Körper sogar schaden. Nährstoffarme Produkte können Entzündungen, Immunreaktionen und Gewebeschäden verursachen. Ab und an sind Süßigkeiten und Fast Food in Ordnung, aber achten Sie darauf, dass Sie sich nicht tagtäglich nur davon „ernähren". Die 80/20-Regel, nach der 80 Prozent Ihrer Ernährung aus nährstoffdichter Vollwertkost bestehen sollten und 20 Prozent für Produkte mit geringem Nährwert reserviert sind, ist gewöhnlich eine gute Regel für die allgemeine Gesundheit. Aber es spricht absolut nichts gegen einen 90/10-Plan, wenn Sie bestimmte Lebensbedingungen oder Erkrankungen angehen möchten.

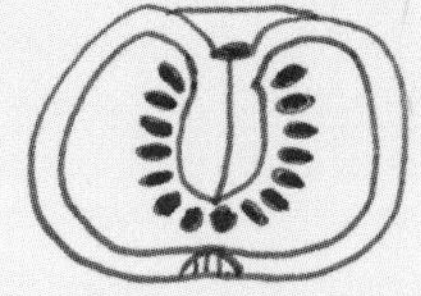

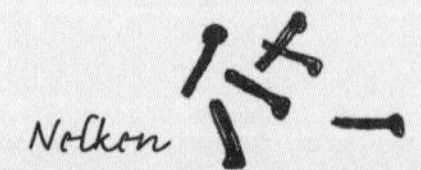

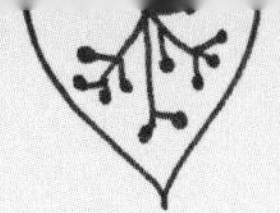

Wenn Sie Ihre Ernährung umstellen möchten, konzentrieren Sie sich auf die Nahrungsmittel, die gut für Sie sind und Ihnen schmecken, nicht auf das, was Sie nicht essen sollten. Sonst haben Sie das Gefühl, dass Sie verzichten müssen und wollen diese Produkte umso mehr. Gut zu essen bedeutet auch eine gute Organisation und Vorbereitung: Stellen Sie einen wöchentlichen Mahlzeitenplan (einschließlich Zwischenmahlzeiten) auf, und kaufen Sie im Voraus ein. Bereiten Sie manche Mahlzeiten auch im Voraus vor. Wenn Sie regelmäßig essen und schmackhafte Mahlzeiten und Zwischenmahlzeiten griffbereit haben, bleiben Ihr Blutzuckerspiegel und Ihre Energie stabiler, und Heißhungerattacken können vermieden werden. Ändern Sie Ihre Einstellung zum Essen: Versuchen Sie die Tage, an denen Sie sich nicht so nährstoffreich ernähren, als „weniger gut organisierte Tage", nicht als „schlechte Tage" zu betrachten.

Wenn langfristige Gesundheit und Wohlbefinden für Sie Priorität haben, dann müssen Sie Ihren Schwerpunkt und die Auswahl Ihrer Nahrungsmittel ändern. Sie müssen nicht nach einer perfekten Ernährung streben, aber Sie sollten lernen, bessere Nahrungsmittel auszuwählen. Das wird mit der Zeit und Praxis einfacher. Beginnen Sie, indem Sie sich heute dafür Zeit nehmen!

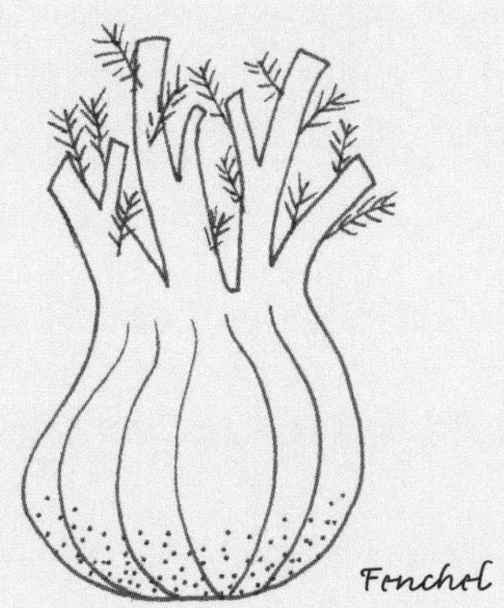

UNTER VOLLWERTKOST VERSTEHT MAN NAHRUNGSMITTEL, DIE MÖGLICHST NAHE AN IHREM URSPRUNGSZUSTAND ERHALTEN BLEIBEN. SIE WURDEN NUR SEHR WENIG VERARBEITET ODER RAFFINIERT UND ENTHALTEN KEINE ZUSÄTZE ODER KÜNSTLICHE ZUTATEN.

EIN GESUNDES VERDAUUNGSSYSTEM

Viele von uns halten eine gute Verdauung für selbstverständlich. Diejenigen, die nicht so viel Glück haben, können oft nur schwer die Nahrungsmittel herausfinden, durch die sie Blähungen, Völlegefühl und andere Beschwerden bekommen. Diese Symptome sprechen für eine Entzündung des Verdauungssystems, weil die Nahrungsmittel im Verdauungstrakt nur unvollständig abgebaut wurden. Fragen Sie Ihren Arzt oder Heilpraktiker nach Ergänzungsmitteln, die Entzündungen wirksam reduzieren und das Verdauungssystem heilen können.

Verzichten Sie schrittweise auf nährstoffarme Nahrungsmittel, indem Sie sich stärker auf die Nahrungsmittel konzentrieren, die gut für Sie sind.

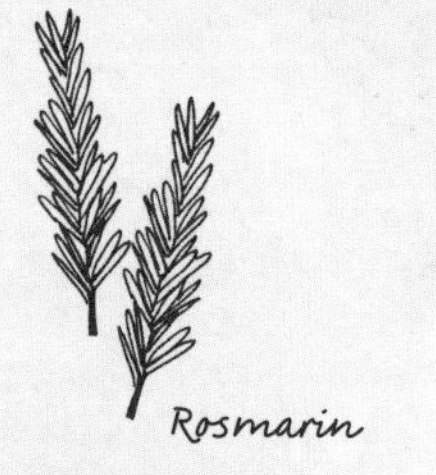

Bei schlechter Verdauung (und auch bei Krankheiten und in der Rekonvaleszenz) sind warme Mahlzeiten am besten, da die Nährstoffe teilweise bereits aufgeschlossen sind: Suppen, Eintöpfe, Kompott, Nusspasten, Porridge und gedünstetes Gemüse. Dazu geben Sie Kräuter und Gewürze, wie Ingwer, Nelken, Basilikum, Rosmarin, Fenchel, Dill, Anis, Kümmel, Kardamom, Kumin (Kreuzkümmel), Petersilie und Sareptasenf. Diese enthalten Antioxidantien und sind verdauungsfördernd.

Trinken Sie zwischen und nach den Mahlzeiten Kräutertees: Fenchel-, Süßholzwurzel-, Brennnessel-, Pfefferminz-, Ingwer- und Kamillentees unterstützen die Verdauung.

Bei schlechter Verdauung verzichten Sie möglichst auf Salate (insbesondere rohe Blattsalate), harte und rohe Früchte (insbesondere Äpfel), ganze Nüsse und bissfest gegartes Gemüse (auch wenn diese alle bei einer optimalen Verdauung gegessen werden sollten).

Eine schlechte Verdauung kann die Ausscheidung von Östrogen aus dem Körper vermindern[25] und Symptome, wie Stimmungsschwankungen, Periodenschmerzen und starke Blutungen, verursachen. Wenn der Darm gesund ist und die Nahrung ausreichend Ballaststoffe enthält, bindet sich Östrogen an die Ballaststoffe im Verdauungssystem und kann leicht ausgeschieden werden. Viele Ballaststoffe sind in grünem Blattgemüse, Brokkoli, Chiasamen und Leinsamen enthalten.

Auch Nahrungsmittel, die den Gallenfluss anregen, tragen zu einer stärkeren Ausscheidung von Hormonen mit Cholesterin als Ausgangsprodukt (Steroidhormone) wie Östrogen bei. Artischocken, Rucola und andere bittere grüne Blattgemüse, Sauerkraut, Kimchi und andere fermentierte Gemüse regen die Gallenproduktion stark an. Trinken Sie vor den Mahlzeiten 150 ml Wasser mit einem oder zwei Teelöffeln Apfelessig.

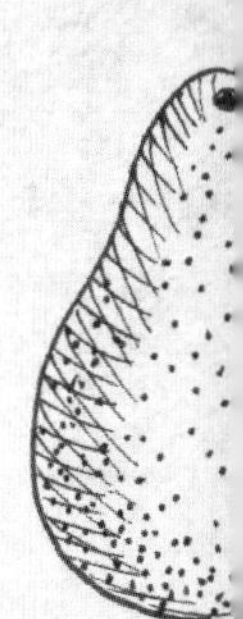

WAS SOLLTE ICH ESSEN?

Versuchen Sie eine nährstoffreiche Vollwertkost mit Proteinen, „guten Fetten" und etwas Frischem (Obst und Gemüse). Jede Mahlzeit (und jede Zwischenmahlzeit) sollte idealerweise alle diese drei Elemente enthalten.

Wenn Sie sich auf diese Art ernähren, müssen sie nicht zwanghaft sein oder Kalorien zählen, sondern Ihrem Körper erlauben, seinen eigenen Nahrungsbedarf zu regulieren. Wenn wir uns mit nährstoffreichen Nahrungsmitteln satt essen, ist es weniger wahrscheinlich, dass wir zu viel essen. Essen wir jedoch etwas, das keinerlei Nährstoffe enthält, fühlt sich unser Körper „hungrig" und will mehr. Kennen Sie das: Sie essen vier Scheiben Toast mit Marmelade und sind immer noch nicht satt? Wie wäre es stattdessen mit einer Scheibe Toast mit Bergen von Avocado, Spinat und Petersilie? Wären Sie dann immer noch hungrig?

In meinem Mantra „Protein, ‚gute' Fette und etwas Frisches" sind Kohlenhydrate oder getreidebasierte Nahrungsmittel nicht enthalten. Diese machen Sie zwar tendenziell satt, tragen aber von ihren Nährstoffen her nicht viel zu einer gesunden Ernährung bei. Wenn Sie Getreideprodukte essen möchten, dann als Beilage, aber nicht als Hauptbestandteil Ihrer Mahlzeit.

Die positive Sichtweise, sich auf die Produkte zu konzentrieren, die Sie essen sollten, funktioniert wesentlich besser als an die Nahrungsmittel zu denken, die Sie vermeiden sollten. Viele Menschen wissen, dass Zucker, industriell verarbeitete Lebensmittel, Softdrinks, Kekse, Fast Food, übermäßiger Alkohol und Koffein nicht sehr nahrhaft sind. Diese Lebensmittel werden oft aus Bequemlichkeit konsumiert oder wenn der Blutzuckerspiegel absinkt und es schwer ist, eine vernünftige Entscheidung zu treffen. Wenn Sie Ihre Mahlzeiten im Voraus planen und vorbereiten, bleiben Blutzuckerspiegel, Stimmung und Energie stabiler und machen somit Heißhungerattacken oder Junk-Food-Exzesse weniger wahrscheinlich.

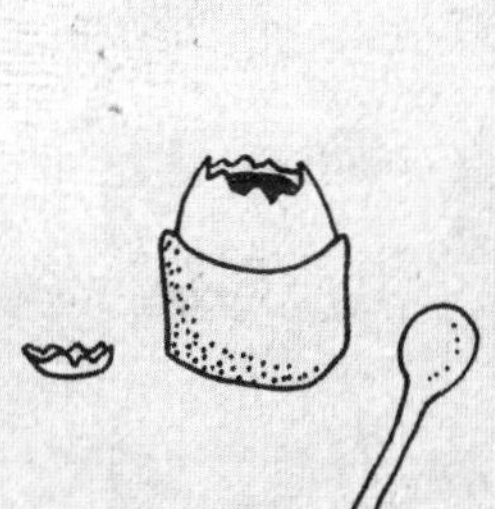

JEDE MAHLZEIT SOLLTE IDEALERWEISE PROTEINE, „GUTE FETTE" UND FRISCHES OBST ODER GEMÜSE ENTHALTEN.

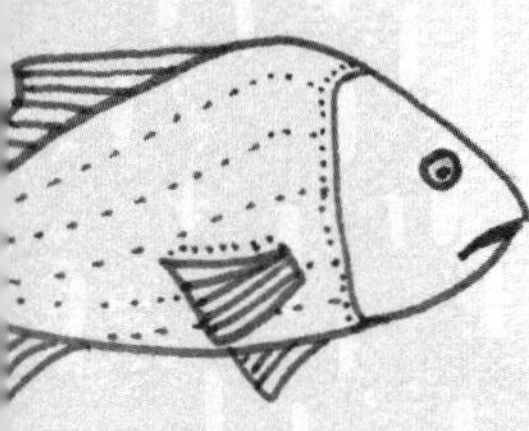

DIE AUSWAHL GEEIGNETER NAHRUNGSMITTEL

PROTEIN

Proteine, die für Energie und eine ausgeglichene Stimmung essenziell sind, sind in tierischen (Rind, Lamm, Huhn, Truthahn, Fisch, Eier und Milchprodukte) und pflanzlichen Nahrungsmitteln (Nüsse, Samen und Hülsenfrüchte) enthalten. Das pflanzliche Protein wird vom Körper nicht ganz so einfach verwertet wie tierisches Protein. Wenn Sie sich hauptsächlich von pflanzlicher Kost ernähren, achten Sie darauf, dass möglichst jede Mahlzeit etwas pflanzliches Protein enthält. Eine der Proteinformen sollte in jeder Mahlzeit und in den meisten Zwischenmahlzeiten enthalten sein. Der Proteinbedarf steigt im fortpflanzungsfähigen Alter.

Bitte beachten Sie, dass die nachstehenden Beschreibungen zu jedem Proteintyp der allgemeinen Information dienen und Sie zum Nachdenken anregen sollen. Es handelt sich nicht um strikte Regeln, die Sie befolgen müssen, sondern um allgemeine Anhaltspunkte. Ich bin davon überzeugt, dass es für die meisten Frauen ausreichend ist, wenn sie ein Gleichgewicht aus optimalen Möglichkeiten und einigen konventionellen und leicht beschaffbaren Nahrungsmitteln anstreben. Die wichtigste Botschaft ist: Konzentrieren Sie sich auf frische Vollwertkost und das Positive. Alle hier genannten Nahrungsmittel sind besser als ein Essen mit niedrigem Nährwert, wie zuckerhaltige Zerealien oder Nudeln.

Fisch Essen Sie möglichst zwei- oder dreimal wöchentlich Fisch. Frische Meeresfische, wie Makrele, Hering, Dorsch, Kabeljau, Barsch, Scholle, Seeteufel, Schellfisch, Seelachs, Wittling, Regenbogenforelle und Sardinen, sind ideal. Achten Sie beim Einkauf auf nachhaltige Fischerei. Suchen Sie ein gutes Fischgeschäft in Ihrer Gegend, und fragen Sie den Händler nach der Herkunft der Fische. Viele Menschen essen nicht regelmäßig Fisch, da sich der Einkauf von frischem Fisch schwierig gestalten kann. Versuchen Sie, einmal pro Woche frischen Fisch zu kaufen, und frieren Sie einige Portionen für die restliche Woche ein. Die eingefrorenen Portionen schmecken gut in Fischcurrys und Fischfrikadellen.

Lachs ist eine sehr gute Omega-3-Quelle und wirklich einfach zuzubereiten. Leider stammt der meiste frische Lachs aus Fischfarmen. Es gab Berichte, dass in Fischfarmen gezüchteter Lachs fragwürdige Konzentrationen an Schadstoffen, wie Antibiotika oder synthetische Pigmente

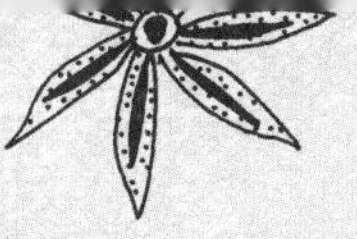

(zur Verbesserung der Farbe) oder Kupfer (hält die Netze von Algen frei), enthielt. Andererseits vermindert die Zucht das Risiko, das der Lachs mit Quecksilber verunreinigt ist, ein Problem, das besonders bei großen Meeresfischen besteht. Möglicherweise erhalten Sie in Ihrem Bioladen den meist etwas teureren tiefgefrorenen Alaska-Wildlachs oder den etwas günstigeren tiefgefrorenen Lachs aus nachhaltiger Zucht. Auch bei dem in Dosen angebotenen Lachs handelt es sich meist um wild gefangenen Fisch. Ich empfehle, Zuchtlachs und Lachskonserven nur einmal wöchentlich zu essen. Da Lachs weiter unten in der Nahrungskette steht und ein kleinerer Fisch ist, ist die Gefahr einer Verunreinigung mit Schwermetallen, wie beispielsweise beim Thunfisch, geringer.

Die wichtigste Botschaft ist: Konzentrieren Sie sich auf frische Vollwertkost.

Ich empfehle generell auf große Fische, wie Thunfisch, Hai, Schwertfisch und Leng, zu verzichten, da diese mit Schwermetallen wie Quecksilber verunreinigt sein können. Das heißt nicht, dass Sie diese nicht ab und zu im Restaurant essen können. Thunfisch in Dosen sollte höchstens einmal wöchentlich und am besten abwechselnd mit Lachs in Dosen gegessen werden (oder aber durch Dosenlachs ersetzt werden).

Geflügel Essen Sie höchstens zwei- bis dreimal wöchentlich Huhn, und zwar möglichst immer Bio-Huhn. Hühner in ökologischer Tierhaltung leben etwa doppelt so lange wie Hühner in konventioneller Tierhaltung.

Freilandhaltung ist nicht unbedingt mit ökologischer Tierhaltung identisch. Sie ist gegenüber Bodenhaltung zu bevorzugen, weil die Hühner Auslauf haben. Sie erhalten aber trotzdem möglicherweise Antibiotika und andere Zusätze. Hühner aus ökologischer Tierhaltung hatten dagegen keinen Kontakt mit Antibiotika, Herbiziden oder Düngemittelresten, also möglicherweise hormonaktiven Substanzen. Die meisten Huhngerichte zum Mitnehmen stammen von Tieren aus konventionellen Mastbetrieben. Dies ist mit ein Grund, warum Sie mit dem Abendessen immer eine weitere Portion zubereiten sollten: Sie haben dann für den nächsten Tag bereits Ihr Mittagessen.

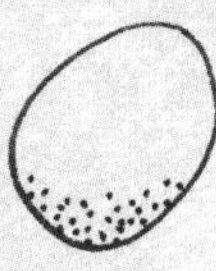

Eier Eier sind eine hervorragende Quelle für Protein, „gute" Fette, Vitamine und Antioxidantien. Sie machen satt und sind eine schnelle und einfache Methode, Ihre Mahlzeiten um qualitativ hochwertiges Protein zu ergänzen. Der Mythos, dass Eier den Cholesterinspiegel erhöhen, wurde mittlerweile wissenschaftlich widerlegt. Sie können also zwei bis drei ganze Eier täglich essen. Wie beim Huhn gibt es auch bei Eiern erhebliche Preisunterschiede zwischen Eiern aus Bodenhaltung, Freilandhaltung und ökologischer Erzeugung. Im Interesse von Gesundheit und Tierschutz kaufe ich möglichst nur Bio-Eier und vermeide Billigeier. Eier von freilaufenden Hühnern sind nährstoffreicher und enthalten mehr Omega-3-Fettsäuren, mehr Vitamine A und E, mehr Beta-Carotin und weniger gesättigte Fettsäuren. Das große Los ziehen Sie aber, wenn Sie

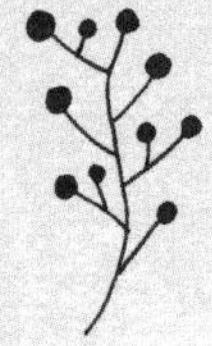

auf Wochenmärkten, in Hofläden und bei regionalen Erzeugern Eiern von freilaufenden Hühnern finden, möglichst mit Bio-Zertifizierung.

Ich persönlich verzichte auf Huhn und Eier, wenn sie nicht aus ökologischer Tierhaltung stammen. Wenn der Preis für Sie ein Problem ist, dann essen Sie seltener Bio-Eier und wechseln mit preisgünstigeren Proteinquellen, wie Hülsenfrüchten, Tahini, Nüssen und Samen, ab.

Milchprodukte Man geht davon aus, dass Milchprodukte zu einem Östrogenüberschuss im Körper führen, der von den hohen Östrogenspiegeln der Milchkühe selbst stammt. Die Praxis ist zwar in vielen Ländern, darunter Australien, Neuseeland, Kanada und Teilen der EU, verboten, aber in den USA werden manchen Milchkühen synthetische Hormone verabreicht, um die Milchproduktion zu steigern.[26] Manche Menschen haben nach dem Verzehr von Milchprodukten Verdauungsprobleme, und es besteht ein Zusammenhang mit Akne, unregelmäßigem Blutzucker, Allergien und einem Ungleichgewicht der Hormone.

Viele der vom Tier stammenden Östrogene in der menschlichen Nahrung sind in Milch und Milchprodukten enthalten, sodass diese Produkte für Menschen, die ihre Östrogenexposition verringern möchten, weniger geeignet sind.[27] Einige Studien sehen einen Zusammenhang mit verminderter Fruchtbarkeit und fehlendem Eisprung bei einigen Frauen sowie mit dem polyzystischen Ovarialsyndrom (PCOS).[28]

Wenn Sie Milchprodukte vertragen, können diese zu einer ausgewogenen und gesunden Ernährung beitragen. Falls Sie diese bekommen können, sollten Sie Bioprodukte aus A2-Milch bevor-

WARUM VERMEIDEN MENSCHEN MILCHPRODUKTE?

Viele Menschen haben eine Intoleranz, und viele Frauen stellen fest, dass ein Verzicht auf Milchprodukte ihre Menstruationssymptome, wie Periodenschmerzen, starke Perioden, Akne, PMS und Endometriose, reduziert.

Auch wenn einige Frauen keine Probleme mit einem mäßigen täglichen Verzehr von qualitativ hochwertigen Milchprodukten haben, könnte es einen Versuch wert sein, einmal drei Monate lang auf Milchprodukte zu verzichten. Manche sehen danach einen Erfolg, andere wiederum keinen Unterschied. Hören Sie auf Ihren Körper: Sie selbst sollen herausfinden, was gut für Sie ist, und nicht einfach auf bestimmte Produkte verzichten, weil ein Wissenschaftler oder eine Berühmtheit Ihnen das sagt.

zugen. Das A2-Protein unterscheidet sich genetisch von A1 und soll weniger entzündungsfördernd und besser verdaulich als das A1-Protein sein.[29]

Wechseln Sie Kuhmilchprodukte mit Schaf- und Ziegenmilchprodukten ab; diese erhalten von Natur aus A2-Protein und sind oft besser verträglich. Kaufen Sie Vollfettprodukte, da diese weniger verarbeitet sind und wichtige fettlösliche Nährstoffe enthalten, wie die Vitamine A, D, E und K, die für das Hormongleichgewicht, eine bessere Immunität und den Transport von Calcium in die Knochen essenziell sind. Fettarme Milchprodukte sind ein wenig wie Weißbrot: hochverarbeitet und ohne Nährstoffe. Wenn Sie Vollmilch nicht mögen, verdünnen Sie sie einfach mit Wasser. Interessanterweise haben zahlreiche Studien ergeben, dass Menschen, die Vollfett-Milchprodukte verzehren, oft besser an Gewicht verlieren als diejenigen, die fettarme Milchprodukte konsumieren.[30]

Es ist wirkungsvoller, wenn Sie sich auf die Nahrungsmittel konzentrieren, die Sie essen sollten, als wenn Sie an die Nahrungsmittel denken, die Sie vermeiden sollten.

Andere mögliche Milchprodukte sind Naturjoghurt, Ziegen-Feta, Parmesankäse und Butter von Weidekühen.

Rotes Fleisch Rindfleisch, Lamm, Schwein und Wild sind eine reichhaltige Protein-, Eisen-, und Zinkquelle, die die meisten Menschen zwei- bis dreimal wöchentlich essen können. Suchen Sie nach Fleisch von Weidetieren, die möglichst aus ökologischer Tierhaltung stammen (mit Gras gefütterte Tiere, die umherlaufen können, produzieren mehr der „guten" Omega-3-Fettsäuren und weniger entzündungsfördernde Fette als mit Getreide gefütterte Tiere).

Durch langsames Kochen und Braten wird rotes Fleisch besser verdaulich. Auch werden die möglicherweise krebserzeugenden Nebenwirkungen beim Grillen von Fleisch reduziert. Bei dieser Garmethode können Sie auch die traditionell billigeren Fleischstücke kaufen. Es könnte sein, dass ein Zusammenhang zwischen übermäßigem Fleischverzehr und Endometriose besteht, sodass Betroffene nur einmal wöchentlich rotes Fleisch essen sollten.

Viele Menschen, die viel rotes Fleisch essen, verzehren auch weniger Gemüse und Ballaststoffe, was für einige der negativen Auswirkungen verantwortlich sein könnte; es gibt Hinweise darauf, dass diese unausgewogene Ernährung den Östrogenspiegel ansteigen lässt und für das Wachstum von gesunden Darmbakterien nicht förderlich ist. Versuchen Sie, bei jeder Mahlzeit eine kleinere Fleischportion und stattdessen mehr ballaststoffreiches Gemüse zu essen.

Es wäre auch gut, stark verarbeitetes Fleisch, wie Salami und Schinken, einzuschränken, es sei denn, Sie kennen genau die Bezugsquelle und die Inhaltsstoffe.

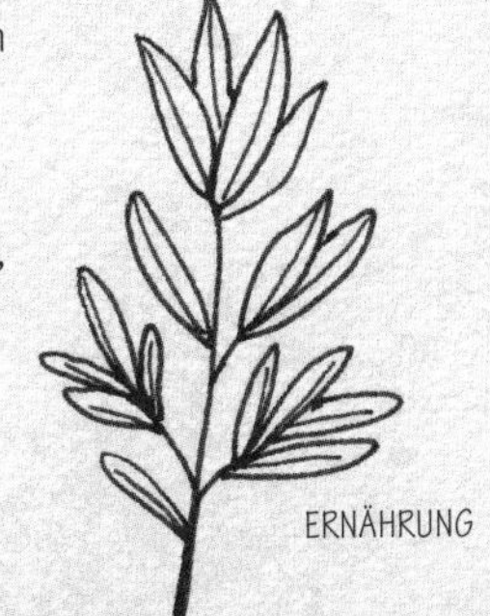

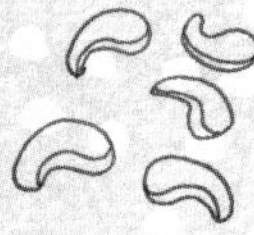

Hülsenfrüchte Diese enthalten sehr viel pflanzliches Protein und Ballaststoffe, sind kostengünstig und machen Salate, Suppen und Eintöpfe voluminöser und nährstoffreicher. Zu den Hülsenfrüchten zählen Schälerbsen, Linsen, Kichererbsen, Kidney-Bohnen, Cannellini-Bohnen, Borlotti-Bohnen, Limabohnen und weiße Riesenbohnen.

Hülsenfrüchte enthalten FODMAPs (fermentierbare Oligo-, Di- und Monosaccharide sowie Polyole). Diese Kohlenhydrate können von einigen Menschen nur schwer resorbiert werden, sodass Blähungen und andere Verdauungsstörungen auftreten. Hülsenfrüchte enthalten außerdem Phytinsäure, die an Mineralstoffe, wie Eisen und Zink, bindet und deren Aufnahme vermindern kann. Des Weiteren kann Phytinsäure Enzyme hemmen, die der Körper zum Abbau von Proteinen und Stärke benötigt. Aber: Phytinsäure lässt sich durch Einweichen über Nacht bei Raumtemperatur teilweise neutralisieren (ausgenommen rote Linsen, die nicht eingeweicht werden müssen). Wenn korrekt zubereitete Hülsenfrüchte Ihnen schmecken und für Sie verträglich sind, essen Sie diese mehrmals wöchentlich.

Nüsse und Samen Diese enthalten viel Protein und „gute“ Fette, aber: etwa ⅓ Tasse gemischter Nüsse und Samen täglich ist genug! Nüsse und Samen sind ausgesprochen vielseitig, sie können in Gemüsepfannen, Smoothies und Salaten oder als Snack verwendet werden. Kaufen Sie abwechselnd verschiedene Sorten, um eine maximale Vielfalt an Nährstoffen zu erzielen, und geben Sie immer Samen in Ihre Nussmischungen. Köstliche Nussbutter finden Sie in der Bio-Abteilung Ihres Supermarkts. Mein Lieblings-Snack sind Apfelspalten, eingetaucht in Mandelbutter: die perfekte Kombination aus Protein, „guten“ Fetten und etwas Frischem.

Auch Nüsse und Samen enthalten Phytinsäure (siehe oben). Wenn Sie diese also regelmäßig verzehren, sollten Sie sie über Nacht in Salzwasser einweichen und morgens gründlich abspülen. Die eingeweichten Nüsse werden dann idealerweise in der Sonne, in einem Dörrautomat oder im Ofen bei sehr niedriger Temperatur getrocknet. Dieser Vorgang wird auch als „Aktivierung“ bezeichnet. Ich persönlich verzichte oft auf das Trocknen. Sie dürfen dann aber nur die Menge einweichen, die sie auch am folgenden Tag essen wollen, um Schimmelbildung zu vermeiden.

Wählen Sie immer rohe, ungesalzene und frische Nüsse und Samen. Sie dürfen nicht bitter oder ranzig schmecken und werden am besten im Kühlschrank aufbewahrt. Testen Sie eine Mischung aus Chiasamen, Mandeln, Paranüssen, Cashewkernen, Pekannüssen, Walnüssen, Macadamianüssen, Sonnenblumenkernen, Kürbiskernen und Sesamsamen (oder anderen nach Ihrem Geschmack). Besonders nützlich für die Hormonbalance sind: Paranüsse, Haselnüsse, Walnüsse, Chiasamen und Kürbiskerne.

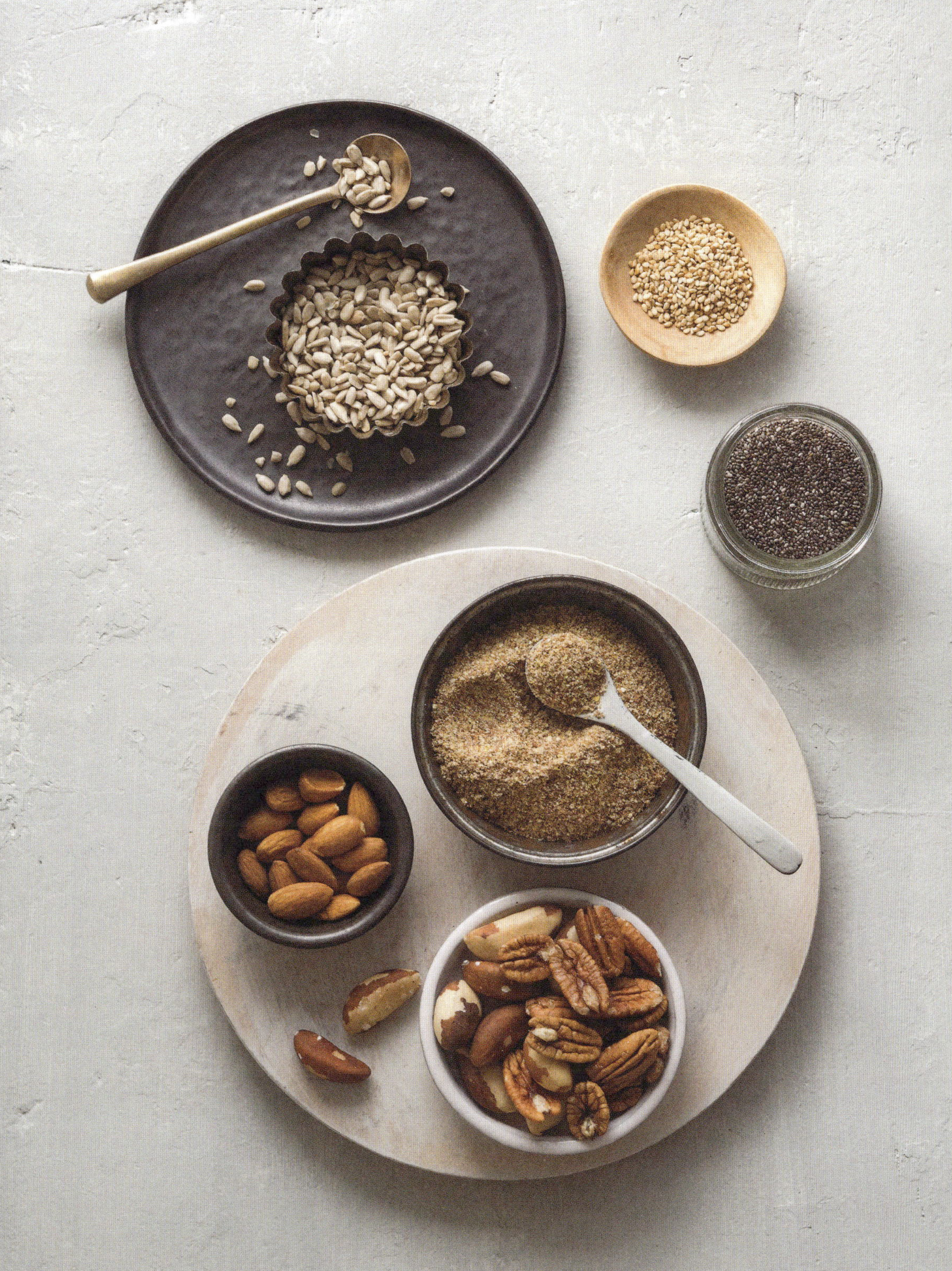

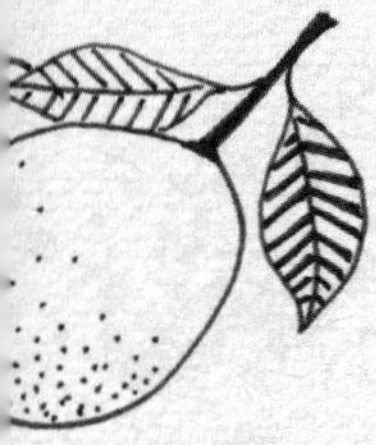

FETTE

Viele Hormone sind fettlöslich. Deshalb sollte jede Mahlzeit „gutes" Fett enthalten (siehe unten). Diese sind auch für das Sättigungsgefühl wesentlich und besonders wichtig für Menschen, die auf Getreide (größtenteils) verzichten. Zu den Nahrungsmitteln mit „guten" Fetten gehören: Olivenöl, Kokosöl, Ghee, Avocado, Pesto, Ricotta, Hummus, Tahini, Nüsse, Samen und Nuss-Brotaufstriche.

Verwenden Sie kaltgepresste Öle, wie natives Olivenöl extra, Avocado- oder Macadamiaöle, für das Salatdressing. Unerhitzt haben diese Öle einen hohen Gehalt an nützlichen Fettsäuren, die für das hormonelle Gleichgewicht essenziell sind. Sie können kaltgepresste Öle auch über gedünstetes Gemüse träufeln, um den Geschmack zu verfeinern. Diese Öle sind kühl und dunkel aufzubewahren und vor Ablauf ihres Haltbarkeitsdatums zu verbrauchen. Für ein leckeres Salatdressing geben Sie zu Ihrem Lieblingsöl Zitrone, Knoblauch und Kräuter.

Eine hochwertige Bio-Butter von grasgefütterten Kühen ist eine gute Quelle für fettlösliche Vitamine, einschließlich der Vitamine A und D. Prüfen Sie das Etikett, um sicherzustellen, dass keine Pflanzenöle zugesetzt wurden, damit die Butter streichfähig bleibt.

Die besten Öle für das Kochen sind Kokosöl, Butter oder Ghee. Für das Backen kann Olivenöl verwendet werden.

Vermeiden Sie „schlechte" Fette, einschließlich Samen(kern)öle, Pflanzenöle, Margarine und Transfette. Letztere finden sich häufig in Tiefkühlgerichten, Backwaren, allen frittierten Lebensmitteln und vielen verpackten oder verarbeiteten Nahrungsmitteln. Auch synthetische Fette, die fettarmen Produkten zugefügt werden, um die Konsistenz zu verbessern, sind „schlecht".[31] „Schlechte" Fette fördern Entzündungen und können zur Entwicklung chronischer Krankheiten beitragen.[32]

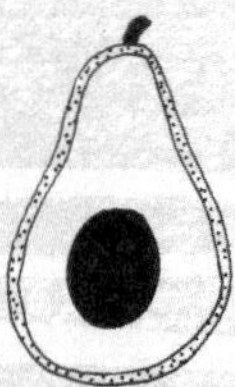

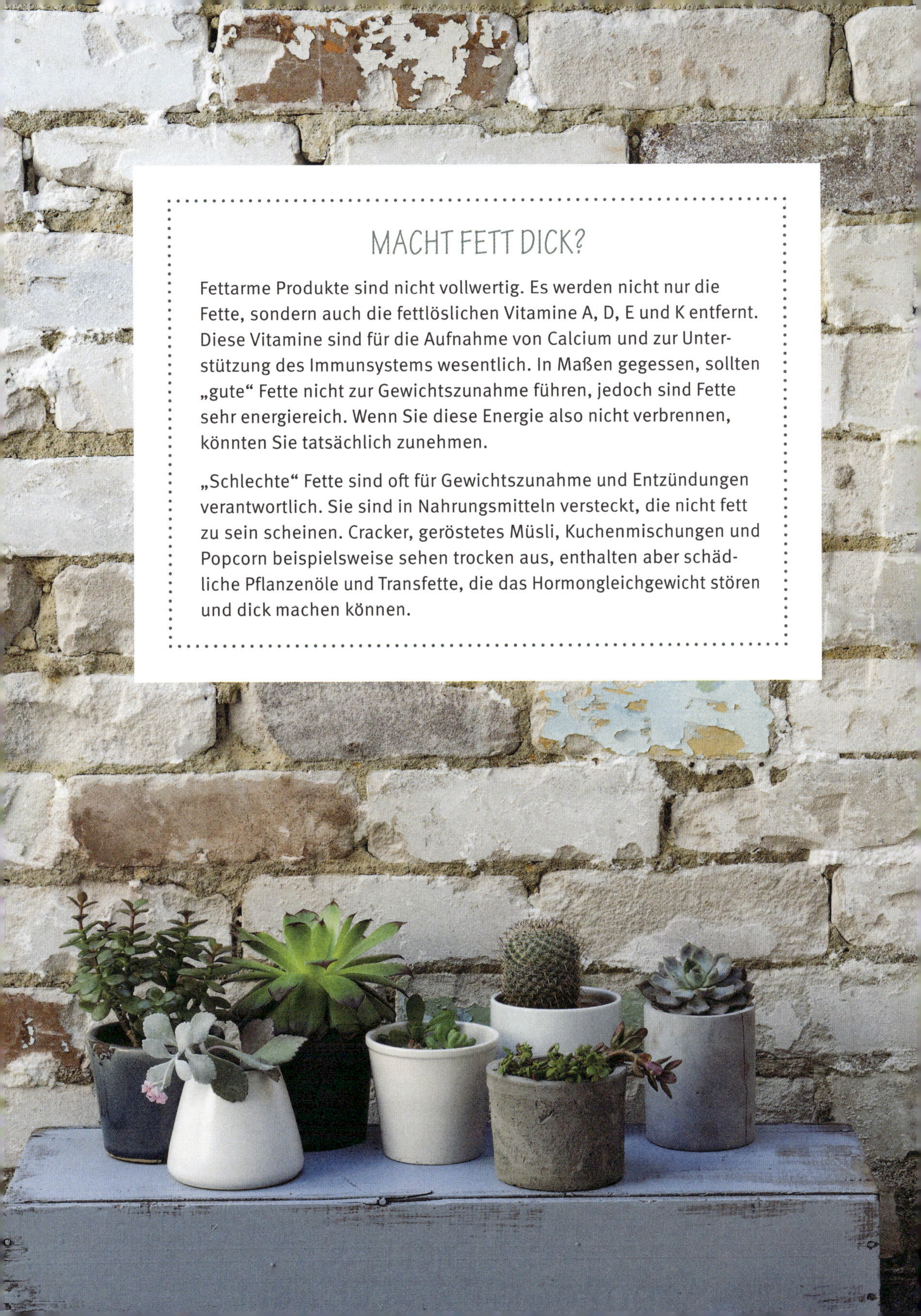

MACHT FETT DICK?

Fettarme Produkte sind nicht vollwertig. Es werden nicht nur die Fette, sondern auch die fettlöslichen Vitamine A, D, E und K entfernt. Diese Vitamine sind für die Aufnahme von Calcium und zur Unterstützung des Immunsystems wesentlich. In Maßen gegessen, sollten „gute" Fette nicht zur Gewichtszunahme führen, jedoch sind Fette sehr energiereich. Wenn Sie diese Energie also nicht verbrennen, könnten Sie tatsächlich zunehmen.

„Schlechte" Fette sind oft für Gewichtszunahme und Entzündungen verantwortlich. Sie sind in Nahrungsmitteln versteckt, die nicht fett zu sein scheinen. Cracker, geröstetes Müsli, Kuchenmischungen und Popcorn beispielsweise sehen trocken aus, enthalten aber schädliche Pflanzenöle und Transfette, die das Hormongleichgewicht stören und dick machen können.

ETWAS FRISCHES

Gemüse Sie können gar nicht genug frisches Gemüse essen! Versuchen Sie, jeden Tag mehrere Gemüsesorten in allen Farben zu essen. Die Menge sollte etwa vier bis fünf Tassen mit frischem, ungekochtem Gemüse entsprechen. Gemüse schmeckt roh und gekocht. Achten Sie darauf, dass Sie nicht nur Salate essen, weil sonst die hormonausgleichenden Gemüsesorten, wie Brokkoli, Blumenkohl, Spargel, Grünkohl, Fenchel, Spinat, Rosenkohl und Grünkohl, fehlen, die bissfest gekocht und regelmäßig gegessen werden sollten. Probieren Sie beim Kochen von Gemüse verschiedene Methoden: gedünstet, pfannengerührt, gebacken oder blanchiert. Kochen Sie Gemüse nicht zu weich, da sonst die Vitamine teilweise zerstört werden.

Wenn Sie täglich mehr Gemüse essen wollen, ist es am einfachsten, wenn Sie beim Vorbereiten Ihres Abendessens die Menge verdoppeln und die Reste am nächsten Tag für das Mittagessen verwenden. An einem weniger organisierten Tag richten Sie Ihre Mahlzeit einfach auf einem Bett aus rohen jungen Spinatblättern, garniert mit ein paar Möhrenstäbchen an. Sie können auch rohe Gemüse zu Saft verarbeiten (am besten kaltgepresst). Verwenden Sie Möhren, Sellerie oder rote Bete als Grundlage, und fügen Sie Zutaten, wie Spinat, Minze, Petersilie, Ingwer und Zitrone, hinzu. Auch Smoothies sind sehr hilfreich.

Obst Essen Sie höchstens zwei Stücke Obst täglich. Obst enthält zwar sehr viele Nährstoffe und frische Enzyme, aber auch sehr viel Fruchtzucker (Fruktose), der sich auf den Blutzuckerspiegel auswirkt und den Eisprung bei Frauen mit Insulinresistenz verzögern kann. Essen Sie Obst möglichst nicht pur, sondern kombinieren es als Trockenobst, Saft oder Obstmischung in Ihren Mahlzeiten mit Protein und „guten" Fetten. Dadurch werden Zucker und Energie langsamer freigesetzt, und Sie vermeiden den Leistungsabfall, der nach Zuckerverzehr auftreten kann. Oft wird übermäßig Obst gegessen, weil es leicht verfügbar ist und nicht zubereitet werden muss. Schneiden Sie Karotten, Gurken, Sellerie, Paprika und Cherry-Tomaten klein, und bewahren Sie sie in einem luftdichten Behälter verpackt im Kühlschrank auf. So haben Sie immer rohes Gemüse zur Hand und können leichter auf Obst verzichten.

Die besten Früchte für ein Hormongleichgewicht sind solche mit niedrigem glykämischen Index (GI). Dadurch steigt der Blutzucker länger und dauerhafter an, und es kommt nicht zu dem Auf und Ab wie bei Nahrungsmitteln mit hohem GI. Früchte mit niedrigem GI sind Beeren, Kirschen, Granatäpfel und Pflaumen. Granatäpfel blockieren das Enzym, das Fett in Östrogen umwandelt, sodass diese Früchte den Östrogenspiegel im Körper sehr wirkungsvoll ausgleichen können.

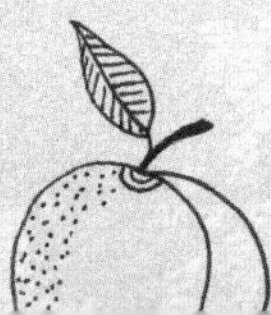

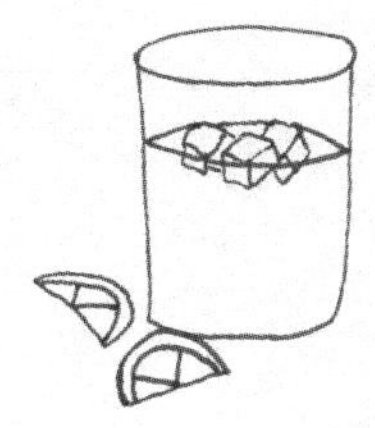

GETRÄNKE

Gereinigtes Wasser Wasser ist so wichtig für die Gesundheit und den Energiehaushalt, und dennoch sind so viele Klientinnen in meiner Praxis chronisch dehydriert! Ich erkläre ihnen oft, dass sie Wasser als ihr frei verfügbares und kostenloses Nahrungsergänzungsmittel betrachten sollten. Würde ich ihnen die Wassermenge, die sie bis zum nächsten Termin trinken müssten, teuer verkaufen, würden sie das Wasser aufteilen und täglich trinken, statt es fast immer zu vergessen. Viele von uns erkennen nicht, wann wir durstig sind oder halten das Durstgefühl für Hunger. Viele Frauen trinken auch zu wenig Wasser, damit sie nicht mehrmals täglich auf die Toilette gehen müssen. Aber: Wenn Sie chronisch dehydriert sind, schrumpft die Harnblase und das führt zu häufigem Wasserlassen, wenn Sie Ihre Flüssigkeitsaufnahme erhöhen. Bleiben Sie dran: Die Kapazität Ihrer Blase wird zunehmen, wenn Ihr Körper endlich wieder genug Wasser erhält.

Trinken Sie täglich möglichst etwa 30 ml Wasser pro Kilogramm Körpergewicht.

Welches Wasser Sie trinken, ist wahrscheinlich wichtiger als Sie denken. Am besten ist gefiltertes Leitungswasser. Viele Menschen trinken nur Flaschenwasser, welches hormonaktive Substanzen enthalten kann, die aus der Plastikflasche in das Wasser übertreten. Selbst BPA-freie Flaschen können noch andere Kunststoffsorten und Umwelthormone enthalten. Wenn Sie eine Einwegflasche kaufen müssen, dann verwenden Sie diese nur einmal, und legen Sie sie möglichst nicht in die Sonne, weil unter Sonneneinstrahlung noch mehr chemische Stoffe freigesetzt werden.

Ungefiltertes Wasser kann Schadstoffe, wie Dünger, Pestizide und Chlor, enthalten, die mit unerwünschten gesundheitlichen Auswirkungen in Zusammenhang gebracht wurden und bei denen es sich auch um mögliche hormonaktive Substanzen handelt.

Eine einfache und relativ kostengünstige Methode zur Reduzierung von Schadstoffen ist es, wenn Sie in einen Wasserfilter guter Qualität investieren. Diese können unter dem Spülbecken installiert oder in die Armatur integriert werden, oder Sie kaufen sich einen Keramik-Tischwasserfilter. Bewahren Sie das gefilterte Wasser nicht in Kunststoffbehältnissen auf. Flaschen und Krüge aus Glas oder Edelstahl sind am besten geeignet.

Und so viel Wasser sollten Sie trinken: etwa 30 ml Wasser täglich pro Kilogramm Körpergewicht – etwa 2 Liter, wenn Sie 70 Kilogramm wiegen. Wenn Sie Sport treiben, müssen Sie mehr trinken.

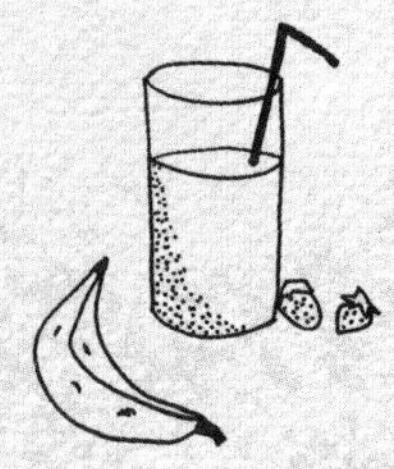

Smoothies und Säfte Beide sind sehr nahrhaft, wenn sie vollwertig sind, keinen gezuckerten Joghurt oder Eiscreme enthalten und mäßig getrunken werden. Smoothies und Säfte unterscheiden sich hauptsächlich dadurch, dass beim Entsaften Vitamine und Mineralstoffe aus dem Obst oder Gemüse extrahiert werden und Fruchtfleisch oder Ballaststoffe zurückbleiben. Dagegen enthalten Smoothies die ganze Frucht beziehungsweise das ganze Gemüse mit allen Faserstoffen.

Insbesondere Säfte, die größtenteils aus Gemüse und Blattgemüse bestehen, liefern sehr viele Nährstoffe auf einmal in leicht resorbierbarer Form. Für einen ausgewogenen Blutzuckerspiegel ist es ideal, wenn Sie nach dem Saft eine Zwischenmahlzeit mit hochwertigem Fett und Protein essen (beispielsweise eine kleine Handvoll Nüsse und Samen). Nachteilig bei der Saftherstellung ist, dass große Mengen fruktosehaltiger Früchte und Gemüse benötigt werden, um nur ein Glas Saft herzustellen – mehr als die meisten Menschen in einer Mahlzeit essen würden. Da keine Ballaststoffe vorhanden sind, um die Aufnahme zu verlangsamen, wird die Fruktose schnell resorbiert und der Blutzuckerspiegel steigt stark an. Müdigkeit und fehlendes Sättigungsgefühl mit Überessen können die Folge sein.

Smoothies enthalten sehr viele Nährstoffe, wenn Sie (Blatt-)Gemüse zugeben, und sind eine einfache und wohlschmeckende Methode, um Ihren Gemüsekonsum deutlich zu erhöhen. Am besten breiten Sie alle Zutaten vor dem Mixen vor sich aus, damit Sie sicher sein können, dass die Menge für eine Mahlzeit stimmt. Beginnen Sie mit Fruchtsmoothies, die den meisten Menschen besser schmecken, geben dann nach und nach mehr Gemüse und Superfoods bei und verringern gleichzeitig die Obstmenge. Wie jede (Zwischen-)Mahlzeit sollte ein Smoothie die drei wichtigen Gruppen enthalten: Protein (Nüsse, Samen, Tahini, Joghurt, Knochenbrühe), „gute" Fette (Avocado, Nüsse, Samen, Kokosöl) und Gemüse (Blattgemüse, Sellerie, Gurke, Karotte, Minze, zusätzlich zum Obst). Als ergänzende Flüssigkeit sind Milch, Nussmilch, Kokosmilch oder gefiltertes Wasser geeignet. Wenn Sie fortgeschritten sind, können Sie mit nährstoffdichteren Nahrungsmitteln spielen: Bienenpollen, Hanfsamen, Kollagen, Spirulina, Prosopis, Acai und Chlorella.

Grüne Smoothies enthalten Folat und Calcium in leicht resorbierbarer Form, halten den Energiespiegel hoch und den Blutzuckerspiegel niedrig. Sie sind ein leichtes Frühstück ohne Weizen oder anderes Getreide, Zuckerzusatz und zu viel Milch. Minze ist eine ausgezeichnete Zutat, da ihr starkes Aroma den Geschmack der bittereren Gemüse überdecken kann. Ein Geheimtipp für köstliche grüne Smoothies ist gefrorene Mango. Stellen Sie morgens gleich eine weitere Portion her, die Sie in einem Glas mit Schraubdeckel im Kühlschrank für einen wohlschmeckenden Nachmittagssnack aufbewahren.

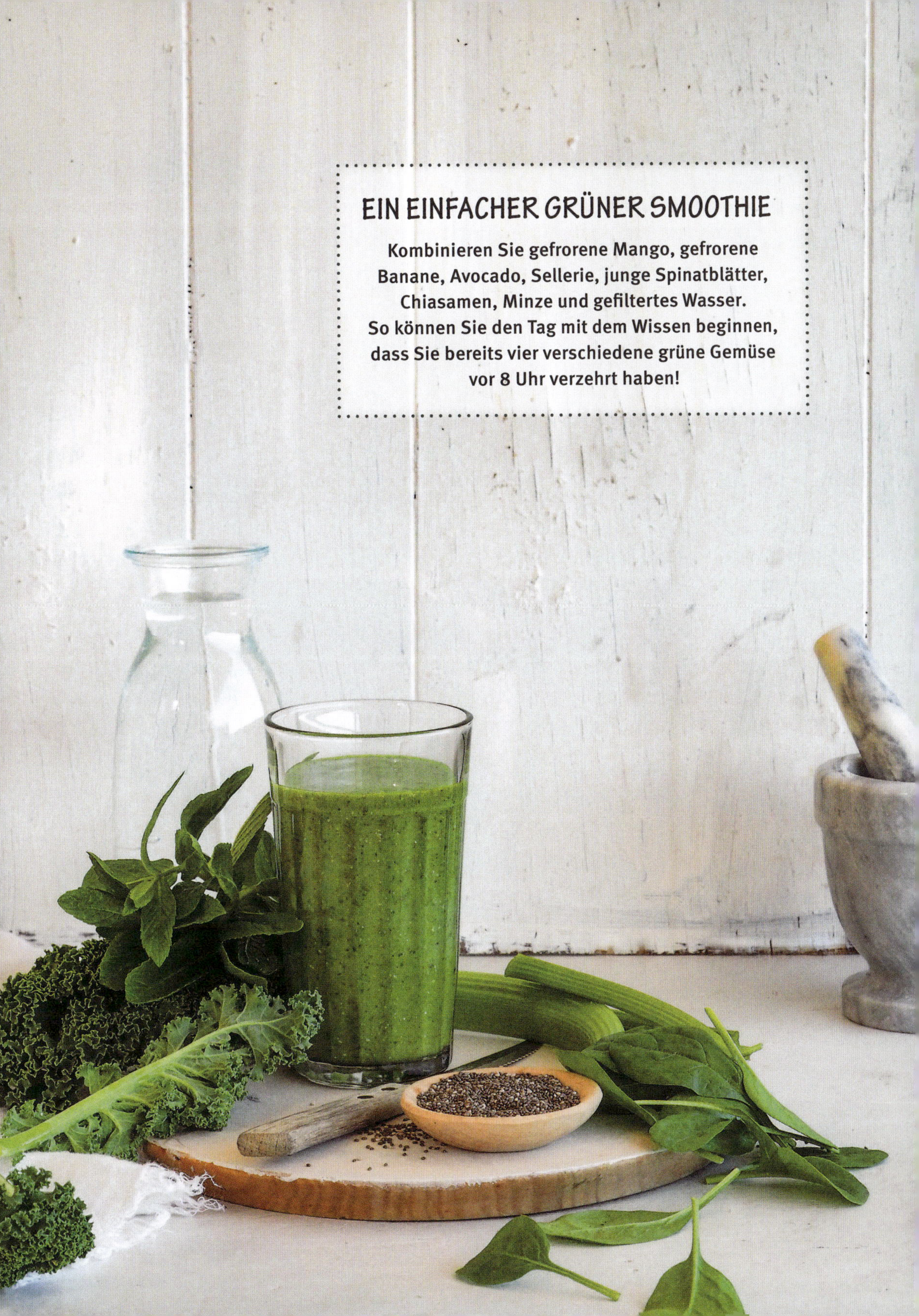

EIN EINFACHER GRÜNER SMOOTHIE

Kombinieren Sie gefrorene Mango, gefrorene Banane, Avocado, Sellerie, junge Spinatblätter, Chiasamen, Minze und gefiltertes Wasser. So können Sie den Tag mit dem Wissen beginnen, dass Sie bereits vier verschiedene grüne Gemüse vor 8 Uhr verzehrt haben!

Kräutertees

Kräutertees sind großartig, von ihnen können Sie mehr trinken, insbesondere während der Wintermonate, in denen meist weniger Wasser getrunken wird. Prüfen Sie immer die Zutaten: Es sollten nur die reinen Kräuter enthalten sein und keine Aroma-, Zucker- oder Farbzusätze.

Verschiedene Kräutertees können Ihnen helfen, Ihre Leberfunktion, Verdauung, die Stressbewältigung und das hormonelle Gleichgewicht zu optimieren. Die meisten Kräuter in diesen Tees werden seit Jahrhunderten als Naturheilmittel verwendet. Die hier genannten Tees sind für die Eigenanwendung sicher; jedoch sollten Sie sich an einen Heilpraktiker wenden, bevor Sie diese in höherer Dosierung oder in Form von Tabletten oder Tinkturen anwenden.

UNTERSTÜTZUNG DER LEBER:

Mariendistel wird wegen ihrer leberheilenden Eigenschaften und zum Schutz und zur Wiederherstellung von Leberzellen verwendet. Sie hat entzündungshemmende und antioxidative Eigenschaften. Der Tee kann täglich getrunken werden und ist ein hervorragendes Mittel bei Endometriose, wiederkehrenden Kopfschmerzen und Übelkeit vor der Menstruation.

Löwenzahnwurzel fördert eine gesunde Leberfunktion, ist entwässernd und blutreinigend. Sie regt die Verdauungssäfte an, reduziert Entzündungen und ist ein Antioxidans. Sie hilft bei der Ausscheidung von überschüssigem Östrogen und anderen Hormonen, die möglicherweise zu prämenstruellen Symptomen, wie Energiemangel, Stimmungsschwankungen, Hitzewallungen, Blähungen und Schmerzempfindlichkeit der Brüste, beitragen.

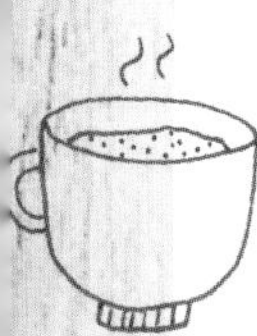

Brennnesselblätter enthalten viele Mineralstoffe, wie Eisen, Kalium und Silizium. Sie sollen übermäßige Menstruationsblutungen, Flüssigkeitsretention und Entzündungen reduzieren. Die Brennnessel hat antiallergische Eigenschaften, die zur Linderung von Heuschnupfensymptomen, Dermatitis und juckenden Hauterkrankungen beitragen können. Dieser Tee ist mein Favorit bei hormonbedingten Wassereinlagerungen; die besten Ergebnisse erreichen Sie mit zwei Tassen täglich.

VERDAUUNG:

Fenchelsamen Fencheltee eignet sich gut zur Linderung von Reizdarmsymptomen, Koliken, Blähungen und Übelkeit. Außerdem enthält Fenchel Phytoöstrogene, die bei PMS zu einem Hormongleichgewicht beitragen und Stimmungsschwankungen, Blähungen, Schmerzempfindlichkeit der Brüste, Hitzewallungen und Erschöpfung lindern können.

Zitronen haben einen sehr großen gesundheitlichen Nutzen: Sie sind verdauungsfördernd und regen den Stoffwechsel an, verbessern damit die Leber- und Nierenfunktion und fördern eine Gewichtsabnahme. Sie enthalten sehr viel Vitamin C und andere Vitamine und Mineralstoffe, die das Immunsystem unterstützen. Zitronentee ist ganz einfach herzustellen: einfach etwas frischen Zitronensaft in heißes Wasser ausdrücken.

Zimt ist nicht nur ein vielfältiges Gewürz, sondern hat auch blutzuckerregulierende Eigenschaften. Aufgrund seiner adstringierenden Wirkung kann Zimt helfen, übermäßige Menstruationsblutungen zu reduzieren. Zimttee enthält Zimtaldehyd, das den Testosteronspiegel senkt und den Progesteronspiegel erhöht und somit ein hormonelles Ungleichgewicht ausgleichen kann. Auch bei PCOS ist Zimt wegen seiner zweifachen Wirkung auf das Hormongleichgewicht und die Verbesserung der Insulinresistenz nützlich.[33]

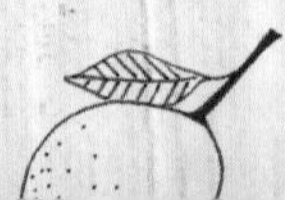

UNTERSTÜTZUNG BEI STRESS:

Ashwaganda (Schlafbeere, Winterkirsche, *Withania somnifera*) kann dem Körper helfen, besser mit Stress, Angst und Veränderungen umzugehen. Es beruhigt das Nervensystem, reguliert Stimmungsschwankungen, reduziert Entzündungen, fördert einen erholsamen Schlaf, unterstützt das Immunsystem und erhöht die Gedächtnisleistung. Es unterstützt das hormonelle Gleichgewicht, indem es das Stresshormon Cortisol reduziert, das für einen Anstieg des Östrogenspiegels und damit ein Ungleichgewicht zwischen den Hormonen verantwortlich ist.

Kamille wurde bereits im alten Ägypten als Heilpflanze verwendet. Sie ist entzündungshemmend und wirkt beruhigend auf den Magen-Darm-Trakt. Kamillentee lindert sehr gut prämenstruelle Symptome, wie Blähungen, schmerzhafte Krämpfe und Reizbarkeit.

Süßholzwurzel Süßholz zählt zu den ältesten Heilpflanzen, es ist entzündungshemmend, lindert Halsschmerzen und soll vor Bakterien und Viren schützen. Süßholztee enthält Phytoöstrogene, die ein hormonelles Ungleichgewicht korrigieren und Erschöpfung, Stimmungsschwankungen, Reizbarkeit, Hitzewallungen, Blähungen und Schmerzempfindlichkeit der Brüste reduzieren können. Die Kombination aus Süßholz- und Pfingstrosenwurzel wirkt hormonell ausgleichend und wird in manchen Ländern zur Behandlung von PCOS und Unfruchtbarkeit eingesetzt. Süßholzwurzel kann auch bei Stress hilfreich sein, da es den Cortisolabbau verlangsamt. Bei chronischem Stress kommt es zur Erschöpfung der Nebennieren und einer unzureichenden Freisetzung von Cortisol und damit einer veränderten, ungesunden Stressreaktion. Süßholzwurzeltee wird wegen seiner immunmodulierenden und entzündungshemmenden Wirkungen auch bei Autoimmunerkrankungen eingesetzt. Achtung bei Bluthochdruck: Süßholzwurzel kann den Blutdruck erhöhen.

HORMONAL BALANCE:

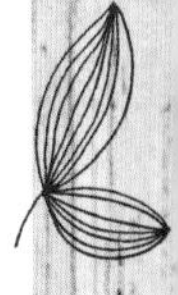

Spearmint-Tee wird aus den Blättern der verbreiteten grünen Minze (krause Minze, *Mentha spicata*) hergestellt und hat ein etwas schwächeres Aroma als Pfefferminze. Minze ist in Küche und Medizin beliebt und hilft bei Magenkrämpfen, Verdauungsbeschwerden und Übelkeit. Die ätherischen Öle schützen vor Bakterien und befreien verstopfte Atemwege. In Studien wurde nachgewiesen, dass Minze einen Überschuss an Androgenen (wie Testosteron) reduzieren kann, sodass sie beispielsweise bei PCOS, Akne und übermäßigem Haarwuchs nützlich ist. Für diese antiandrogene Wirkung trinken Sie 2–3 Tassen täglich.[34]

Mönchspfeffer (Keuschlamm) kann vermutlich Progesteron erhöhen und Prolaktin hemmen und ist eine ausgezeichnete Heilpflanze für Frauen, die unter einer Östrogendominanz oder einem Progesteronmangel leiden. Mönchspfeffer kann die Länge des Menstruationszyklus regulieren und PMS-Symptome reduzieren. Sie sollten Mönchspfeffer erst nach Rücksprache mit einem Arzt oder Heilpraktiker anwenden.[35]

Weiße Pfingstrose (*Paeonia*) wird in der traditionellen Pflanzenheilkunde bei Erkrankungen der weiblichen Geschlechtsorgane eingesetzt, um schmerzhafte Krämpfe zu reduzieren. Außerdem soll sie entzündungshemmend und stimmungsaufhellend wirken. Da sie stark ausgleichend auf Östrogene und Androgene wirken soll, könnte sie Frauen helfen, die unter Östrogendominanz, schmerzhaften oder unregelmäßigen Perioden, Endometriose, Gebärmuttermyomen, PCOS, übermäßiger Körperbehaarung, Akne und Unfruchtbarkeit leiden. Sie darf während der Schwangerschaft und in der Stillzeit nicht angewendet werden und ist nicht zur Selbstmedikation geeignet, da Paeonia giftig ist und grundsätzlich nur unter ärztlicher Aufsicht angewendet werden sollte.
Die Anwendung der weißen Pfingstrose erfolgt hauptsächlich in der TCM.

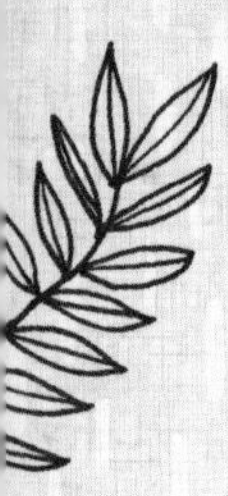

NAHRUNGSMITTEL, DIE MANCHMAL (aber nicht sehr oft) AUF IHREM SPEISEPLAN STEHEN DÜRFEN

ZUCKER

Raffinierter Zucker entzieht dem Körper wichtige Nährstoffe, zerstört die gesunde Darmflora, löst Entzündungen aus und verstärkt diese und hat Auswirkungen auf Stress, Stimmung und Energieniveau. Da übermäßiger Zuckerkonsum Entzündungen verursachen kann, ist er besonders problematisch für Frauen mit Endometriose, schmerzhaften Perioden, Rückenschmerzen, Akne und Übelkeit.[36]

Viele Frauen stellen nach einem Monat, in dem sie mehr Zucker (und Koffein und Alkohol) zu sich genommen haben, eine Verstärkung ihrer menstruellen und prämenstruellen Symptome fest. Testen Sie das einmal für sich selbst: Verzichten Sie einen Monat lang auf alle Zuckerzusätze, also auch auf Fruchtsäfte, Kuchen, Kekse, Softdrinks, verarbeitete Nahrungsmittel und sogar Honig. Sie werden überrascht sein, welche Mengen Zucker beispielsweise in Fertigmüslis enthalten sind!

Ich empfehle Ihnen, bei verpackten Nahrungsmitteln die Zutaten immer genau zu studieren und Zuckerzusätze zu vermeiden. Versuchen Sie, auch „natürliche" Zuckerarten, wie Kokosblütenzucker (Palmzucker) oder Ahornsirup, auf ein Minimum zu beschränken. Diese enthalten zwar einige nützliche Nährstoffe, welche aber nur dann zum Tragen kommen, wenn man entsprechende Mengen davon isst.

Ganz allgemein ist es am besten, wenn Sie den gewöhnlichen Haushaltszucker nicht durch die zahlreichen Zuckersatzstoffe, wie Reissirup, Stevia, Xylit oder Trockenfrüchte, ersetzen. Bei regelmäßiger Verwendung dieser Alternativen bleibt die Zuckersucht bestehen. Wenn Sie zwischendurch naschen „müssen", dann bedachtsam: wählen Sie etwas aus, das Sie wirklich gerne essen, und genießen Sie es richtig!

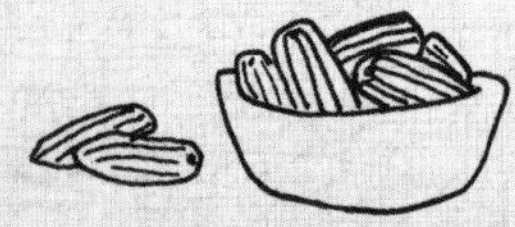

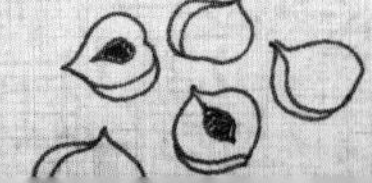

IST ZUCKER SO SCHLECHT?

Zucker im Blut führt zur Ausschüttung des Hormons Insulin, das in enger Verbindung mit anderen Hormonen im Körper steht, einschließlich Östrogen und Testosteron. Der Insulinspiegel im Blut steigt nach einer sehr zuckerhaltigen Mahlzeit an und senkt die Konzentration eines wichtigen Hormons mit der Bezeichnung sexualhormonbindendes Globulin (SHBG), das sich an Hormone bindet, damit diese aus dem Körper ausgeschieden werden. Insulin erhöht auch die Produktion von Testosteron, das dann vom Körperfettgewebe in noch mehr Östrogen umgewandelt wird. Bei einer Frau mit polyzystischem Ovarialsyndrom (PCOS) oder dauerhaft hohem Insulinspiegel kann eine Insulinresistenz auftreten, die dann den Eisprung und die Einnistung der befruchteten Eizelle beeinträchtigt. Eine Insulinresistenz kann auch eine Vorstufe von Diabetes sein. Sprechen Sie also mit Ihrem Arzt, wenn Sie Bedenken haben.

Übermäßiger Zuckerkonsum geht auch mit einer erhöhten Cortisolproduktion einher. Nach einem raschen Anstieg sinkt der Blutzucker ebenso rasch ab. Dadurch werden die Nebennieren angeregt, Cortisol und Adrenalin auszuschütten, um Energieniveau und Stimmung wieder zu normalisieren. Übermäßiges Cortisol beeinträchtigt die Progesteronproduktion, und diese wiederum führt zu einem Östrogenüberschuss, der Reizbarkeit, Schlaflosigkeit, Angst und Menstruationsbeschwerden verursacht.

ALKOHOL

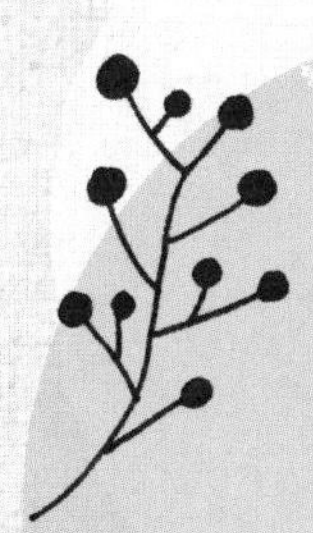

Alkohol verändert den normalen Menstruationszyklus und ist neben anderen Faktoren für einen fehlenden Eisprung und Unfruchtbarkeit verantwortlich. Außerdem wurde ein Zusammenhang mit einer vorzeitigen Menopause hergestellt.[37] In einer Studie mit gesunden Frauen, die kleine Alkoholmengen tranken (soziales Trinken), wurde festgestellt, dass ein erheblicher Anteil dieser Frauen keinen normalen Zyklus mehr hatte und vorübergehend unfruchtbar wurde.[38] Ich rate Frauen immer, wöchentlich höchstens zwei oder drei Gläser Wein oder andere alkoholische Getränke zu trinken. Wenn eine Schwangerschaft geplant ist, sollten beide Partner bereits ab drei Monate vor dem Versuch keinen Alkohol mehr trinken.

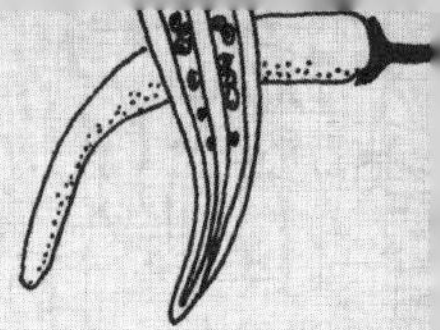

KOFFEIN

Koffein ist ein starkes Suchtmittel, entzündungsfördernd und säurehaltig. Kaffee kann prämenstruelle Symptome und Periodenschmerzen verstärken und Angst verschlimmern. In unserer modernen, leistungsorientierten Gesellschaft gelten mehrere Tassen Kaffee täglich als normal. Wenn Sie Ihren Kaffee wirklich lieben, versuchen Sie, es bei einer Tasse täglich zu belassen. Ich empfehle Frauen, die schwanger werden möchten, bereits mindestens zwei Monate vor diesem Versuch Koffein zu vermeiden, da Hinweise darauf bestehen, dass Koffein die Fruchtbarkeit und den Verlauf der Schwangerschaft beeinträchtigt und negative Auswirkungen auf die Gesundheit des Fötus bis hin zur Fehlgeburt haben kann.[39] Entkoffeinierter Kaffee ist etwas besser, wird aber trotzdem nicht für den täglichen Konsum empfohlen. Außerdem werden beim Entkoffeinieren meist chemische Lösungsmittel verwendet.

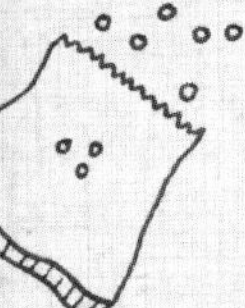

GETREIDE

Diese große Nahrungsmittelgruppe fällt nicht unter die Kategorien „Protein, ‚gutes' Fett und etwas Frisches". Zu den Getreiden gehören Weizen, Roggen, Gerste, Dinkel, Kamut (Khorasan-Weizen), Hafer sowie Mais, Reis und Hirse und Pseudogetreide, wie Quinoa, Amarant und Buchweizen. Wenn Sie möglichst wenig Getreide und daraus hergestellte Produkte (wie Brot, Pasta, Frühstückszerealien und anderes) essen, ist mehr Raum für Nahrungsmittel mit hoher Nährstoffdichte. Wenn Sie nicht auf Getreide verzichten möchten, dann sehen Sie es als Beilage und nicht als Grundlage einer Mahlzeit. Essen Sie möglichst höchstens eine Portion täglich, und wählen Sie Getreide und Pseudogetreide mit hoher Nährstoffdichte, wie Buchweizen, Quinoa, Teff (Zwerghirse) und Naturreis oder Wildreis.

SOLLTE ICH GETREIDE VERMEIDEN?

Sie sollten wahrscheinlich Getreide vermeiden, wenn Sie an einer Autoimmunerkrankung, entzündlichen Erkrankung, Schilddrüsenerkrankung, dem polyzystischen Ovarialsyndrom (PCOS) oder einer Insulinresistenz leiden oder nicht regelmäßig einen Eisprung haben. Besprechen Sie mit Ihrem Arzt, Heilpraktiker oder Ernährungsberater, ob eine getreidefreie Ernährung sinnvoll wäre, wenn Sie an Erschöpfung, starken Blähungen oder Allergien leiden. Im Allgemeinen kann es nicht schaden, auf verarbeitetes und raffiniertes Getreide zu verzichten und nährstoffreichere Alternativen, wie Quinoa oder Wildreis, zu bevorzugen.

HÄUFIG GESTELLTE FRAGEN

SIND KOKOSNÜSSE GUT ODER SCHLECHT FÜR SIE?

Kokosnüsse enthalten sehr viele Elektrolyte, die für die Muskelfunktion und Wasserversorgung des Körpers förderlich sind. Da sie viele Ballaststoffe enthalten, sättigen sie länger und unterstützen die Darmfunktion. Außerdem enthalten sie viel Laurinsäure, die nur in Kokosnüssen und Muttermilch vorkommt. Laurinsäure ist eine mittelkettige Fettsäure, die die Darmgesundheit und die Immunität fördert. Sie besitzt auch antibakterielle und antivirale Eigenschaften. Kokosöl ist ein stabiles Fett, das beim Erhitzen nicht oxidiert, und ist damit sehr gut zum Kochen geeignet.

Beim Kauf von Kokosnusscreme oder Kokosmilch sollten Sie darauf achten, dass das Produkt zu 100 Prozent aus Kokosnuss besteht. Sie können sie in Eiswürfelbehältern einfrieren und dann nach Bedarf mit Wasser verdünnen, um Ihre eigene Kokos-Ersatzmilch herzustellen. Bei Kokosmilch in Dosen besteht das Problem, dass die Dosen BPA in der Innenauskleidung enthalten könnten; allerdings gibt es zunehmend BPA-freie Dosen.

Kokosnusswasser wurde zum Trendgetränk; es enthält reichlich Elektrolyte, aber auch einen Teelöffel Zucker pro Tasse, sollte also nur gelegentlich getrunken werden.

Machen Sie Ihre eigene Kokosmilch

Ein Sieb mit einem Mulltuch auslegen und in eine große Schüssel stellen. 2 Tassen Kokosflocken mit 4 Tassen heißem Wasser mixen und durch das ausgekleidete Sieb gießen. Die festen Bestandteile verwerfen und die Flüssigkeit in einen luftdichten Behälter oder eine Flasche gießen. Falls gewünscht, mit Vanille abschmecken. In einer Glasflasche höchstens drei Tage lang im Kühlschrank aufbewahren. Vor dem Servieren schütteln.

IST SOJA GUT ODER SCHLECHT?

Beim kommerziellen Anbau von Soja kommen häufig Pestizide zum Einsatz. Soja enthält auch Phytoöstrogene (pflanzliche Östrogene), die Auswirkungen auf das hormonelle Gleichgewicht haben können. Diese Phytoöstrogene sind wesentlich schwächer als die Umweltöstrogene in Kunststoffen und Pestiziden und kommen auch in Nahrungsmitteln, wie Knoblauch, Linsen, Kohlsorten, Milch und Fleisch, vor. Einerseits können Phytoöstrogene das Hormongleichgewicht unterstützen, andererseits können Sojaprodukte bei übermäßigem Verzehr tatsächlich die Menstruation unterdrücken und Fruchtbarkeitsprobleme verursachen.

Soja gilt als Antinährstoff (das heißt es schränkt die Verwertung anderer essenzieller Nähr- und Mineralstoffe, die mit der Nahrung aufgenommen wurden, ein) und kann bei einigen Frauen die Produktion von Schilddrüsenhormonen hemmen. Ich empfehle, Sojaprodukte generell zu vermeiden, insbesondere stärker verarbeitete Produkte, wie Tofu und Sojamilch. Fermentierte Sojaprodukte, wie Tamari, Tempeh, Miso und Edamame-Bohnen, können in Maßen verzehrt werden.

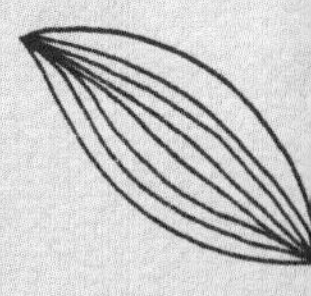

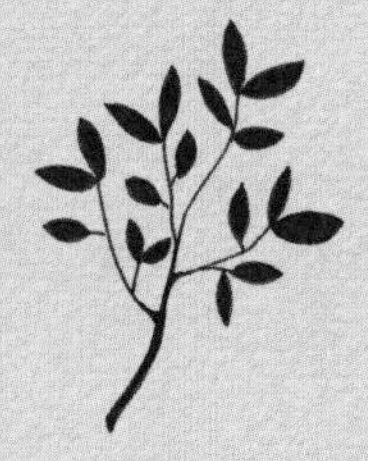

SOLLTE ICH AUF BROT VERZICHTEN?

Für manche Menschen ist Brot schlecht verdaulich, und Brot kann auch unerwünschte Zutaten, wie Zucker und Konservierungsmittel, enthalten. Bei traditionell hergestelltem Brot sind die Nährstoffe besser verfügbar, und das Brot wird besser vertragen. Die kommerziellen Brote enthalten oft sehr viel Phytinsäure, die die Resorption von Mineralien, wie Calcium, Magnesium, Zink, Kupfer und Eisen, reduziert.

In vielen Ländern enthält kommerzielles Brot synthetische Folsäure (manchmal inkorrekt als Folat bezeichnet), was für Menschen, die einen Polymorphismus auf dem Gen aufweisen, das für die Verstoffwechselung und Aufnahme von Folat verantwortlich ist, ungünstig ist. Diese Menschen können die synthetische Folsäure nicht verstoffwechseln und benötigen möglicherweise eine Supplementierung mit einer aktivierten Folatform mit der Bezeichnung 5-Methyltetrahydrofolat (auch als L-Methylfolat oder 5-MTHF bezeichnet)[40]. Wenn Sie Brot essen, kaufen Sie einen traditionell hergestellten Laib mit möglichst wenig Zutaten, beispielsweise Dinkelsauerteig, bei einem örtlichen Bäcker oder eine glutenfreie Option aus dem Bioladen.

Kaufen Sie ein traditionell hergestelltes Brot mit möglichst wenig Zutaten, beispielsweise Dinkelsauerteig, bei einem örtlichen Bäcker.

MUSS ICH AUF GLUTEN ACHTEN?

Gluten ist das Hauptprotein in Weizen, Roggen, Gerste, Dinkel, Kamut (Khorasan-Weizen) und Hafer. Für manche Menschen ist Gluten nur schwer verdaulich und entzündungsfördernd; andere leiden unter Zöliakie, einer immunologischen Erkrankung des Darms, die durch Gluten ausgelöst wird und mit Schädigungen und Entzündungen des Darms und einer gestörten Resorption von Nährstoffen einhergeht. Wieder andere reagieren auf Gluten überempfindlich und leiden unter Erschöpfung, Blähungen und anderen Verdauungssymptomen.

Eine unerkannte Zöliakie und Gluten-Intoleranz können zu Unfruchtbarkeit und Fehlgeburten beitragen. Lassen Sie aber eine entsprechende Untersuchung bei Ihrem Arzt durchführen, bevor Sie Gluten aus Ihrer Ernährung verbannen.

Gluten ist auch für Menschen mit Schilddrüsen- oder Autoimmunerkrankungen besonders ungünstig. Ein Teil des Glutenmoleküls ähnelt sehr stark dem Schilddrüsengewebe und löst eine Immunantwort aus, die den Körper veranlasst, die Schilddrüse anzugreifen. Ihr Arzt oder Heilpraktiker kann Sie beraten, ob Sie teilweise oder ganz auf Gluten verzichten sollten.

Probieren Sie zwei Monate lang eine glutenfreie Ernährung aus, wenn Sie unter Periodenschmerzen, Gelenkschmerzen, Kopfschmerzen, Müdigkeit und Erschöpfung, Konzentrationsproblemen, Verdauungsstörungen oder Stimmungsschwankungen leiden oder Ihr Arzt bei Ihnen eine erhöhte Konzentration der natürlichen Killerzellen (gehören zum angeborenen Immunsystem) festgestellt hat. Nach Ablauf der zwei Monate beurteilen Sie Ihre Beschwerden erneut. Wenn Sie Gluten problemlos vertragen, dann können Sie weiterhin glutenhaltige Produkte in geringen Mengen essen. Aber denken Sie auch immer daran, dass Sie VIEL Gemüse essen sollten!

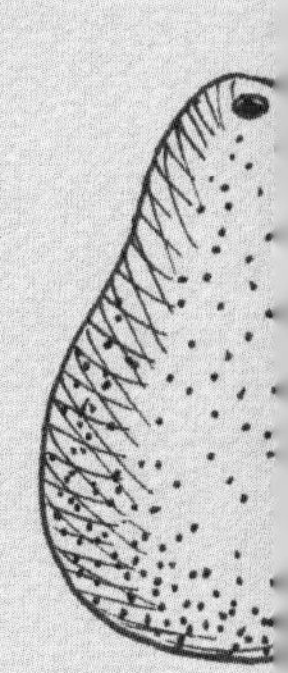

BRAUCHE ICH WIRKLICH SIEBEN VERSCHIEDENE GEMÜSESORTEN TÄGLICH?

Das Ziel, sieben verschiedene Gemüsesorten (etwa 4–5 Tassen ungekocht) zu essen, stellt sicher, dass Sie jeden Tag eine Vielzahl an Nährstoffen bekommen. Sie können beispielsweise auch Knoblauch und Kräuter zu den sieben Sorten zählen, aber sie sind für die Mengenberechnung von 4–5 Tassen täglich nicht hilfreich. Am besten essen Sie bei fast allen Mahlzeiten zusätzlich viel Gemüse. Sie können auch Fruchtgemüse, wie Paprika, Tomaten, Gurken, Kürbisse, in Ihre Berechnung einbeziehen.

Versuchen Sie eine möglichst gute Mischung aus rohem (Salat) und gekochtem Gemüse zu erreichen. Zu viel Salat ist ungünstig, weil Salate meist nicht die wichtigen hormonfreundlichen Gemüsesorten, wie Brokkoli, Blumenkohl, Spargel und Rosenkohl, enthalten. Wenn Sie Getreide reduzieren, achten Sie auf einige stärkehaltige Gemüsesorten, die viel Energie liefern und satt machen. Besonders gut geeignet sind gebackener Kürbis und Süßkartoffeln.

Wenn Sie die Reste Ihres Abendessens am nächsten Tag zum Mittagessen auf die Arbeit mitnehmen, ist es einfacher, die empfohlene Gemüsemenge zu erreichen. Wenn Sie dann noch Ihr Eierfrühstück mit etwas Spinat und Avocado ergänzen und Karotten und Sellerie mit Hummus als kleine Zwischenmahlzeit essen, haben Sie ruck zuck Ihre sieben Sorten täglich zusammen.

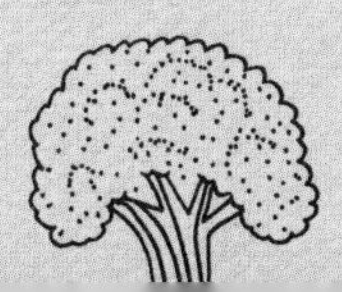

DIE RICHTIGE ERNÄHRUNG FÜR DIE EINZELNEN ZYKLUSPHASEN

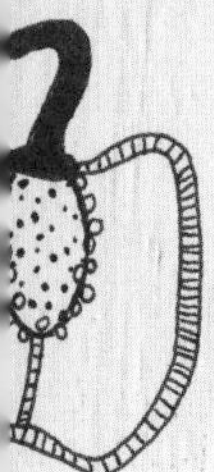

Während Ihrer Periode (Tag 1 bis zum Blutungsende)

In dieser Zeit fühlen sich viele Frauen hormonell unausgeglichen, was sich in Müdigkeit, Krämpfen, Blähungen und Stimmungsschwankungen äußern kann. Seien Sie gut zu sich selbst, und wenn Sie dann einen Leckerbissen zwischendurch benötigen, versuchen Sie einen nährstoffreichen Bliss Ball (siehe Seite 204).

Während dieses Stadiums werden aufgrund des Blutverlusts viele Nahrungsmittel benötigt, die reich an Vitamin-C und Eisen sind, um die Speicher wieder aufzufüllen. Ausgezeichnete Eisenquellen sind: rotes Fleisch, Spargel, Mangold, Spinat, Thymian, Kurkuma und Kumin (Kreuzkümmel). Vitamin C verbessert die Eisenaufnahme und stärkt die Blutgefäße. Besonders geeignet sind: roter Paprika, Brokkoli, Erdbeeren, Kiwi, Tomaten und Zitrusfrüchte.

Damit die Leber in Topform bleibt, sind leberfreundliche Nahrungsmittel, die ein Hormongleichgewicht unterstützen, während dieser Zeit noch wichtiger als sonst. Essen Sie besonders viel Brokkoli, Blumenkohl, Spargel, Rosenkohl, Knoblauch, Weißkohl und Spinat (möglichst in Bioqualität), und vermeiden Sie Koffein, Zucker und Alkohol. Letztere belasten Ihre Leber zusätzlich.

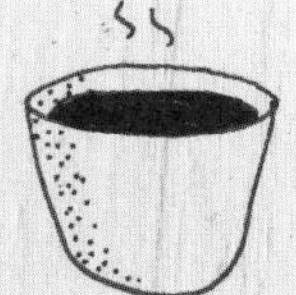

Entzündungshemmende Nahrungsmittel können Schmerzen und Entzündungen lindern. Essen Sie daher mehr Fettfisch, wie Wildlachs und Sardinen, würzen Sie Smoothies, Currygerichte und Suppen mit Kurkuma und Ingwer (am einfachsten: geben Sie die beiden Gewürze in Ihr Omelett am Morgen), und essen Sie mehr Beeren und Kirschen (falls Saison ist).

Achten Sie darauf, dass Sie sehr viel Wasser und Kräutertees (keinen Kaffee!) trinken, um die Blutgerinnung zu reduzieren und Kopfschmerzen und Müdigkeit zu minimieren. Versuchen Sie doch einmal unseren köstlichen Kurkumatee (siehe Seite 231)!

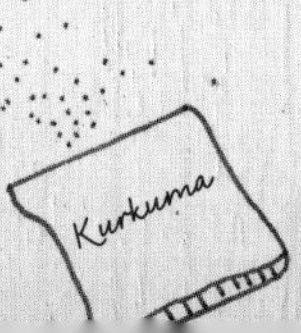

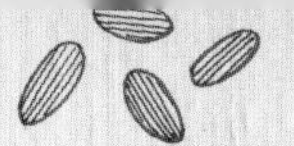

Vorbereitung auf den Eisprung: DIE FOLLIKELPHASE

Nach Ihrer Periode fühlen Sie sich meist recht gut, da der Östrogenspiegel als Vorbereitung auf den Eisprung ansteigt. Wenn Sie schwanger werden möchten, ist jetzt die Zeit für noch mehr B-Vitamine, Zink und Vitamin C, um die Freigabe und Einnistung der Eizelle zu fördern

Vermeiden Sie entzündungsfördernde Nahrungsmittel, wie Koffein, Zucker, verarbeitetes Getreide und Alkohol, die Ihren Zervixschleim gegenüber Spermien feindlich stimmen. Essen Sie mehr grünes Blattgemüse und Kohlgemüse, und trinken Sie mehr gereinigtes Wasser.

Essen Sie mehr grünes Blattgemüse und Kohlgemüse, und trinken Sie mehr gereinigtes Wasser.

„Gute" Fette sind für die Hormonproduktion unverzichtbar. Ergänzen Sie daher Ihre Ernährung um Avocado, Wildlachs, Sardinen, Walnüsse, Chiasamen, Kokosöl und Mandelmilch. Vermeiden Sie verarbeitete Fette, Fettgebackenes und Transfette. Fragen Sie einen Heilpraktiker nach einer Nahrungsergänzung mit Omega-3-Fettsäuren.

Sorgen Sie dafür, dass mehr Zervixschleim produziert wird, indem Sie mehr calciumreiche Nahrungsmittel essen. Geeignet sind griechischer Vollfettjoghurt, Tahini, Hummus, Chiasamen, Mandeln, Feigen, Sardinen, Spinat, Brokkoli, Petersilie und Brunnenkresse.

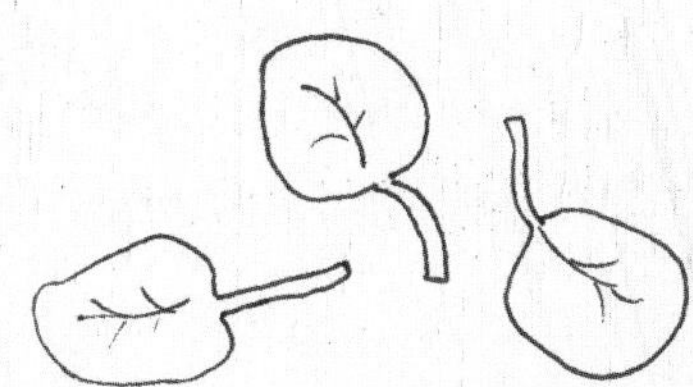

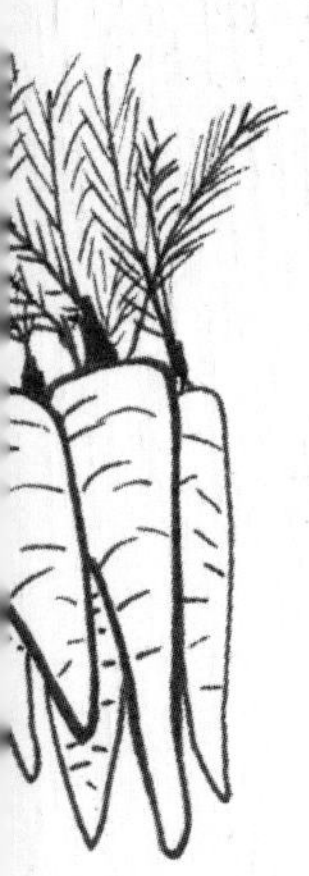

Die Lutealphase (gewöhnlich etwa 14 Tage)

In der ersten Hälfte dieser Phase geht das Östrogen zurück, und Ihr Körper beginnt, Progesteron zu produzieren. Treiben Sie regelmäßig Sport, und versuchen Sie, jede Nacht sieben bis neun Stunden zu schalfen. Essen Sie mehr progesteronfreundliche Nahrungsmittel, also solche, die Vitamin B6, Magnesium, Zink und Vitamin C enthalten.

Ein stärkerer Verzehr von Blattgemüse und orangefarbenem Gemüse, wie Karotten, Kürbis und Süßkartoffeln, gleicht die Hormone aus und unterstützt die Zellteilung und Einnistung der befruchteten Eizelle. Durch frische Ananas in einem grünen Smoothie können Sie vom Bromelain der Ananas profitieren. Es unterstützt die Einnistung, reduziert Darmentzündungen und schmeckt auch noch gut!

Reduzieren Sie Salz, um Flüssigkeitseinlagerungen zu vermeiden, und essen Sie mehr Gemüse (Tipps siehe Seite 114).

In der zweiten Hälfte der Lutealphase kommt es bei vielen Frauen zu prämenstruellem Stress (oder Angst oder gespannter Erwartung, was der Schwangerschaftstest ergeben wird). Sorgen Sie in dieser Woche besonders gut für sich selbst, und übernehmen Sie nicht zu viele Verpflichtungen. Gehen Sie regelmäßig spazieren, machen Sie Yoga, und gehen Sie hinaus in die Sonne. Tun Sie alle Dinge, die Ihnen helfen, dass Sie sich im Einklang mit sich selbst fühlen, und Ihren Körper auf gesunde Weise unterstützen.

Vermeiden Sie Zucker, Koffein und Alkohol, damit Ihr Blutzuckerspiegel möglichst stabil bleibt. Jede Mahlzeit sollte Protein enthalten. Essen Sie zwischendurch, wenn das erforderlich ist, und achten Sie darauf, dass Sie keine langen Pausen zwischen den Mahlzeiten lassen.

Warme, weich gekochte, vorgeweichte, geschmorte oder gedünstete Gerichte sind in dieser Zeit bestens geeignet, um Körper und Seele zu nähren. Trinken Sie zwischen und nach den Mahlzeiten Kräutertees: Zimt, Fenchel, Süßholz, Brennnessel, Pfefferminze, Ingwer und Kamille.

Verzichten Sie auf Salate (insbesondere rohe Blattsalate), hartes und rohes Obst (insbesondere Äpfel), ganze Nüsse und bissfest gegartes Gemüse.

Wie immer ist es wichtig, dass Sie viel Wasser trinken: Ihr Urin sollte fast farblos sein.

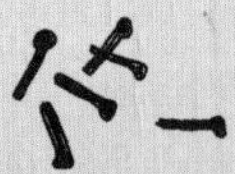

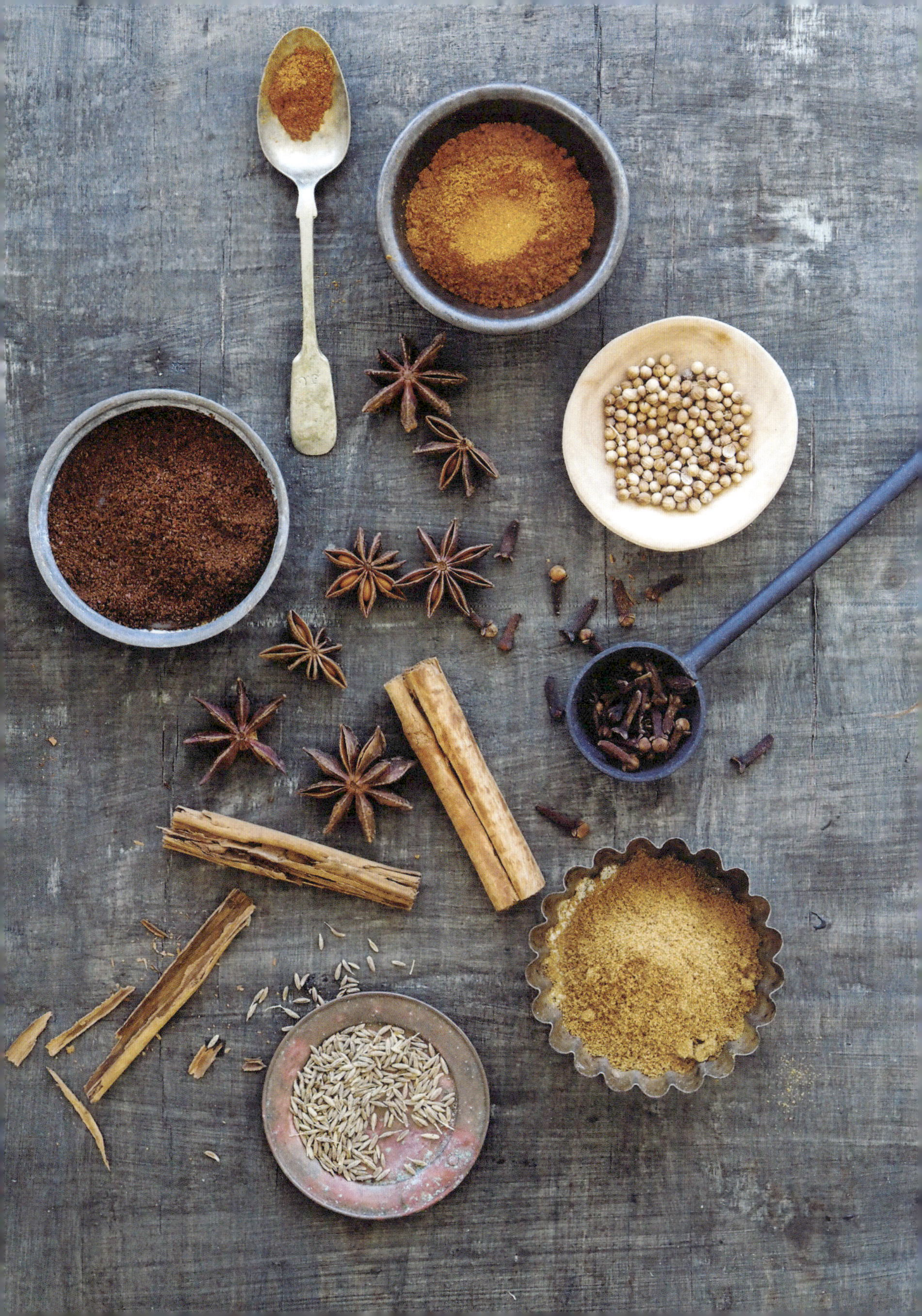

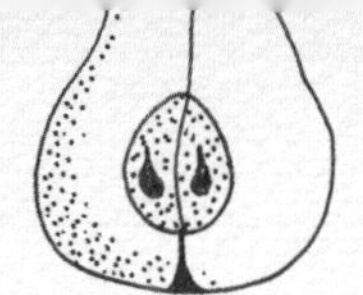

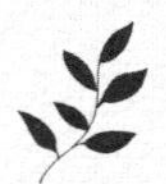

NAHRUNGSERGÄNZUNGS-MITTEL VERSTEHEN

Selbstverständlich ziehen wir alle es vor, dass wir sämtliche benötigten Nährstoffe aus unserem Essen ziehen. In der Realität haben wir aber manchmal einen höheren Bedarf als wir durch die Nahrung decken können, durch eine schlechte Nährstoffqualität in der Nahrung, zu viele industriell verarbeitete Nahrungsmittel, fehlende lebenswichtige Nährstoffe in unseren Böden oder einen erhöhten Bedarf an bestimmten Nährstoffen aufgrund von Stress oder Krankheiten. Nahrungsergänzungsmittel können Nährstoffmängel ausgleichen oder in therapeutischen Dosen zur Behandlung bestimmter Krankheitsbilder verwendet werden.

Es ist ratsam, dass Sie sich Ergänzungsmittel individuell von Ihrem Arzt oder Heilpraktiker verschreiben lassen, damit Sie sicher sein können, dass Sie alle Nährstoffe bekommen, die Sie brauchen (aber keine, die überflüssig oder gar schädlich sind!). Jemand vom Fach kennt sich besser mit den Gegenanzeigen aus und kann Sie zur richtigen Einnahmedauer beraten. Geben Sie beim Arzt immer alle Ihre Ergänzungsmittel an, da Wechselwirkungen mit verschreibungspflichtigen Medikamenten möglich sind.

Einige häufige Nahrungsergänzungsmittel werden hier kurz beschrieben. Weitere Einzelheiten finden Sie auf Seite 232.

ERGÄNZUNGSMITTEL	WIRKUNG	WER BRAUCHT ES?
Fischöle	entzündungshemmend	Menschen, die keinen Fisch essen; bei Entzündungen, Schmerzen oder Autoimmunerkrankungen
Zink	reguliert und unterstützt die Menstruationszyklen, hemmt überschüssige Androgene	Frauen mit PCOS und Frauen, die schwanger werden möchten; Frauen, die die Antibabypille einnehmen
CoQ10 (Coenzym Q10)	Energieproduktion, Antioxidans	Frauen, die schwanger werden möchten, vor allem über 35-Jährige und Frauen, die sich einer IVF unterziehen
NAC (N-Acetylcystein)	Antioxidans, entzündungshemmend	Frauen mit Endometriose oder PCOS; Frauen, die schwanger werden möchten
Liponsäure	Antioxidans	Frauen mit PCOS und/oder Frauen, die schwanger werden möchten
Jod	wird für die Herstellung von Schilddrüsenhormonen benötigt	Während der Schwangerschaft besteht ein erhöhter Bedarf

Vitamin D	essenziell für die Progesteronproduktion, Immunität, Knochengesundheit und eine ausgeglichene Stimmung	Menschen, die wenig in die Sonne gehen und/oder exponierte Haut vollständig mit Sonnenschutzmitteln oder Kleidung abdecken; auch Menschen mit dunkler Haut benötigen möglicherweise eine Vitamin-D-Supplementierung
Eisen	essenziell für die Energie und die Immunfunktion und wichtig in der Schwangerschaft	Frauen mit starkem Blutverlust während der Menstruation; Vegetarierinnen und Veganerinnen könnten von einer Supplementierung profitieren
Probiotika	Aufrechterhaltung einer gesunden Darmflora	Bei geringem Verzehr von Ballaststoffen; nach einer Behandlung mit Antibiotika; bei chronischer Immunschwäche oder chronischen Verdauungsproblemen
Vitamin E	Antioxidans, entzündungshemmend	Frauen mit Östrogenmangel, dünner Gebärmutterschleimhaut oder spärlichen Blutungen; ältere Frauen, die schwanger werden möchten; Frauen, die sich einer IVF unterziehen
Vitamin C	Antioxidans, Immunstimulans	Bei schlechter Immunfunktion (wiederholte Erkältungen); bei geringem Verzehr von frischem Obst und Gemüse; bei Stressbelastung oder niedrigem Progesteronspiegel
Calcium	essenziell für gesunde Knochen	Vermehrt nach der Menopause zur Vermeidung von Osteoporose; auch Frauen mit hypothalamischer Amenorrhoe
Magnesium	entspannt die Muskulatur und beruhigt das Nervensystem	Bei Muskelkrämpfen, schlechtem Schlaf, Müdigkeit und Erschöpfung sowie bei relativem Progesteronmangel
Vitamin B6	fördert die Progesteronproduktion	Frauen mit PMS-Symptomen, wie Flüssigkeitsretention, Krämpfen, Angst, Depression, Schlaflosigkeit
Vitamin B12	Energieproduktion, ausgeglichene Stimmung, unterstützt die DNA-Synthese, essenziell für eine gesunde Ovulation und Fruchtbarkeit	Vegetarierinnen und Veganerinnen; Frauen mit starken Perioden und Frauen, die schwanger werden möchten
Folat	essenziell während der Schwangerschaft und mindestens drei Monate vor der Empfängnis	Frauen, die schwanger werden möchten; Frauen mit einem genetischen Defekt im Folatstoffwechsel benötigen eine Supplementierung
Chrom	unterstützt gleichmäßige Blutzuckerspiegel und den Protein- und Fettstoffwechsel	Bei Insulinresistenz und Heißhunger auf Zucker, beim Verzehr großer Kohlenhydratmengen
Inosit (Inositol)	fördert den Eisprung und hilft bei Insulinresistenz	Bei PCOS, Schilddrüsenunterfunktion, Stressbelastung, Niedergeschlagenheit oder Angst
Selen	unterstützt eine gesunde Schilddrüse	Die Böden in vielen europäischen Ländern sind selenarm und somit ist ein Selenmangel häufig
Diindolylmethan (DIM) / Indol-3-Carbinol (I3C)	können das Risiko für Brust- und Gebärmutterhalskrebs vermindern	Frauen mit Endometriose und Östrogenüberschuss; möglicherweise profitieren auch Frauen mit Brust- oder Gebärmutterhalskrebs in der Familiengeschichte

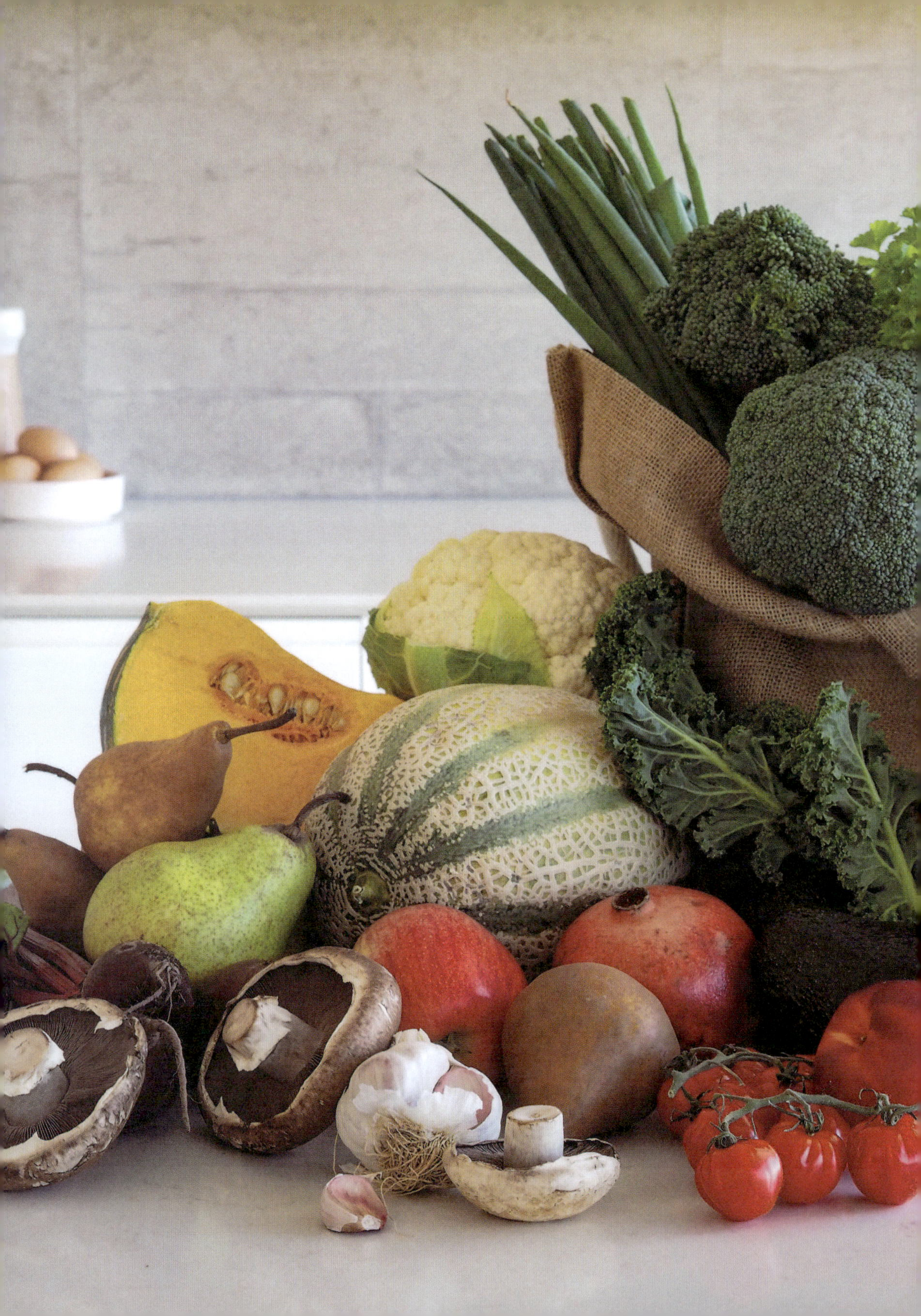

Vorbereitung und Planung von Mahlzeiten

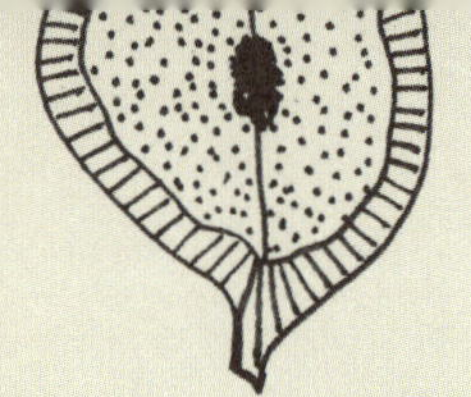

VORBEREITUNG UND PLANUNG von Mahlzeiten

Wenn Sie sich das erste Mal detailliert mit Ihrer Ernährung beschäftigen und Mahlzeiten planen und vorbereiten müssen, kann dies sehr arbeits- und zeitaufwendig erscheinen. Mit der Zeit wird es jedoch Routine.

Der Trick liegt im Vorausdenken. Wenn Sie Gemüse für das Abendessen zerkleinern, dann bereiten Sie gleich auch eine Portion für die Zwischenmahlzeiten am nächsten Tag vor. Während Sie darauf warten, dass das Abendessen kocht, kochen Sie einige Eier für das Frühstück am nächsten Morgen. Damit benötigen Sie kaum zusätzliche Zeit für die Vorbereitung, sondern nutzen die Zeit in der Küche optimal aus. Kochen Sie abends immer eine Extraportion, und packen Sie sie direkt für Ihre Mittagspause am nächsten Arbeitstag ein. Ein kleiner Nebeneffekt: Wenn Sie Ihr Mittagessen für den nächsten Tag gleich in die Lunchbox und in den Kühlschrank packen, wird kein anderer sich daran bedienen!

Stellen Sie schriftlich einen groben Plan auf, was Sie in den nächsten Tagen zum Frühstück, als Vormittags-Snack, zum Mittagessen, als Nachmittags-Snack und zum Abendessen essen wollen. Sie werden überrascht sein, wie sehr Ihnen diese Grobplanung (ich verwende dazu die Notizen-App auf dem Smartphone) helfen wird, den Überblick zu bewahren. Achten Sie darauf, dass Sie die Zutaten rechtzeitig einkaufen oder bestellen, damit alle Zutaten in Ihrem Kühlschrank sind, wenn Sie sie benötigen.

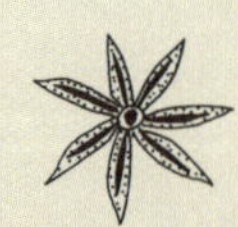

GUT ORGANISIERT

* **Je öfter Sie Ihre bevorzugten Rezepte nachkochen, desto einfacher und schneller wird die Essensvorbereitung.** Wenn Sie zum Beispiel unser Bananenbrot (siehe Seite 163) mehrmals gebacken haben, wissen Sie, dass es sich in der Zeit vorbereiten lässt, die der Backofen zum Aufheizen benötigt.

* **Kaufen Sie lose Ware.** Bevorzugen Sie Wochenmärkte und Läden, die viel lose Ware verkaufen. Es gibt mittlerweile auch verpackungsfreie Supermärkte. Nehmen Sie Ihre eigenen Behältnisse mit (wo erlaubt) und kaufen Sie auf Vorrat. Sie schonen damit nicht nur die Umwelt, sondern haben einen Schritt in Ihrer Küchenorganisation gespart.

* **Legen Sie bestimmte Zeiten für das Rösten fest.** Schalten Sie den Backofen an, und verteilen Sie Nüsse und Samen auf mehrere Backbleche. Da die Röstzeiten unterschiedlich sind, sollten Sie genau aufpassen, dass insbesondere an den Rändern nichts anbrennt.

* **Weichen Sie Hülsenfrüchte in großen Mengen ein.** Bevor Sie zu Bett gehen, füllen Sie die Hülsenfrüchte in eine Schüssel, geben Wasser darüber, bis sie bedeckt sind, und lassen sie über Nacht stehen. Stellen Sie Ihre Vorratsbehälter bereit. Am nächsten Morgen einfach nur noch abgießen, umfüllen und ab in den Gefrierschrank, fertig!

* **Frieren Sie Smoothie-Zutaten in wiederverschließbaren Kunststoffbeuteln portionsweise ein.** Sie müssen dann nur noch die Mischung zusammen mit Milch oder Wasser in den Mixer geben.

* **Vermeiden Sie Fertiggerichte und Mitnahmegerichte.** Beginnen Sie, selbst zu kochen. Ihr Essen wird mit Sicherheit mehr Nährstoffe enthalten.

* **Machen Sie Fond oder Brühe selbst.** Wenn Sie alle Zutaten im Kühlschrank haben und einen Schongarer besitzen, nehmen Sie sich abends fünf Minuten Zeit: Alle Zutaten in den Schongarer geben und diesen auf niedrige Temperatur stellen. Am nächsten Morgen haben Sie eine köstliche und nahrhafte Brühe, die Sie nur noch abseihen müssen.

* **Frieren Sie alle Gemüsereststücke in einem Beutel oder Gefrierbehälter als Grundlage für eine Suppe oder Brühe ein (beispielsweise Strünke von Brokkoli oder Blumenkohl oder Kohlblätter).**

* **Bereiten Sie am Wochenende einige Salatdressings für Ihre Salate während der Woche vor.**

* **Reste sind nützlich.** Kochen Sie bei jeder Mahlzeit mindestens eine Extraportion zusätzlich, damit Sie Ihr Mittagessen für den nächsten Tag bereit haben.

* **Backen Sie gleich einen ganzen Stapel Buchweizencrepes (siehe Seite 182).** Diese lassen sich einfrieren und schmecken großartig mit Obst zum Frühstück oder dienen als Wrap für einen Salat zum Mittagessen.

* **Pochieren Sie einige Stücke Hühnerbrust am Wochenende (siehe Seite 211), und zerkleinern Sie das Fleisch, das sich dann schnell in Wraps oder auf Crackern verwenden lässt.**

VORSCHLÄGE FÜR NÄHRSTOFFREICHE MAHLZEITEN

FRÜHSTÜCK

Beginnen Sie den Tag mit einem nahrhaften Frühstück. Bereiten Sie alles soweit möglich bereits abends vor, damit Sie morgens keine Zeit verlieren.

- Chia-Pudding oder -Porridge (siehe Seite 170)
- Omelett mit grünem Blattgemüse und Ziegenkäse
- Smoothie (versuchen Sie den Smoothie mit reifen Beeren auf Seite 178)
- Gekochte Eier mit Avocado, Spinat und Pesto (oder die geschichteten Eier mit Pesto auf Seite 166)
- Griechischer Joghurt mit LSM-Mix (Leinsamen, Sonnenblumenkerne, geriebene Mandeln) und Beeren (siehe Seite 156)

GETRÄNKE

Wasser ist Ihr kostenloses und frei verfügbares Nahrungsergänzungsmittel! Es erhöht die Energie, ist hilfreich für ein gesundes Körpergewicht, vermehrt den Zervixschleim und unterstützt eine gesunde Blutzirkulation, durch die die Nährstoffe in Ihren ganzen Körper gelangen. Stellen Sie sich einen Wecker, damit Sie an das Wassertrinken denken, und trinken Sie möglichst etwa 2 Liter täglich (Kräutertees zählen bei der Trinkmenge mit).

MITTAGESSEN

Am einfachsten ist es, beim Abendessen eine Extraportion für den nächsten Tag mit zu kochen. Schnelle Mittagessen sind auch: Huhn, Kürbis, Avocado, Pesto und ein Mischsalat; Salate oder Suppen aus dem Rezepte-Kapitel; Frittata und Salat. Auch Buchweizencrepes (siehe Seite 182) mit Lachs eignen sich zum Mittagessen. Wenn Sie doch Ihr Mittagessen kaufen müssen, versuchen Sie folgende Vorschläge:

- Sashimi-Salat mit Miso-Suppe
- Mexikanische Burrito-Bowl
- Großer Salat mit Huhn oder Lachs
- Falafel-Bowl mit Hummus und Tabouleh
- Gegrillter Fisch und Salat
- Pfannengerührtes asiatisches Gemüse mit Huhn, Rind oder Lamm
- Vietnamesische Nudelsuppe (Pho) mit zusätzlichem grünem Gemüse
- Zweites Frühstück: Eier mit Avocado, Halloumi, frische Kräuter und Spinat

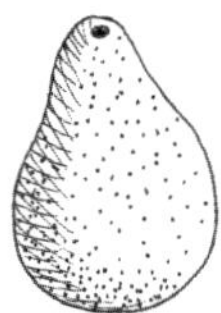

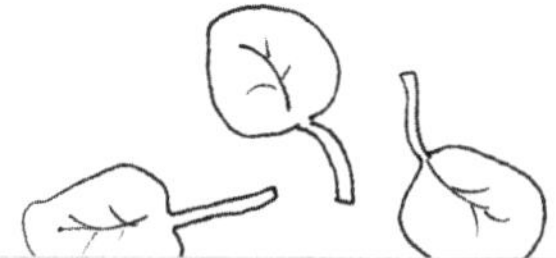

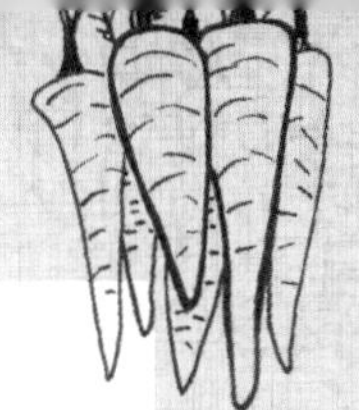

ABENDESSEN

Kombinieren Sie ein Protein (Fleisch, Huhn, Fisch, Eier oder Hülsenfrüchte) mit möglichst viel Gemüse. Schmecken Sie mit frischen Kräutern und Gewürzen ab. Wohlschmeckender und sättigender wird gedünstetes Gemüse, wenn Sie immer ein wenig Oliven- oder Kokosöl darüber träufeln. Bei großem Hunger bieten sich gebackenes Wurzelgemüse, Süßkartoffel- oder Kürbispüree, Blumenkohl, Quinoa oder Kelp-Nudeln als Ergänzung an. Meine Vorschläge:

- Fisch mit gedünstetem Gemüse, Salat oder Ratatouille
- Braten mit einer großen Portion Salat oder gedünstetem Gemüse
- Pfannengerührtes Gemüse mit Nüssen, Sesam und Sonnenblumenkernen, Pinienkernen und Tempeh
- Kichererbsen- oder Linsenbratlinge mit Gemüse und Salat
- Brathähnchen mit gebratenen Karotten, Zwiebeln, Süßkartoffeln und gedünstetem Blattgemüse
- Gemüse-Frittata mit Salat
- Marinierte Hähnchenspieße mit gedünstetem Kürbis und grünem Gemüse

ZWISCHENMAHLZEITEN

Bereiten Sie Ihre Snacks für zwischendurch vor, um Zeit zu sparen. Ich versuche am Sonntag- und Mittwochabend immer genug Snacks für drei Tage vorzubereiten. Beispiele sind:

- Gekochte Eier
- Nüsse und Samen
- Studentenfutter (Trail Mix)
- Restlicher Smoothie
- Chia-Pudding (siehe Seite 228)
- Apfel mit Mandelbutter
- Hummus und Möhren-, Sellerie- oder Gurkenstäbchen
- Miso-Suppe
- Bliss Balls (siehe Seite 204)
- Nussiges Bananenbrot (siehe Seite 163)
- Käse und Gurke
- Griechischer Joghurt mit LSM-Mix und Beeren.

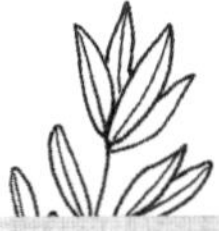

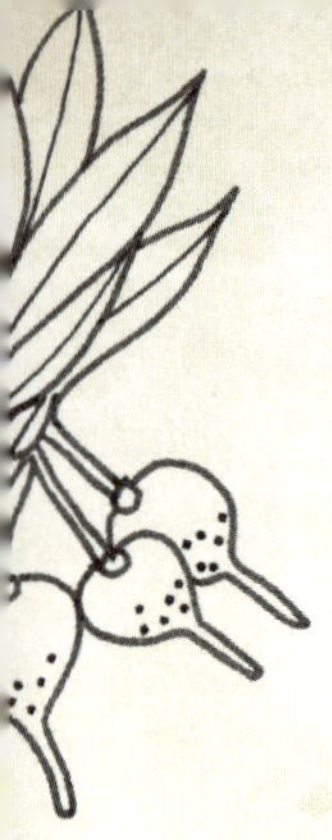

EINKAUFEN

DIE ZUTATENLISTEN RICHTIG LESEN

Viele Werbeversprechen sollen den Verbraucher überzeugen, dass es sich um ein gesundes Produkt handelt. Die Behauptung, ein Produkt sei „natürlich", „zuckerfrei", „fruktosefrei", „fettfrei", „cholesterinfrei", „glutenfrei", „laktosefrei", enthalte „zugesetzte Vitamine" oder habe einen „niedriger GI", entbehren oft jeder Grundlage und sind meist unnötig. Manchmal ist die Verpackung auch in Erd- oder Grüntönen, um dem Käufer zu suggerieren, dass er ein natürliches und nährstoffreiches Produkt erwirbt.

Denken Sie beim Einkaufen immer an diese Marketingstrategien. Deshalb: Achten Sie nicht auf die „gesunden" Versprechen, sondern studieren Sie gleich das Zutatenverzeichnis. Die Zusammensetzung eines Lebensmittels muss in Europa grundsätzlich vollständig angegeben sein (außer bei unverpackter Ware). Die Zutaten sind in der Reihenfolge ihres Gewichtsanteils aufgeführt, und häufige Allergene müssen namentlich genannt werden. Nachfolgende Einkaufshilfe soll Ihnen einige Zutaten näher erklären, damit Sie eine weise Wahl treffen können.

ZUCKERZUSÄTZE

Wenn Zucker in irgendeiner Form als Zutat aufgeführt ist, rate ich Ihnen, das Produkt zurück in das Regal zu stellen. Das Problem ist, dass sich in einem Großteil verpackter Nahrungsmittel Zucker versteckt, und zwar unter verschiedensten Bezeichnungen, die nicht unbedingt als „Zucker" (Rüben- oder Rohrzucker, Saccharose) zu erkennen sind: Dextrose, Glukose, Fruktose- oder Glukosesirup und Kombinationen daraus, Karamellsirup, Maltose oder Malzextrakt, Maltodextrin, Dextrin, Gerstenmalz und andere. Zusätzlich kann Zucker auch noch über Honig, Traubenfruchtsüße und Dicksäfte ins Lebensmittel gelangen.

Ich ziehe es vor, alle Zuckerzusätze zu meiden, statt in der Zutatenliste zu prüfen, an welcher Stelle der Zucker steht, da sich der Zuckeranteil oft nicht richtig einschätzen lässt und manche Produktbestandteile (zum Beispiel Trockenfrüchte) von Natur aus viel Zucker enthalten. Ich vermeide auch künstliche Süßstoffe, wie Aspartam, Sucralose, Saccharin und Neotam. Wenn Sie zwischendurch einmal naschen möchten, dann tun Sie es, aber mit Genuss! Achten Sie besonders auf zugesetzten Zucker in Produkten, die nicht einmal süß schmecken, wie Zerealien, Cracker und Joghurt.

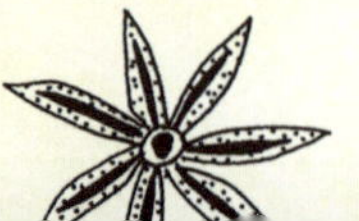

„BIO“ ODER „ÖKO“

Das EU-Bio-Siegel und die Bezeichnungen „biologisch“, „ökologisch“, „aus biologischem Anbau“, „ökologischer Landbau“ dürfen nur verwendet werden, wenn mindestens 95 Prozent der landwirtschaftlichen Zutaten aus ökologischem Landbau stammen (EG-Öko-Verordnung). Einzelne Bio-Anbauverbände haben teilweise noch strengere Richtlinien. Aber Achtung: Ähnliche klingende Bezeichnungen, wie „aus kontrolliertem Anbau“, „aus integrierter Landwirtschaft“, „ungespritzt“ und andere, dürfen frei verwendet werden.

GLUTENFREI

Auf den ersten Blick scheint die zwischenzeitlich im Handel erhältliche Menge an glutenfreien Produkten ein Segen zu sein. Diese Produkte enthalten zwar wahrscheinlich kein Gluten, dafür aber alle möglichen übermäßig verarbeiteten Zutaten. Die Ausnahme bestätigt die Regel: Möglicherweise entdecken Sie ein paar wenige vollwertige Produkte mit natürlichen Zutaten, die auch noch gut schmecken. Am einfachsten ist es aber, die am meisten verarbeiteten Nahrungsmittel zu meiden und sich auf eine Menge Proteine, „gute“ Fette und frisches Obst und Gemüse zu konzentrieren. Übrigens: Alle Rezepte und Mahlzeitenvorschläge in diesem Buch sind glutenfrei!

Konzentrieren Sie sich auf von Natur aus glutenfreie Produkte, statt übermäßig verarbeitete glutenfreie Fertigprodukte zu kaufen.

FETTE UND ÖLE

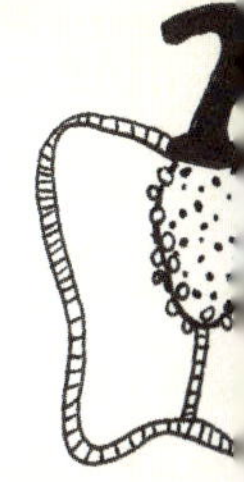

„Schlechte“ Fette schädigen Ihre Hormonebalance und Ihre Gesundheit und sollten vermieden werden. Empfohlene Öle sind Kokosöl, Olivenöl, Macadamiaöl, Bio-Butter und Ghee. Alle Samen- oder Kernöle und Pflanzenöle sollten vermieden werden, einschließlich Traubenkernöl, Reisöl, Sojaöl, Maiskeimöl, Baumwollsamenöl, Erdnussöl, Rapsöl, Distelöl, Sonnenblumenöl und Pflanzenöl. Diese enthalten hohe Mengen an Omega-6-Fettsäuren, die mit Entzündungen und Entzündungskrankheiten einhergehen, wie Endometriose, Adipositas, Autoimmunerkrankungen, Asthma, chronisch-entzündliche Darmerkrankungen, kardiovaskuläre Erkrankungen und andere.

Nachdem ein Produkt zur Verlängerung seiner Haltbarkeit verarbeitet wurde, enthält es gewöhnlich nicht nur die Samenöle, sondern auch die extrem schädlichen Transfette (teilgehärtete Fette).

Nahrungsmittel mit reduziertem Fettgehalt werden ebenfalls nicht empfohlen, da sie einen zusätzlichen Verarbeitungsprozess durchlaufen. Außerdem enthalten sie häufig viel Zucker und andere künstliche Zutaten, um sie schmackhafter zu machen. Zudem sättigen sie weniger und führen dazu, dass Sie immer mehr davon wollen.

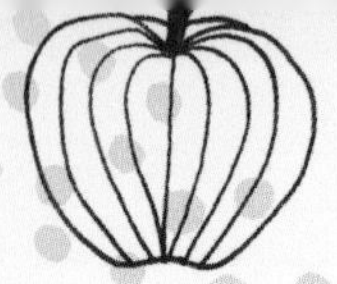

ZUTATENGLOSSAR

Dieses Glossar enthält eine Liste der nährstoffreichen Vollwertprodukte, die in unseren Rezepten verwendet werden, mit Hinweisen zu ihrer Verwendung und zum Einkauf.

Apfelessig – für Salatdressings oder mit Wasser verdünnt vor einer Mahlzeit als Verdauungshilfe. Kaufen Sie einen unraffinierten Essig, der trübe ist und die „Essigmutter" („gute" Bakterienkultur, die als trübe flächige Ansammlung oder braune Fäden am Boden zu sehen ist) enthält. Apfelessig soll das Immunsystem stärken und die Gesundheit von Haut und Haaren fördern. Er kann zu einer Stabilisierung des Blutzuckerspiegels beitragen. Spülen Sie nach dem Verzehr Ihren Mund aus, um den Einfluss des Essigs auf Ihren Zahnschmelz zu reduzieren.

Aprikosen, getrocknet – reich an Vitamin C, Eisen und Ballaststoffen sowie an Antioxidantien. Können entzündungshemmend wirken. Getrocknete Aprikosen aus dem Supermarkt sind zwecks längerer Haltbarkeit mit Schwefeldioxid (220) behandelt. Prüfen Sie die Zutatenliste. Ungeschwefelte getrocknete Aprikosen sind meist dunkler und eher in Bioläden zu kaufen. Da getrocknete Aprikosen sehr viel Zucker enthalten, sollten sie nur in Maßen verzehrt werden, sind jedoch in Backwaren ein großartiges Süßungsmittel. Denken Sie daran, dass zwei kleine getrocknete Aprikosenhälften einem Stück Obst unter den täglich erlaubten Früchten entsprechen.

Backpflaumen (Trockenpflaumen) – sind ein Hausmittel gegen Verstopfung. Neben Ballaststoffen enthalten Pflaumen Sorbitol, ein Zuckeralkohol, der den Stuhl flüssiger macht. Backpflaumen erhöhen auch die Eisenaufnahme. Wie alle Trockenfrüchte sollten Sie auch Backpflaumen nur in Maßen verzehren und nur in der Menge, in der Sie auch ganze frische Pflaumen essen würden! Bei Verstopfung hilft ein Chia-Gel mit verdünntem Pflaumensaft (siehe Seite 46) vor dem Zubettgehen.

Backpulver, Weinstein-Backpulver – macht Backwaren locker und ist für getreidefreies Backen unbedingt erforderlich. Weinstein-Backpulver besteht aus Natron (Natriumhydrogencarbonat) als Backtriebmittel, Stärke als Trennmittel und natürlicher Weinsteinsäure als Säuerungsmittel, wohingegen beim normalen Backpulver hierfür Diphosphate und teilweise aluminiumhaltige Säuren verwendet werden. Weinstein-Backpulver erhalten Sie mittlerweile in vielen Backabteilungen der Supermärkte.

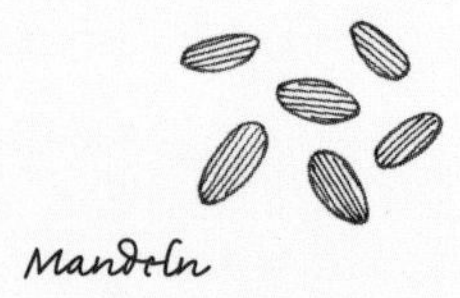

Buchweizenmehl – Buchweizen ist ein nährstoffhaltiges Pseudogetreide. Die Früchte, aus denen das Mehl gewonnen wird, sind glutenfrei. Buchweizen ist reich an Protein, Mangan, Kupfer und Ballaststoffen. Buchweizenmehl ist in Bioläden erhältlich und sollte luftdicht verschlossen im Kühlschrank aufbewahrt werden.

Butter – Bio-Butter besteht zu 100 Prozent aus Butter und sonst nichts. Sie enthält Vitamine und gilt als hormonfreundlich. Kaufen Sie nicht einfach „Butter" im Supermarkt und gehen davon aus, dass es sich um reine Butter handelt. Zwecks besserer Streichfähigkeit wird häufig Pflanzenöl beigesetzt. Die Zutatenliste gibt Auskunft. Wenn Sie Butter aus Weidemilch finden, greifen Sie zu! Butter lässt sich zum Kochen und zum Pfannenrühren von Gemüse verwenden.

Chiasamen – ein wahres Superfood mit Omega-3-Fettsäuren, Antioxidantien, Ballaststoffen, Eisen, Magnesium, Calcium und Kalium in Mengen! Diese winzigen Samen sind nicht nur voller Nährstoffe, sondern enthalten auch viel vollständiges und verfügbares Protein. Die Ballaststoffe helfen bei der Ausscheidung von Hormonen aus dem Körper und sorgen für eine gute Verdauung. Chiasamen haben fast keinen Geschmack, können also in praktisch jedes Essen gegeben werden. Essen Sie an den meisten Tagen möglichst einen Esslöffel Chiasamen. Im Kühlschrank aufbewahren, um die Omega-3-Fettsäuren zu schützen.

Datteln – reich an Kalium, Eisen, Magnesium und Selen. Enthalten viele lösliche Faserstoffe für eine gute Verdauung und bieten einen schnellen Energiekick. Datteln sind großartig zum Süßen von Backwaren ohne Zuckerzusatz, jedoch enthalten sie viel Fruktose. Genießen Sie sie in Maßen und denken Sie daran, jede Dattel zum täglich erlaubten Obst mitzuzählen. Frische Datteln vom Obsthändler halten sich monatelang in einem luftdicht verschlossenen Behälter.

Dukkah – eine afrikanisch-orientalische Nuss-Gewürz-Mischung, die viele „gute" Fette, Protein und entzündungshemmende Gewürze enthält. Dukkah ist in vielen Supermärkten und Fachgeschäften erhältlich. Sie können aber auch Ihre „perfekte" Mischung selbst herstellen. Dukkah wird großzügig über Schmorgemüse und Salate verteilt oder mit Öl kombiniert als Marinade für Huhn und Fleisch verwendet.

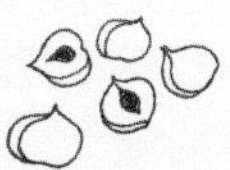

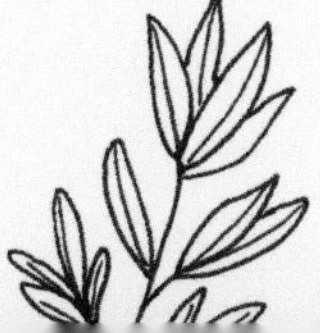

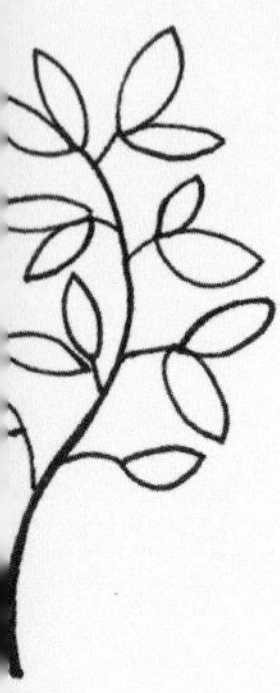

Erdnussbutter – als reichhaltige Protein- und Fettquelle kann eine Erdnussbutter, die tatsächlich zu 100 Prozent aus Erdnüssen besteht, ein köstlicher Snack sein. Lassen Sie die verarbeiteten Varianten mit Unmengen Zucker und Pflanzenöl stehen. Erdnüsse enthalten nicht so viele Nährstoffe wie andere Nusscremes, daher wechseln Sie am besten zwischen verschiedenen Nuss- und Mandelcremes.

Feigen-Vincotto – hergestellt aus eingekochtem Traubenmost, Feigen und Rotweinessig. Dieser süße Sirup lässt sich wunderbar mit Essig und Soßen mischen und wird auch zum Backen verwendet. Er ist in einigen Supermärkten und Fachgeschäften erhältlich; achten Sie darauf, dass er kein Schwefeldioxid (220) enthält. Feigen-Vincotto enthält viel natürlichen Zucker und kann sparsam zum Aromatisieren verwendet werden.

Feigen, getrocknet – reich an Calcium, Magnesium und Eisen. Feigen enthalten etwa halb so viel Zucker und fast doppelt so viele Ballaststoffe wie Datteln. Feigen sind immer noch süß und sollten in Maßen in Backwaren oder fein gehackt in Chia-Puddings und Porridge verwendet werden. Getrocknete Feigen erhalten Sie sowohl in Supermärkten als auch in Bioläden.

Feta – reich an Protein, Calcium und „guten" Fetten. Feta ist ein traditioneller griechischer Salzlakenkäse, der aus Schaf- oder Ziegenmilch hergestellt wird. Dies macht ihn leichter verdaulich und weniger entzündungsfördernd als Kuhmilchkäse. Kaufen Sie möglichst einen Bio-Käse und verzehren ihn in Maßen. Feta passt gut in Salat und Omelett oder eignet sich auf einer Gurkenscheibe mit etwas Pfeffer bestreut als leichter Nachmittagssnack.

Fischsoße – eine asiatische Würzsoße, gut geeignet für salzige Gerichte. Leider enthalten fast alle Sorten Zucker, Konservierungsstoffe und Glutamat. Suchen Sie nach einer Sorte, die nur zwei Zutaten enthält: fermentierte Anchovies (Sardellen) und Meersalz. Sie benötigen jeweils nur sehr wenig Fischsoße, und eine Flasche hält lange vor. Daher lohnt sich der Aufwand, nach der nährstoffreicheren Sorte zu suchen.

Früchte, gefroren – Himbeeren, Blaubeeren, Erdbeeren, Mango, Ananas und sogar Avocado erhält man mittlerweile problemlos in der Gefrierabteilung der meisten Supermärkte. Somit können wir diese Früchte zu einem vernünftigen Preis das ganze Jahr in Smoothies und Backwaren genießen. Kaufen Sie bevorzugt Bio-Ware. Ich friere auch immer kleingeschnittene Bananen ein, um Smoothies anzudicken und „Eiscreme" zu machen.

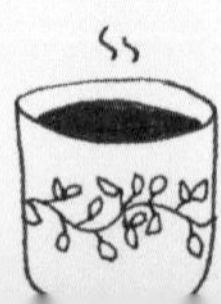

Gojibeeren – oft als das nährstoffdichteste Nahrungsmittel auf der Welt bezeichnet. Diese getrockneten Beeren sind klein, leicht salzig und nicht zu süß. Sie enthalten sehr viel Vitamin B und C sowie reichlich Antioxidantien. Sie erhalten Gojibeeren in Bioläden und gut sortierten Supermärkten. Die Beeren sind zusammen mit Nüssen und Samen ein nahrhafter Snack, und sie können zerkleinert in Chia-Puddings, Salate und Backwaren gegeben werden.

Halloumi – ein köstlicher salziger Schafskäse, reich an Calcium, Protein und Fetten. Im Supermarkt erhältlich und der perfekte Käse zum Grillen. Anschließend mit ausgepresster Zitrone beträufeln, für Salate oder als Beilage.

Honig – wegen des hohen Fruktose- und Glukosegehalts sollte Honig nur in Maßen verzehrt werden. Auch wenn Honig als gesund gilt, enthält er doch viel entzündungsfördernden Zucker. Kaufen Sie regionalen Rohhonig oder Manuka-Honig, beispielsweise in Hofläden oder Bioläden. Diese Sorten sind antibakteriell, antifungal, antiallergisch und können helfen, Reizungen in Mund und Rachen zu lindern. Beachten Sie, dass Rohhonig nicht für Schwangere, kleine Kinder und Menschen mit Immunschwäche empfohlen wird, da er nicht hitzebehandelt wurde, um Verunreinigungen durch Bakterien und Pilze zu entfernen.

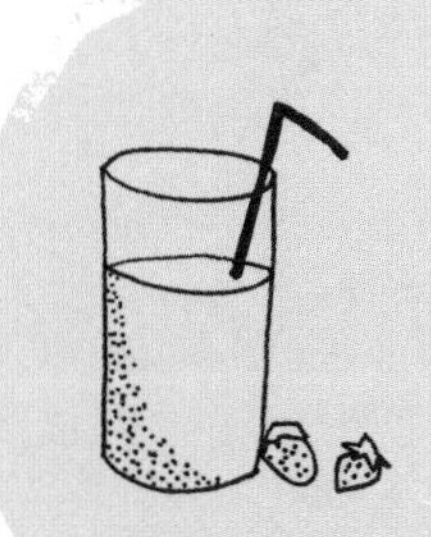

Hühnerbrühe – reich an Protein, Zink, Calcium, Eisen und darmheilendem Glutamin. Fleisch- oder Knochenbrühen werden am besten frisch aus Fleisch oder Knochen von Weidetieren aus ökologischer Landwirtschaft zubereitet. Sie wollen doch sicherstellen, dass Sie nicht auch noch Pestizid- oder andere Chemikalienrückstände verzehren, die in den Tierknochen gespeichert sind. Wenn Sie einen Fertigfond kaufen, dann möglichst einen frischen Fond, wie Sie ihn in der Kühlabteilung beim Metzger oder in Bioläden finden. Lesen Sie immer die Zutatenliste. Vermeiden Sie Brühwürfel, die voller künstlicher Zutaten sind.

Joghurt – viele Menschen sind verwirrt, welcher Joghurt am nahrhaftesten ist. Die meisten Joghurts im Supermarkt bezeichne ich schmeichelnd als „Milchdesserts“, voller Zucker und ohne den probiotischen Nutzen eines echten Joghurts. Ideal ist ein vollfetter Bio-Joghurt ohne Zusatz von Zucker, Füllstoffen oder Aromen. Auf der Zutatenliste sollten nur Vollmilch und Lebendkulturen stehen. Joghurts aus Schaf- oder Ziegenmilch sind eine Alternative, wenn Sie keine Kuhmilch vertragen oder Ihre Ernährung abwechslungsreicher gestalten möchten. Wer sich milchfrei ernähren möchte, sollte Sojajoghurts vermeiden und stattdessen zu einem ungesüßten Kokosnussjoghurt greifen, der nur aus Kokosmilch und Lebendkulturen besteht.

Kakao – rohes Kakaopulver ist reich an Antioxidantien und Resveratrol. Beide helfen, Ihre Eierstöcke zu schützen und Alterungserscheinungen zu reduzieren. Kakao enthält sehr viele Mineralstoffe und kann die Stimmung aufhellen und das Risiko für Herz-Kreislauf-Erkrankungen reduzieren. Rohkakao ist in Bioläden erhältlich und kann Smoothies, Bliss Balls oder Chia-Puddings verfeinern. Oder versuchen Sie doch einmal, Schokolade selbst herzustellen!

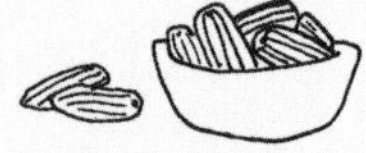

Karamellisierter Rotweinessig – Rotweinessig enthält nicht so viele Nährstoffe wie Apfelessig, dafür aber relativ viel Histamin. Bei Allergien sollte er also vermieden werden. Die karamellisierte Variante enthält ein wenig Zucker für die Süße, aber wenn Sie nicht zu großzügig damit sind und ihn vertragen, dann genießen Sie den Geschmack und nutzen ihn ab und zu.

Kichererbsen – enthalten Zink, Folat und Ballaststoffe und sind eine gute Quelle für pflanzliches Protein. Um nährstoffhemmende Phytate zu reduzieren und die Verträglichkeit zu verbessern, sollten Kichererbsen vor dem Kochen immer über Nacht eingeweicht werden. Wenn die Zeit knapp ist, sind auch Kichererbsen in Dosen eine Alternative, aber achten Sie auf eine BPA-freie Dose, und prüfen Sie in der Zutatenliste, ob Zusatzstoffe enthalten sind. Bereiten Sie aus Kichererbsen Ihren eigenen Hummus zu, oder machen Sie Salate und Eintöpfe mit dieser sättigenden Proteinquelle gehaltvoller.

Knoblauchpulver – Knoblauchpulver oder granulierter Knoblauch enthält zwar nicht die ganzen Vorzüge von frischem Knoblauch, ist aber superpraktisch und schmackhaft. Sie finden es in der Gewürzabteilung Ihres Supermarkts. Achten Sie darauf, dass 100 Prozent Knoblauch enthalten ist, ohne Zusatz von Geschmacksverstärkern und künstlichen Aromen. Idealerweise kaufen Sie Bio-Ware.

Kokosmehl – eine gute Alternative für glutenfreies Backen. Es enthält viele „gute" Fette und Ballaststoffe. Es wird aus getrocknetem und gemahlenem Kokosfleisch herstellt, ist vielseitig und köstlich!

Kokosmilch – eine populäre Alternative zu Kuhmilch. Leider enthält die abgepackte Kokosmilch meist auch Pflanzenöle, Emulgatoren und Zucker. Ich empfehle daher, 100-prozentige Kokosnusscreme aus einer BPA-freien Dose zu verwenden und mit Wasser zu verdünnen. Sie können Sie dann in einem Eiswürfelbehälter einfrieren und die benötigten Würfel für Smoothies, Chia-Pudding und Porridge entnehmen. Sie können auch selbst Kokosmilch aus Kokosraspeln herstellen (siehe Seite 123).

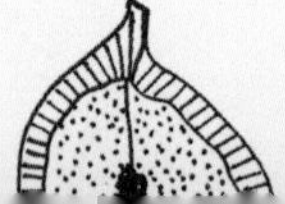

Kokosnuss, getrocknet (geraspelt) – wird aus getrocknetem und geraspeltem oder fein geriebenem Kokosfleisch hergestellt. In der Backwarenabteilung des Supermarkts erhältlich. Gut geeignet für Backwaren, Smoothies, Porridge und zum Bestreuen von Joghurt oder Chia-Pudding.

Kokosöl – dieses hitzebeständige Öl enthält einen sehr hohen Anteil an gesättigten Fettsäuren, und zwar mittelkettige Fettsäuren, die leichter resorbiert werden. Kokosöl enthält auch Laurinsäure, die nur in der Muttermilch und Kokosnüssen vorkommt. Laurinsäure unterstützt das Immunsystem und eine gesunde Verdauung, ist antiviral und antibakteriell. Aufgrund seines Gehalts an gesättigten Fettsäuren wird Kokosöl für Menschen, die auf ihren Cholesterinspiegel achten müssen, nicht empfohlen. Da es auch bei hohen Temperaturen kaum oxidiert, ist es zum Kochen und Pfannenrühren gut geeignet. Achten Sie möglichst darauf, dass Sie das unraffinierte Öl erhalten, das durch die Pressung roher Kokosnüsse hergestellt wird.

Korinthen – ähnlich wie Sultaninen und Rosinen, aber kleiner, dunkel und mit leicht säuerlichem Geschmack. Enthalten viel Kalium, Vitamin B6 und Eisen und verleihen Salaten und Eintöpfen ein besonderes Aroma. Korinthen sollten nur in Maßen verzehrt werden, da sie viel Zucker enthalten. Im Gegensatz zu Sultaninen und Rosinen kommen Korinthen meist unbehandelt (ungeschwefelt) auf den Markt. Trotzdem darauf achten!

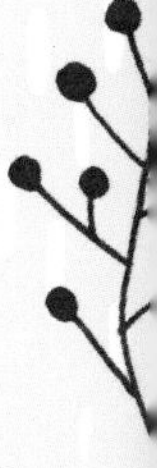

Kürbiskerne – reich an Zink, Protein und „guten" Fetten und ein optimales Nahrungsmittel für eine bessere Fruchtbarkeit. Kürbiskerne können Sie als Snack pur essen, unter Studentenfutter oder Trail-Mixe mischen und in Salate geben. Als eine der besten pflanzlichen Zinkquellen sind Kürbiskerne hilfreich bei Immunschwäche, Akne, schlechter Wundheilung und unregelmäßigem Eisprung.

Kurkuma (Gelbwurz) – ein stark entzündungshemmendes Gewürz und Antioxidans. Ich verwende hochdosiertes Kurkuma als Ergänzungsmittel in meiner Praxis, um eine gesunde Leberfunktion zu unterstützen und Entzündungen und Schmerzen bei Erkrankungen, wie Endometriose, Gebärmuttermyomen, Periodenschmerzen, Kopfschmerzen, Rückenschmerzen, Gelenkschmerzen und Verdauungsstörungen, zu reduzieren. Sie können Kurkuma täglich im Essen verwenden, beispielsweise in Smoothies oder als Kurkumatee (siehe Seite 231). Ich würze mein morgendliches Rührei immer mit Kurkuma. Bei den oben genannten Erkrankungen wäre ein Kurkuma-Ergänzungsmittel für eine optimale Dosierung und optimale Ergebnisse empfehlenswert.

Lachs, geräuchert – reich an Protein und essenziellen Omega-3-Fettsäuren. Wildlachs ist besser als gezüchteter Lachs. Machen Sie also Ihre Hausaufgaben, welche Marke Sie kaufen wollen, insbesondere, wenn Sie Lachs regelmäßig verzehren. Ihre Gesundheit sollte Ihnen die Zeit wert sein!

Lachs, frisch oder tiefgefroren – frischer oder fangfrisch gefrorener Lachs kann Ihnen gutes Protein liefern. Sie können ihn dünsten oder grillen und wunderbar als Hauptakteur einer Mahlzeit oder als gewisses Extra in Salaten verwenden. Wenn Sie gerne Thunfisch essen, wechseln Sie diesen mit Lachs ab, um eine Quecksilberbelastung zu minimieren. Versuchen Sie, eine nachhaltige Marke zu finden, die BPA-freie Verpackungen verwendet.

Leinsamen – die pflanzliche Quelle mit den meisten Omega-3-Fettsäuren. Leinsamen haben ein angenehmes, nussiges Aroma. Leinsamen werden vor der Verwendung geschrotet oder gemahlen, damit sie besser verdaulich sind. Im Kühlschrank aufbewahren.

Linsen – reich an Folat, Eisen, Magnesium, Protein und Ballaststoffen. Sie sind eine basische Proteinquelle und können bei einer Übersäuerung des Körpers helfen. Die Auswahl an Linsensorten ist vielfältig, es gibt rote, braune und grüne Linsen oder Puy-Linsen. Getrocknete Linsen werden am besten über Nacht vor dem Kochen eingeweicht, um Phytate zu neutralisieren und die Verdaulichkeit zu verbessern (rote Linsen müssen nicht eingeweicht werden). Sie können Linsen auch in Dosen kaufen, achten Sie in diesem Fall auf eine BPA-freie Dose.

LSM-Mix – steht für Leinsamen, Sonnenblumenkerne und Mandeln und wird als fertig gemahlene Mischung verkauft, kann aber auch ganz einfach selbst vorbereitet werden. Die LSM-Mischung enthält viel Protein, Calcium, „gute“ Fette und Ballaststoffe und ist eine schmackhafte Zutat in Smoothies, Joghurt, Porridge und Backwaren. Im Kühlschrank aufbewahren, damit die enthaltenen Fette nicht ranzig werden.

Macadamiaöl – hat ein mildes Butteraroma. Es fördert die Herzgesundheit, senkt Triglyceride und stimuliert den Blutkreislauf. Macadamiaöl ist ein guter Ersatz für Kokosöl beim Backen und köstlich als Salatdressing.

Mandelbutter – hoher Gehalt an Calcium, Protein, „guten" Fetten und Ballaststoffen. In Bio-Abteilungen der Supermärkte und Bioläden erhältlich (wo sie auch teilweise frisch hergestellt wird). Mandelbutter kann durch andere Nuss- oder Samenbutter ersetzt werden (aus Cashewkernen, Macadamianüssen oder Sonnenblumenkernen). Alle Sorten sollten zu 100 Prozent aus Nüssen/Samen bestehen und kein Pflanzenöl, Zucker oder andere Zutaten enthalten.

Mandelmehl / Mandelschrot / Mandel, gemahlen – hoher Gehalt an Calcium, Protein, „guten" Fetten und Ballaststoffen. Erhältlich in Bio-Abteilungen der Supermärkte und Bioläden. Es sollte aus ganzen Mandeln mit Haut und nicht aus blanchierten Mandeln hergestellt und deshalb dunkel sein. Sie können sich als Ersatz auch gemahlene Mandeln selbst herstellen, indem Sie Mandeln mit Haut in der elektrischen Kaffeemühle sehr fein mahlen. Ob Mandelmehl, gemahlene Mandeln oder Mandelschrot – auf alle Fälle im Kühlschrank aufbewahren, da die darin enthaltenen Öle sehr schnell ranzig werden. Beides eignet sich bestens zum Backen von Muffins und Pfannkuchen und im Porridge.

Mandelmilch – ein guter Ersatz für Kuhmilch, wenn sie nur aus Mandeln und Wasser hergestellt wird. Die fertigen Mandel- und Nussmilchsorten enthalten meist nur zwei Prozent Mandeln (Nüsse), plus Wasser, Sonnenblumenöl, Zucker und Emulgatoren, damit sich die Zutaten nicht trennen. Sie können Mandelmilch leicht selbst herstellen: Eine Tasse Mandeln über Nacht in Wasser einweichen. Abgießen und Mandeln schälen. Zusammen mit 1 Liter Wasser in den Mixer geben und die Zutaten verarbeiten, bis diese cremig sind. Durch ein Mulltuch seihen. Dabei vorsichtig die Milch in eine Schüssel ausdrücken. In einer luftdichten Glasflasche bis zu 3 Tage lang im Kühlschrank aufbewahren. Bei Bedarf erneut mit etwas Vanille, Stevia oder einigen eingeweichten Datteln zum Süßen mixen. Alternativ führen auch viele Bio-Läden gekühlte frische Mandelmilch.

Melasse – reich an Eisen, Magnesium, Calcium, B-Vitaminen und Spurenelementen. Melasse hat den niedrigsten Zuckergehalt nach Gewichtsanteil unter allen Zuckerrohrprodukten. Je dunkler die Zuckerrohrmelasse, desto weniger Zucker enthält sie (auch der dunkle Sirup besteht noch zu 60 Prozent aus Zucker!). Aufgrund des hohen Nährstoffgehalts ist Melasse jedoch eine gute Wahl, wenn sie in Maßen zum Süßen verwendet wird. Der braune Sirup ist in der Zuckerabteilung vieler Supermärkte erhältlich. Nicht mit Zuckerrübensirup verwechseln!

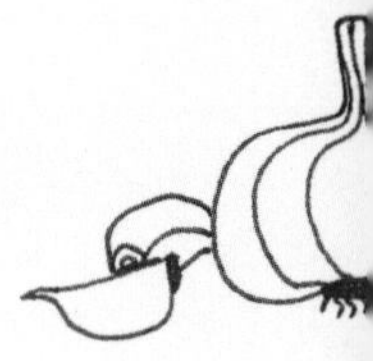

Olivenöl extra vergine – als „natives Olivenöl extra" ist Olivenöl ein gesundes Fett. Achten Sie auf die Bezeichnung „extra", und denken Sie daran, dass gutes Olivenöl nicht billig sein kann. Olivenöl kann zum Backen verwendet werden. Über Salate und gedünstetes Gemüse geträufelt sorgt es für eine bessere Sättigung. Olivenöl immer bei Raumtemperatur verwenden und in einem dunklen Behältnis kühl und trocken aufbewahren.

Paranüsse – reich an Protein, „guten" Fetten und Selen. Mit nur vier bis fünf Paranüssen können Sie Ihren Tagesbedarf an Selen decken, das Schilddrüse und Fruchtbarkeit unterstützt. Erhältlich im Supermarkt oder Bioladen. Achten Sie wie bei allen Nüssen auf Frische. Im Kühlschrank aufbewahren.

Pesto – reich an „guten" Fetten und Nährstoffen. Klassisches Pesto wird aus Basilikum, Olivenöl, Knoblauch, Pinienkernen und Parmesan hergestellt. Wenn Sie auf Milchprodukte verzichten, kann Parmesan durch Cashewkerne ersetzt werden. Sie können aus den obigen Zutaten leicht selbst Ihr Pesto mixen. Wenn Sie ein Fertigprodukt kaufen, achten Sie darauf, dass das Olivenöl nicht durch das billigere und hormonunfreundliche Rapsöl oder ein anderes Pflanzenöl ersetzt wurde. Pesto ist vielseitig in Salaten, zu Gemüse oder zu Eiern verwendbar und trägt zur Sättigung bei.

Quinoa – eines der wenigen pflanzlichen Nahrungsmittel, das als vollständiges Protein gelten kann. Quinoa enthält viel Magnesium, Calcium, Eisen und pflanzliche Nährstoffe. Es ist glutenfrei und gilt als Pseudogetreide. Wenn Sie kein Getreide essen, rate ich Ihnen, möglichst auch Quinoa zu vermeiden, da es tendenziell den Darm reizt und oft bei Menschen mit Zöliakie und entzündlichen Darmerkrankungen problematisch ist. Auch bei Autoimmunerkrankungen rate ich zum Verzicht. Wenn Sie nicht an einer dieser Krankheiten leiden und Quinoa gut vertragen, können Sie es in Maßen verwenden, entweder als ganze Samen, die Sie vor dem Kochen waschen und einweichen, oder in Form von Quinoaflocken, die häufig für Porridge oder zum Backen angeboten werden. Quinoa und Quinoaflocken finden Sie im Supermarkt oder Bioladen.

Ras el-Hanout – ist eine nordafrikanische Gewürzmischung, die bis zu 25 verschiedene Gewürze enthält! Gebräuchliche Gewürze sind Kardamon, Nelken, Zimt, Kumin und Paprika. Die Gewürze sind wärmend, entzündungshemmend und fördern die hormonelle Gesundheit und ein langes Leben. Ras el-Hanout ist keine scharfe Gewürzmischung, wird auch von Kindern gerne gegessen, ist nicht teuer und in der Gewürzabteilung vieler Supermärkte erhältlich.

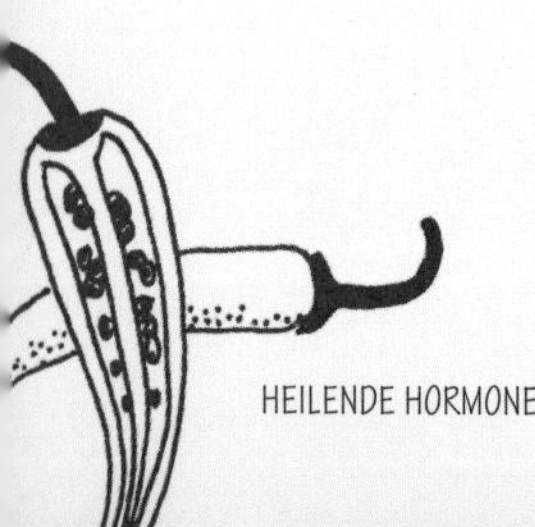

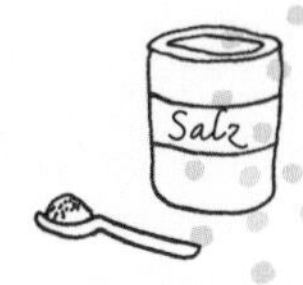

Rote Currypaste – eine Mischung aus Chili, Kurkuma, Knoblauch, Limone und Zitronengras, die viele Antioxidantien enthält. Prüfen Sie die Zutatenliste von Fertigpasten, da einige Zucker, Öle und künstliches Aroma enthalten.

Salz – werfen Sie das industriell hergestellte Tafelsalz weg, und investieren Sie in Himalajasalz. Dieses nährstoffdichte rosafarbene Steinsalz ist ein natürliches Salz, das Ihnen helfen kann, den Wassergehalt im Körper zu regulieren. Wenn Sie sehr viel Wasser trinken, häufig Wasser lassen müssen und immer noch durstig sind, geben Sie täglich etwas Himalajasalz in Ihr Wasser. Durch das Salz wird das Wasser besser im Körper aufgenommen, und die meisten Menschen werden sich besser hydriert fühlen, ohne dass sie ständig auf die Toilette müssen!

Sesamöl – enthält sehr viele natürliche Antioxidantien und hat antibakterielle und antivirale Eigenschaften. Es sollte nur in Maßen und immer unerhitzt verwendet werden. Sesamöl verleiht unserem asiatischen Dressing ein nussiges Aroma (siehe Seite 200).

Sesamsamen – reich an Calcium, Zink, Protein und „guten" Fetten. Sie werden seit über 5000 Jahren im Essen verwendet. Sesamsamen sind mild im Geschmack und können leicht über Salate, Gemüse und Fleisch gestreut werden, damit diese noch nährstoffreicher werden. Sesam bildet die Grundlage von Tahini, das ebenfalls sehr reich an Nährstoffen, Calcium und „guten" Fetten ist. Die Fette im Sesam sind recht stabil und werden nicht so leicht ranzig wie bei anderen Samen. Sie finden weißen oder schwarzen Sesam im Supermarkt.

Sonnenblumenkerne – enthalten viel Vitamin E, Selen und Magnesium sowie Protein und „gute" Fette. Sonnenblumenkerne fördern einen gesunden Östrogenspiegel und das Wachstum gesunder Eizellen und unterstützen damit das hormonelle Gleichgewicht und die Fruchtbarkeit. Kaufen Sie ungeröstete Kerne ohne künstliche Aromen, idealerweise als Bio-Produkt. Sonnenblumencreme eignet sich ähnlich wie Erdnuss- oder Mandelbutter mit Apfel oder Sellerie als schmackhafter Snack und auch für Kinder als gesunde Alternative zur süßen Nuss-Nougat-Creme. Sonnenblumencreme ist in Bioläden und einigen Supermärkten erhältlich.

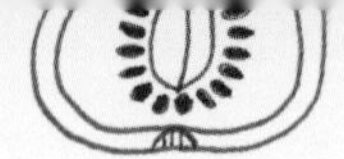

Tahini (Tahina) – eine Paste aus Sesamsamen. Reich an Protein, Calcium und „guten“ Fetten. Tahini erhalten Sie in den meisten Supermärkten. Kaufen Sie möglichst Tahini aus ungeschältem Sesam, da dieses sehr nährstoffreich und eine der besten verfügbaren Calciumquellen ist. Tahini aus geschältem Sesam ist heller, stärker verarbeitet und nicht so nährstoffreich, aber immer noch eine gute Protein- und Fettquelle. Da es milder schmeckt, kann es in Dressings verwendet werden, um den kräftigen Geschmack von Tahini aus ungeschältem Sesam auszugleichen. Tahini aus ungeschältem Sesam ist ein Hauptbestandteil von Hummus und schmeckt köstlich über gedünstetem Gemüse, als Dip oder in Porridge, Smoothies und Backwaren.

Tamari – diese glutenfrei Sojasauce wird aus fermentierten Sojabohnen hergestellt und führt nicht zu den möglicherweise unerwünschten hormonellen Wirkungen anderer Sojaprodukte. Es eignet sich als Dip oder für asiatisch inspirierte Rezepte, Dressings und Pfannengerührtes. Ein gutes Grundnahrungsmittel.

Tomatenmark (konzentriert) – ein Grundnahrungsmittel und eine sehr bequeme Methode für die Verwendung von Tomaten beim Kochen. Es ist reich an Vitamin C, Vitamin K und Kalium. Tomatenmark ist relativ wenig verarbeitet und sollte als einzige Zutat Tomaten enthalten. Tomatenmark enthält auch viele Antioxidantien, insbesondere Lycopin, welches das Risiko für einige Krebserkrankungen reduziert. Tomatenmark ist günstig und in allen Supermärkten erhältlich. Kaufen Sie Bio-Tomatenmark im Glas und nicht in Dosen, Tuben oder Kunststoffverpackungen, da diese hormonaktive Substanzen enthalten könnten.

Vanilleschoten – Vanille schmeckt köstlich und wird seit Jahrhunderten zur Verbesserung von Stimmung und geistiger Leistungsfähigkeit verwendet. Vanilleschotenpulver oder -paste verleihen Smoothies und Backwaren einen süßen Geschmack ganz ohne Zucker. Vermeiden Sie Vanilleessenz, und kaufen Sie reine Vanilleschotenpaste oder getrocknete Vanilleschoten, auch wenn diese teuer sind. Mittlerweile sind Vanilleschoten auch in einer Mühle, ähnlich einer Salzmühle, erhältlich. Diese Vanillemühlen sind günstiger und halten länger! Verwenden Sie Vanille großzügig in Smoothies, Porridge, Chia-Puddings, Backwaren und Joghurt.

Weiße Bohnen – reich an Folat, Protein und Mangan, enthalten sehr viele cholesterinsenkende Ballaststoffe und ergeben ein köstliches vegetarisches Frühstück oder eine leckere Beilage. Die in den meisten Supermärkten erhältlichen getrockneten weißen Bohnen müssen über Nacht eingeweicht werden, damit die Nährstoffe besser verfügbar sind und mögliche Verdauungsbeschwerden reduziert werden. Da weiße Bohnen viel Oxalat enthalten, sollten Menschen mit Nierensteinen sie nur in Maßen verzehren. Bevorzugen Sie weiße Bohnen im Glas.

Ziegenkäse – reich an Calcium, Protein und Vitaminen. Ziegenkäse enthält weniger Laktose als Kuhmilchkäse und ist generell besser verdaulich. Ziegenkäse hat einen sehr speziellen Geschmack – aber vielleicht hilft dieser, nur kleine Portionen zu essen. Geben Sie ihn zerrieben auf Salate oder ins Omelett.

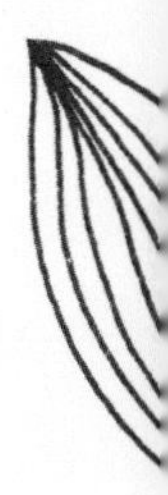

Zimt – eines meiner bevorzugten Gewürze! Zimt bringt mehr Süße, vermindert den Heißhunger auf Zucker und stabilisiert den Blutzuckerspiegel. Gemahlenen Zimt finden Sie in der Gewürzabteilung jedes Supermarkts. Er kann großzügig in Smoothies, Backwaren, Joghurt, Chia-Pudding und vieles mehr gegeben werden.

Zoodles (Zucchininudeln) – Gemüsespiralen aus Zucchini, die Nudeln (englisch „noodles“) ähneln. Dafür benötigt man einen Spiralschneider, den man relativ günstig kaufen kann, oder ersatzweise einen Sparschäler. Zoodles können roh im Salat oder leicht erwärmt als Nudelersatz gegessen werden. Oder Sie mischen diesen Spaghetti-Ersatz mit Pesto, so erhalten Sie eine schnelle, einfache Beilage.

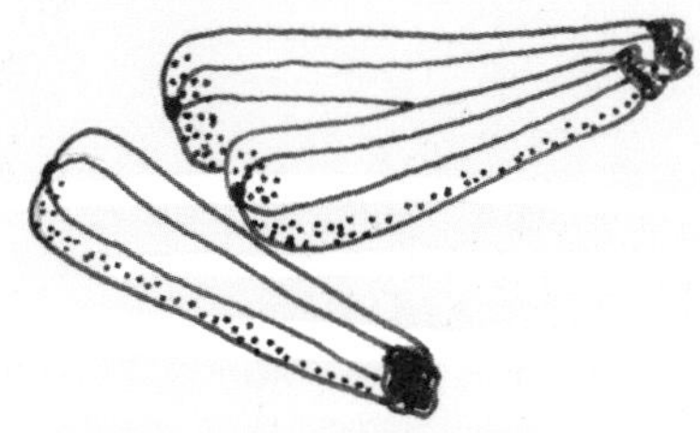

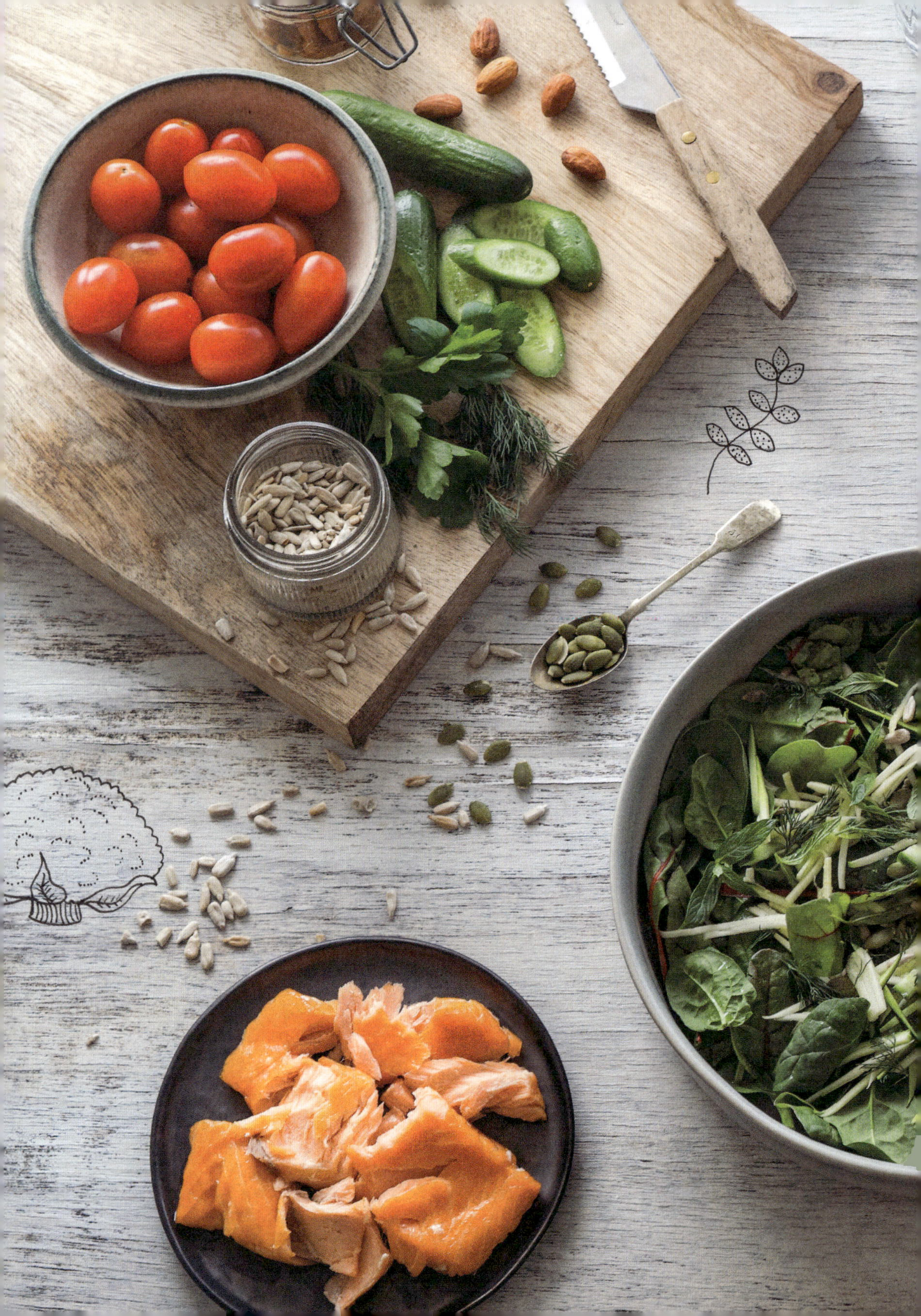

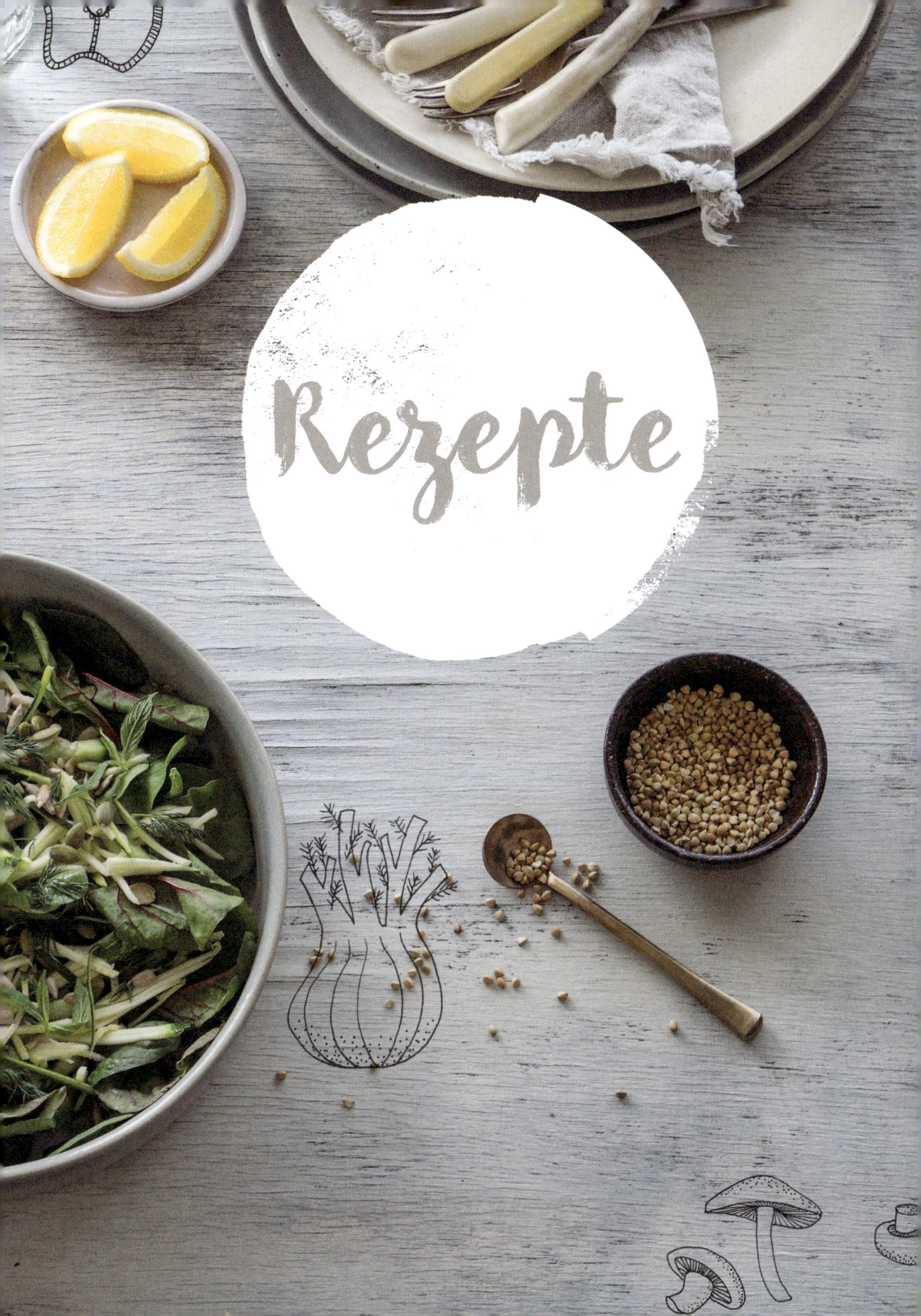

Rezepte

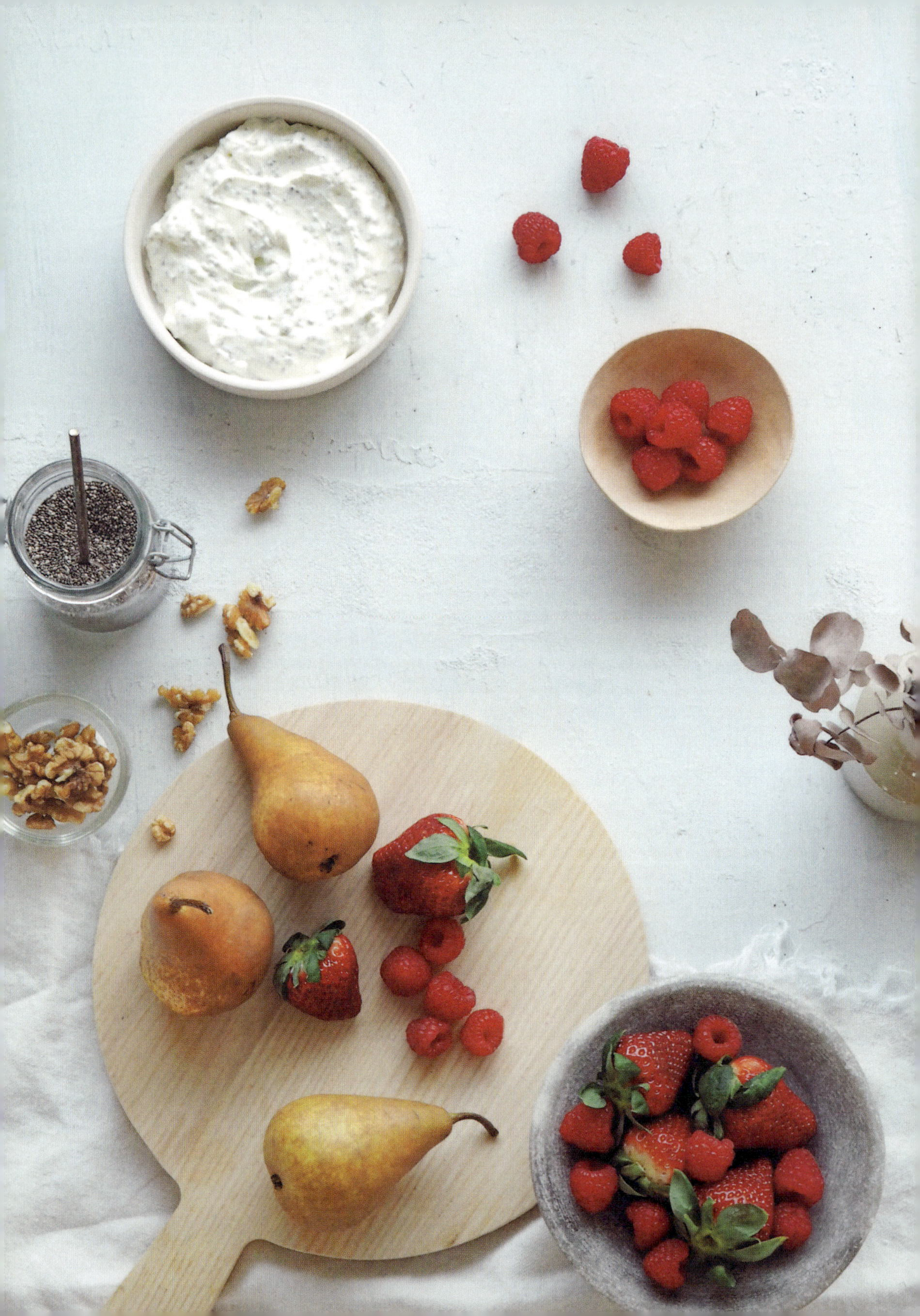

Frühstück

Joghurt

Mit Sicherheit die einfachsten Gerichte für das Frühstück, die sich auch noch für die kommende Woche vorbereiten lassen. Joghurts enthalten die perfekte Mischung aus Protein, „guten" Fetten und etwas Frischem. In etwas größerer Menge sind sie auch eine praktische Zwischenmahlzeit. Kaufen Sie einen Naturjoghurt ohne Zuckerzusatz. Wenn Sie an süße Joghurts gewöhnt sind, bereiten Sie Ihre Joghurtmischung für mehrere Tage vor und geben Sie gefrorene Himbeeren oder frische Passionsfrucht darauf. Diese durchmischen sich mit dem Joghurt und sorgen für die Süße. Wenn Sie keine Milchprodukte essen, nehmen Sie einen Kokosnussjoghurt als Grundlage.

Zubereitungszeit:
5 Minuten

1 Schüssel

200 g Naturjoghurt oder griechischer Joghurt
1 EL Chiasamen
1 TL Vanillepaste
1 EL LSM-Mix (3 Teile Leinsamen, 2 Teile Sonnenblumenkerne und 1 Teil Mandeln), gerieben

Zutaten verrühren und mindestens 15 Minuten in den Kühlschrank stellen.

Variationen

* Direkt vor dem Servieren eine Handvoll Himbeeren und drei oder vier grob gehackte Paranüsse hinzufügen.
* Einen Pfirsich in Spalten schneiden, fünf oder sechs geröstete Mandeln grob hacken und zusammen mit 1 Esslöffel gerösteten Kürbiskernen auf den Joghurt geben.
* 1 Esslöffel Kokosraspel unterrühren und in Scheiben geschnittene Banane, fünf oder sechs gehackte Cashewkerne und die geriebene Schale einer halben Limone darübergeben.

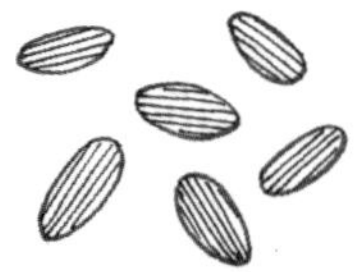

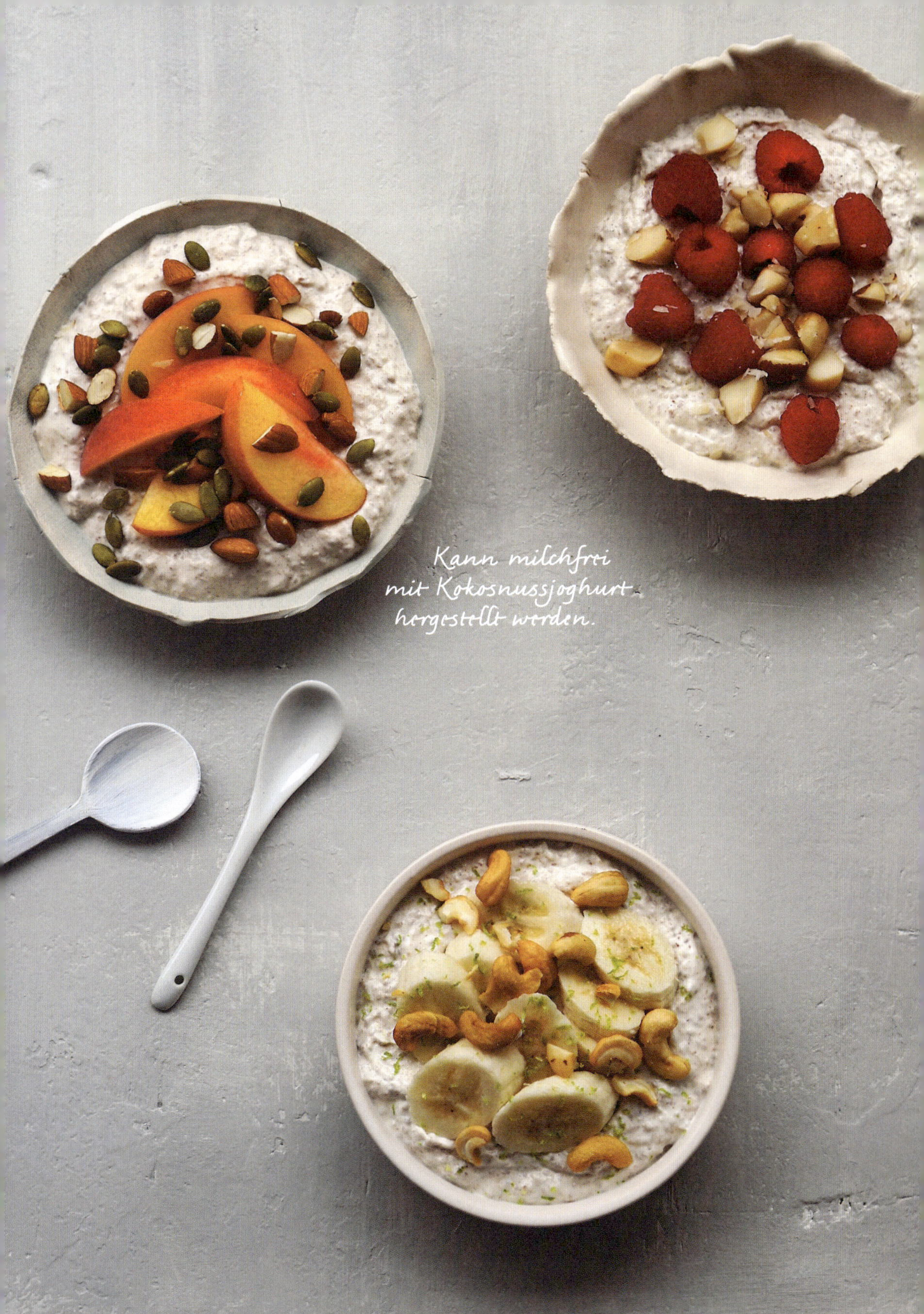
Kann milchfrei
mit Kokosnussjoghurt
hergestellt werden.

Rührei

MIT BROKKOLI UND BLUMENKOHL

Sieben Sorten Gemüse zu essen ist einfach, wenn Sie den Tag mit diesem Frühstück beginnen. Wer hätte gedacht, dass Brokkoli und Blumenkohl schon am Morgen köstlich schmecken? Diese Gemüsesorten sind bestimmt nicht das Erste, woran man bei Frühstück denkt, aber sie helfen dabei, überschüssiges Östrogen aus dem Körper zu bekommen. Daher ist dieses Rezept perfekt für alle, die unter PMS, Menstruationsschmerzen oder Endometriose leiden oder versuchen, schwanger zu werden.

Zubereitungszeit: 5 Minuten
Kochzeit: 20 Minuten

2 Portionen

6–8 Cherrytomaten
1 TL Olivenöl plus 1 EL extra
1 Zwiebel, fein geschnitten
150 g Blumenkohl, klein geschnitten
100 g Brokkoli, klein geschnitten
4 Eier, geschlagen
15 g glatte Petersilie, gehackt
35 g Schafskäse, zerkrümelt
fein geschnittene Kräuter zum Garnieren

Den Backofen auf 200 °C vorheizen. Die Cherrytomaten in eine feuerfeste Form geben, mit 1 Teelöffel Olivenöl besprenkeln und mit Salz und Pfeffer würzen. Die Tomaten direkt in den Ofen schieben, auch wenn die Temperatur noch nicht erreicht ist: Auf diese Weise sind sie rechtzeitig fertig.

Das restliche Olivenöl in einer mittelgroßen beschichteten Pfanne erhitzen, die Zwiebeln dazugeben, umrühren und für 2 Minuten andünsten.

Den Blumenkohl und den Brokkoli hinzufügen, umrühren und für weitere 8–10 Minuten dünsten, bis das Gemüse leicht gebräunt ist.

Die geschlagenen Eier in die Pfanne gießen und alles mit Salz und Pfeffer abschmecken. Die Eier einige Minuten unter sanftem Anrühren anstocken lassen. Zum Schluss die Petersilie hinzugeben und umrühren.

Vor dem Servieren mit dem Schafskäse und den geschnittenen Kräutern bestreuen. Die Backofentomaten dazu reichen.

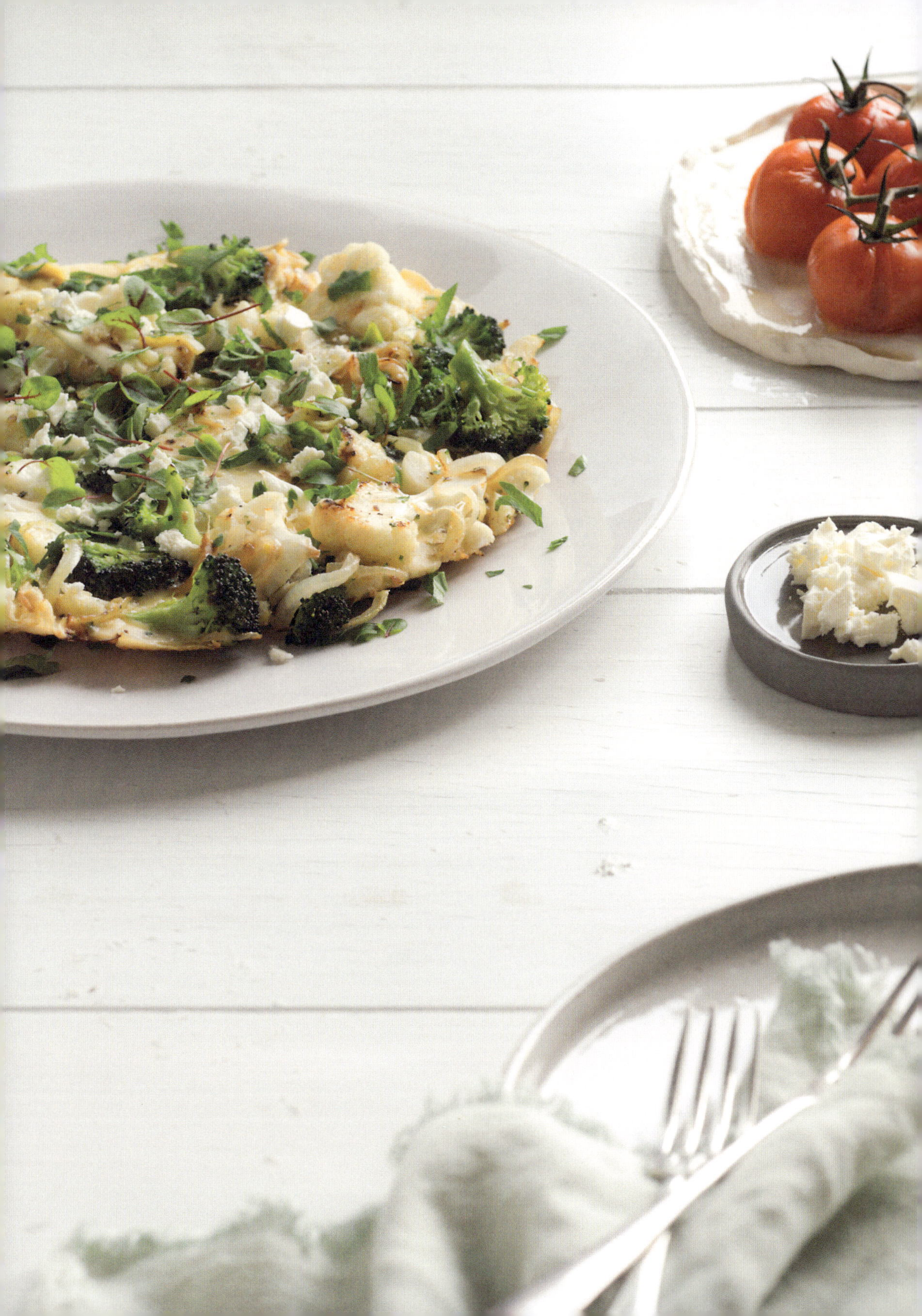

Rote Chili-Linsen

MIT HALLOUMI

Mit diesem Frühstück starten Sie am Wochenende locker in den Tag: eine nährstoffreiche vegetarische Mahlzeit voller Protein, Eisen und Ballaststoffe. Kochen Sie die Linsenmischung in größerer Menge vor, und heben Sie die Reste im Gefrierschrank für eine weitere Mahlzeit auf.

Zubereitungszeit: 15 Minuten
Kochzeit: 20 Minuten
2 Portionen

205 g rote Linsen
1 EL Olivenöl
1 kleine Zwiebel, gehackt
2 Knoblauchzehen, gehackt
2 EL Tomatenmark
½ frische rote Chilischote, fein gehackt
2 Eier
4 Scheiben Halloumi
junge Spinatblätter zum Garnieren

Die roten Linsen unter kaltem Wasser abspülen und braune Stellen entfernen. Das Olivenöl in einer mittelgroßen beschichten Pfanne erhitzen, die Zwiebel dazugeben. Einige Minuten andünsten, dann den Knoblauch hinzugeben und für einige weitere Minuten andünsten, bis Zwiebeln und Knoblauch weich sind. Die roten Linsen, 500 ml Wasser, Tomatenmark und Chili hinzufügen. Mit Pfeffer würzen und gründlich verrühren.

Zum Kochen bringen, dann 10–12 Minuten bei niedriger Temperatur köcheln lassen, gelegentlich umrühren.

Während die Linsen garen, kochen Sie die Eier nach Ihrem Geschmack (weich oder hart gekocht) und erhitzen eine kleine Bratpfanne auf mittlere Temperatur. Braten Sie die Halloumi-Scheiben etwa 2 Minuten auf jeder Seite, bis beide Seiten leicht gebräunt sind.

Vor dem Servieren die gekochten Linsen auf zwei tiefe Teller verteilen. Auf jede Portion zwei Scheiben Halloumi und ein gepelltes Ei legen. Eine gute Handvoll Spinatblätter darübergeben. Mit Salz würzen.

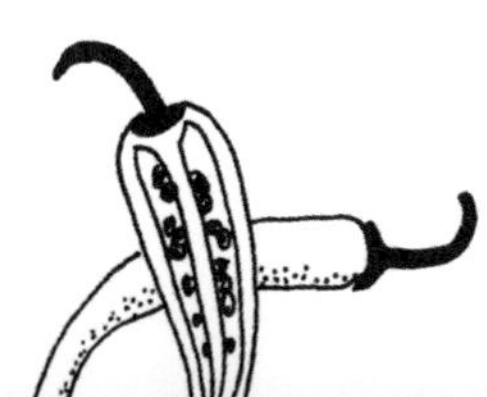

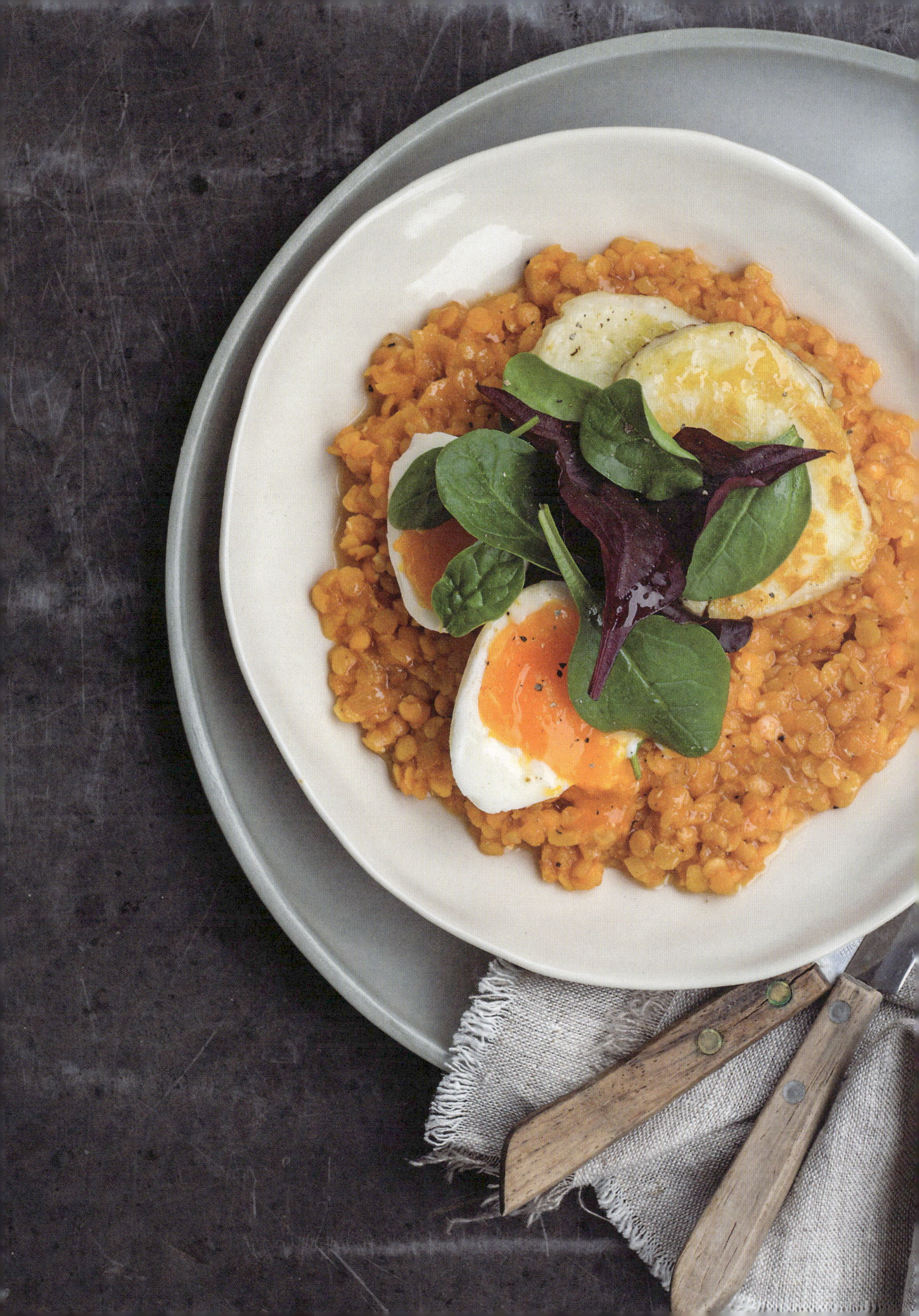

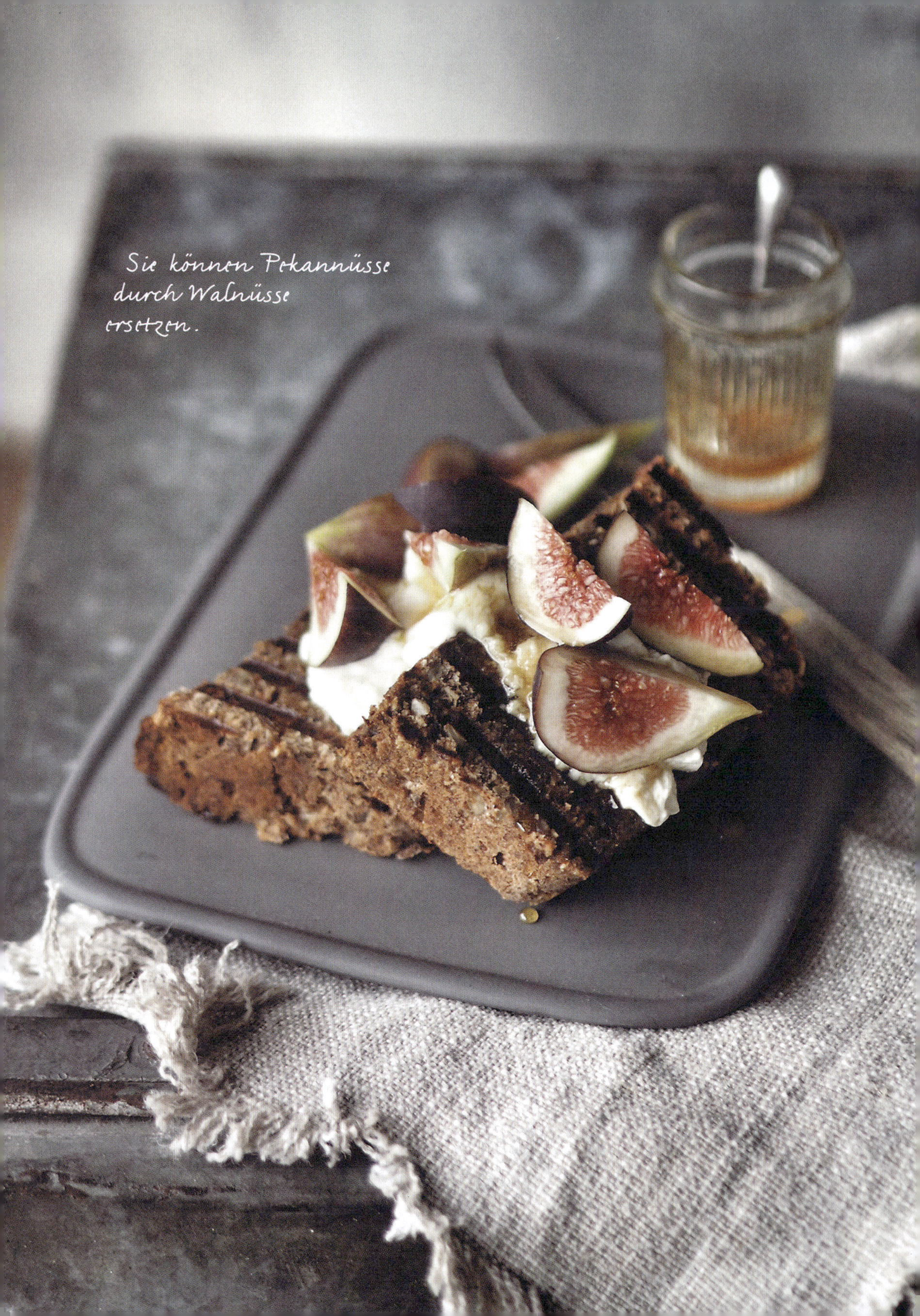
Sie können Pekannüsse
durch Walnüsse
ersetzen.

Nussiges Bananenbrot

Wenn Sie einige getreidefreie, nährstoffdichte Snacks zur Hand haben, ist es ein Kinderspiel, immer hochwertiges Essen auszuwählen. Ich mache dieses Bananenbrot ständig für meine Familie, die immer auf der Suche nach einem Leckerbissen ist. Reife Bananen lassen sich bestens aufbrauchen, und ich mache oft die doppelte Portion und friere eine Portion ein. Zusätzlich ist es ein supereinfaches Frühstück, das alle Kriterien erfüllt! Rösten Sie es einmal in einem Sandwichmaker, oder probieren Sie es als Zwischenmahlzeit mit hochwertiger Nussbutter bestrichen.

Zubereitungszeit:
15 Minuten
Backzeit: 50 Minuten

3 reife Bananen
4 Eier
2 EL Kokosöl
100 g geriebene Mandeln
30 g Kokosmehl
60 g Pekannüsse, grob gehackt
45 g Kokosraspel
45 g getrocknete Aprikosen, klein geschnitten
40 g Datteln, klein geschnitten
40 g Sonnenblumenkerne
40 g Leinsamen
1 TL Backpulver
2 TL gemahlener Zimt (optional) und zusätzlich
1 Apfel, in Spalten geschnitten (optional)

Den Ofen auf 180 °C vorheizen. Eine 11 x 22 cm große Backform einfetten und mit Backpapier auslegen.

Bananen in einer großen Schüssel zerdrücken, Eier und Kokosöl hinzugeben und gut verrühren. Alle anderen Zutaten, mit Ausnahme des Apfels und des zusätzlichen Zimts, in eine zweite große Schüssel geben und verrühren. Den Inhalt der einen Schüssel in die andere geben und alles umrühren, bis sich die Zutaten verbunden haben.

Den Teig in die vorbereitete Backform geben und die Apfelspalten darauf verteilen, mit dem zusätzlichen Zimt bestreuen (falls verwendet).

50 Minuten backen (oder bis kein Teig mehr an einem in die Mitte des Brots gestochenen Holzspieß kleben bleibt).

Das Brot geröstet mit Ricotta und Obst servieren.

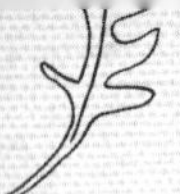

Champignon-Ricotta-Crêpes

Trotz des irreführenden Namens ist Buchweizen ein Samen und enthält weder Weizen noch Gluten. Er ist reich an Protein, Magnesium und B-Vitaminen. Gemäß unserer Philosophie, so viel wie möglich im Voraus vorzubereiten, können diese Crêpes eingefroren und gewärmt werden. Machen Sie ruhig die doppelte Portion und verwenden übrig gebliebene Crêpes als Wraps für Ihr Mittagessen. Beim Einfrieren trennen Sie die einzelnen Crêpes am besten durch ein Blatt Backpapier.

Zubereitungszeit: 15 Minuten
Kochzeit: 15 Minuten

2 Portionen

1 EL Olivenöl
1 Schalotte, fein gehackt
1 EL Butter
300 g braune Champignons, geviertelt
1 TL Koriandersamen
1 TL Salbeiblätter, fein gehackt
1 TL Rosmarinblätter, fein gehackt
1 Handvoll Rucola
1 EL Walnüsse, gehackt
3 TL Ricotta

Crêpes

100 g Buchweizenmehl
2 Eier
250 ml Milch
Butter zum Backen

Diese vielseitigen Crêpes eignen sich für Frühstück, Mittag- und Abendessen.

Olivenöl und Schalotte in eine mittelgroße Pfanne geben und bei mittlerer Temperatur einige Minuten dünsten. Butter, Champignons, Koriandersamen, Salbei und Rosmarin hinzugeben und 10 Minuten bei niedriger Temperatur dünsten, dann mit einigen Esslöffeln Wasser ablöschen.

Währenddessen die Crêpes zubereiten. Die Zutaten in eine Schüssel geben und verquirlen. Etwas Butter in einer mittelgroßen Pfanne schmelzen. Eine kleine Menge Teig eingießen und gleichmäßig möglichst dünn in der Pfanne verteilen. Backen, bis sich Blasen bilden, dann den Crêpe wenden. Jede Seite braucht einige Minuten. Für einen zweiten Crêpe wiederholen.

Zum Servieren einen Crêpe auf jeden Teller gleiten lassen und die Champignonmischung gleichmäßig jeweils auf eine Crêpehälfte verteilen. Etwas Rucola, Walnüsse und Ricotta darauf verteilen, den Crêpe zusammenfalten und servieren.

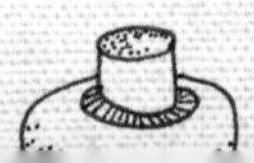

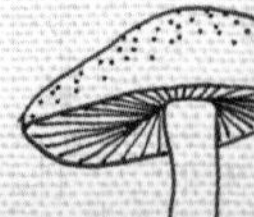

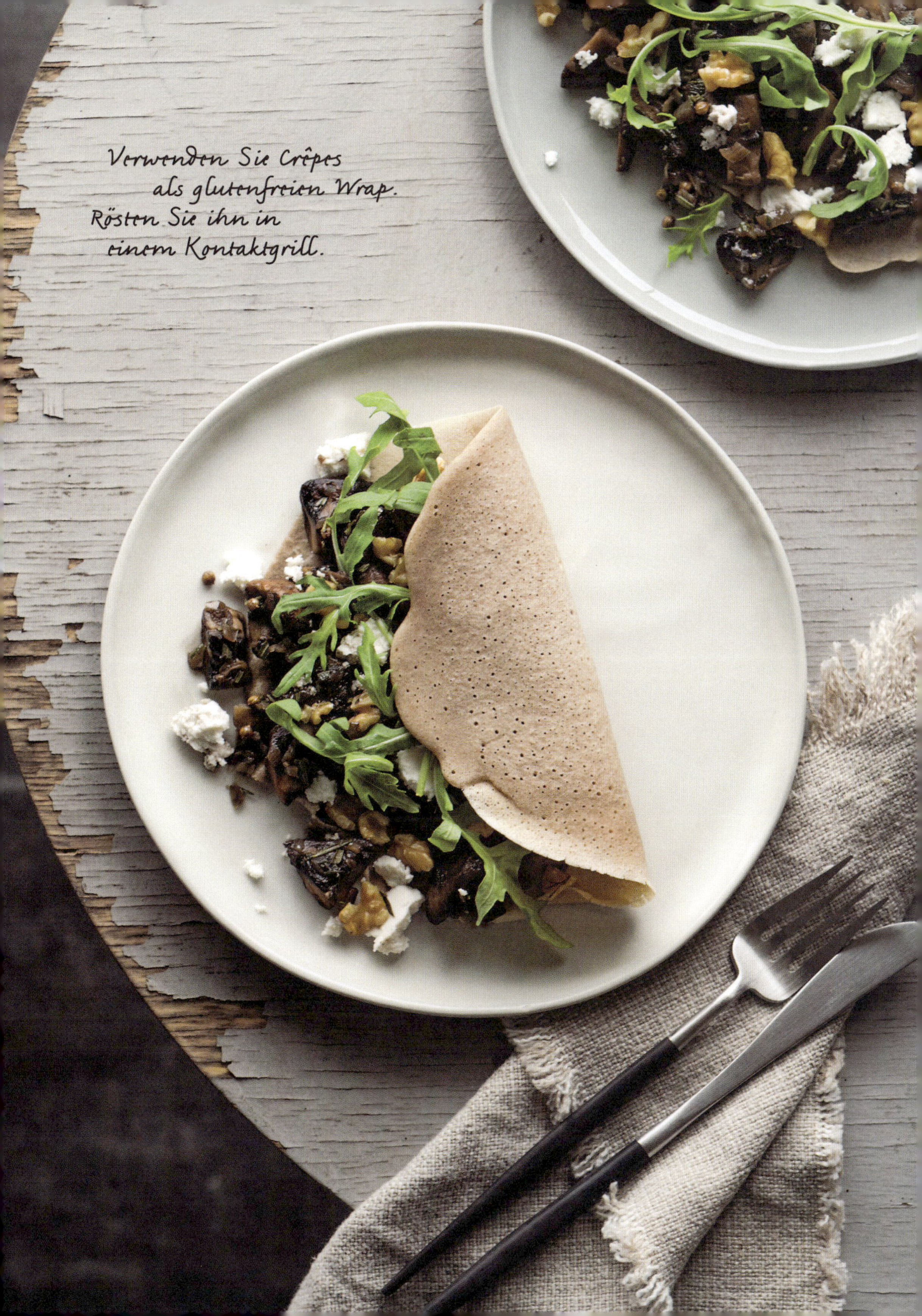

Verwenden Sie Crêpes als glutenfreien Wrap. Rösten Sie ihn in einem Kontaktgrill.

Geschichtete Eier

Diese schmackhafte Kombination aus Eiern mit hormonfreundlicher Avocado erhält durch einen Hauch Pesto, Chili und Zitrone ein besonderes Aroma. Das Protein in den Eiern und die „guten Fette“ in der Avocado tragen zur Stabilisierung des Blutzuckerspiegels bei und machen lange satt. Es ist das perfekte Frühstück für Frauen mit PCOS und alle, die Getreide möglichst aus ihrer Ernährung streichen wollen. Kochen Sie die Eier schon vorab, und Sie haben ein einfaches Frühstück für jeden Arbeitstag! Wenn Sie am Arbeitsplatz frühstücken, packen Sie alles am Abend vorher in Ihre Lunchbox und geben die Avocado direkt vor dem Essen dazu.

Zubereitungszeit: 10 Minuten
Kochzeit: 5 Minuten

1 Portion

½ Avocado
Saft von ¼ Zitrone
1 große Handvoll junger Spinatblätter
2 Eier, weich gekocht, hart gekocht oder pochiert
¼ frische rote Chilischote, in dünne Streifen geschnitten
1 EL Grünkohl-Minze-Pesto (siehe Seite 169)

Die Eier nach Geschmack zubereiten. Die Avocado mit einer Gabel zerdrücken und mit dem Zitronensaft mischen. Eine große Handvoll Spinatblätter auf einen Teller geben und die Eier darauf schichten. Die zerdrückte Avocado darüber verteilen und mit den Chilistreifen und Pesto garnieren.

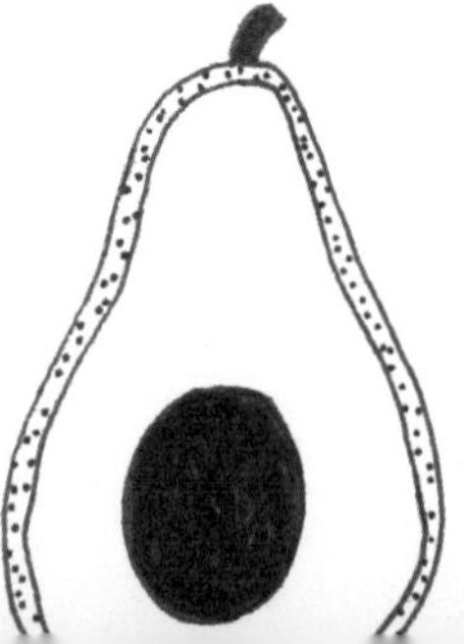

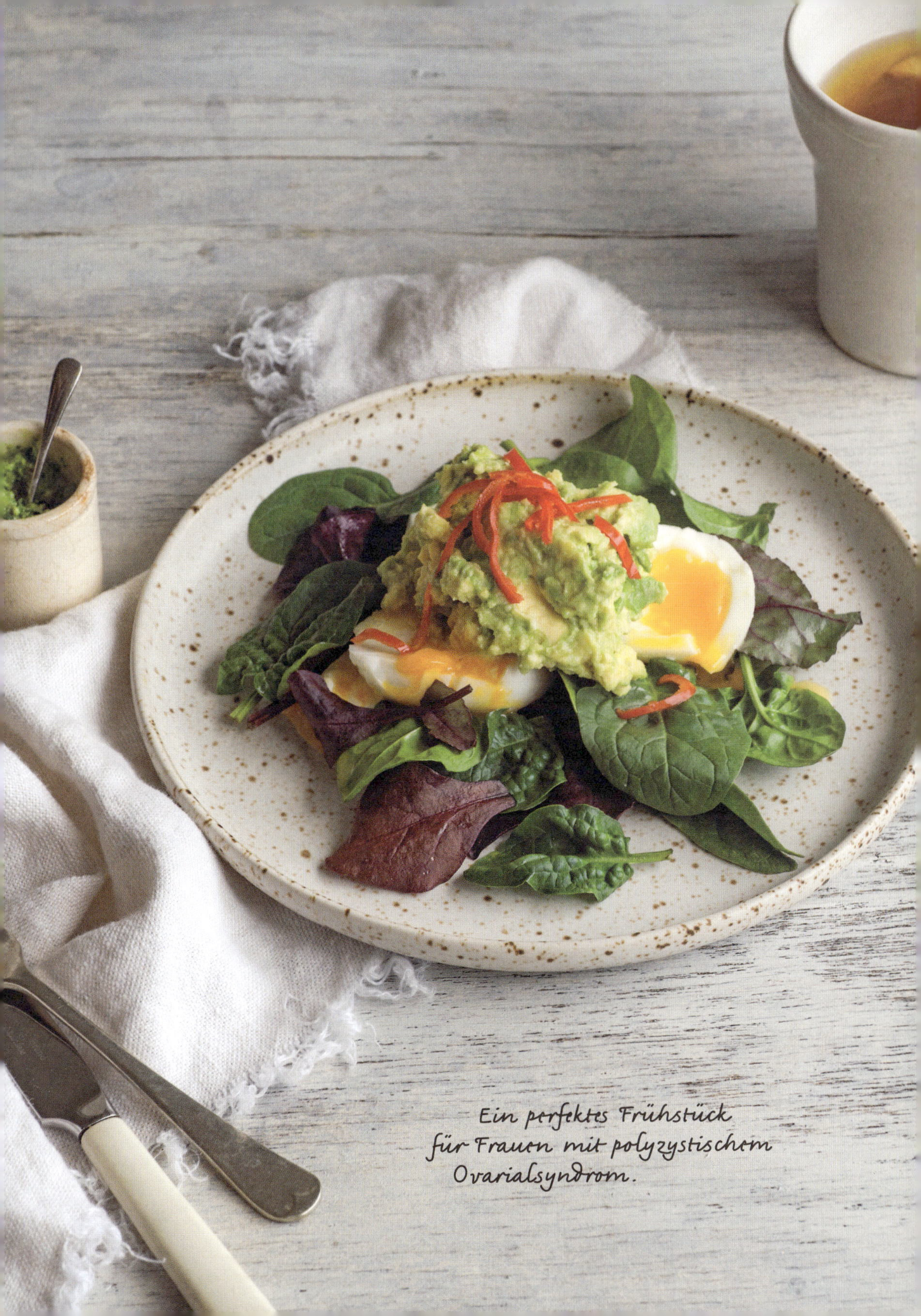

Ein perfektes Frühstück für Frauen mit polyzystischem Ovarialsyndrom.

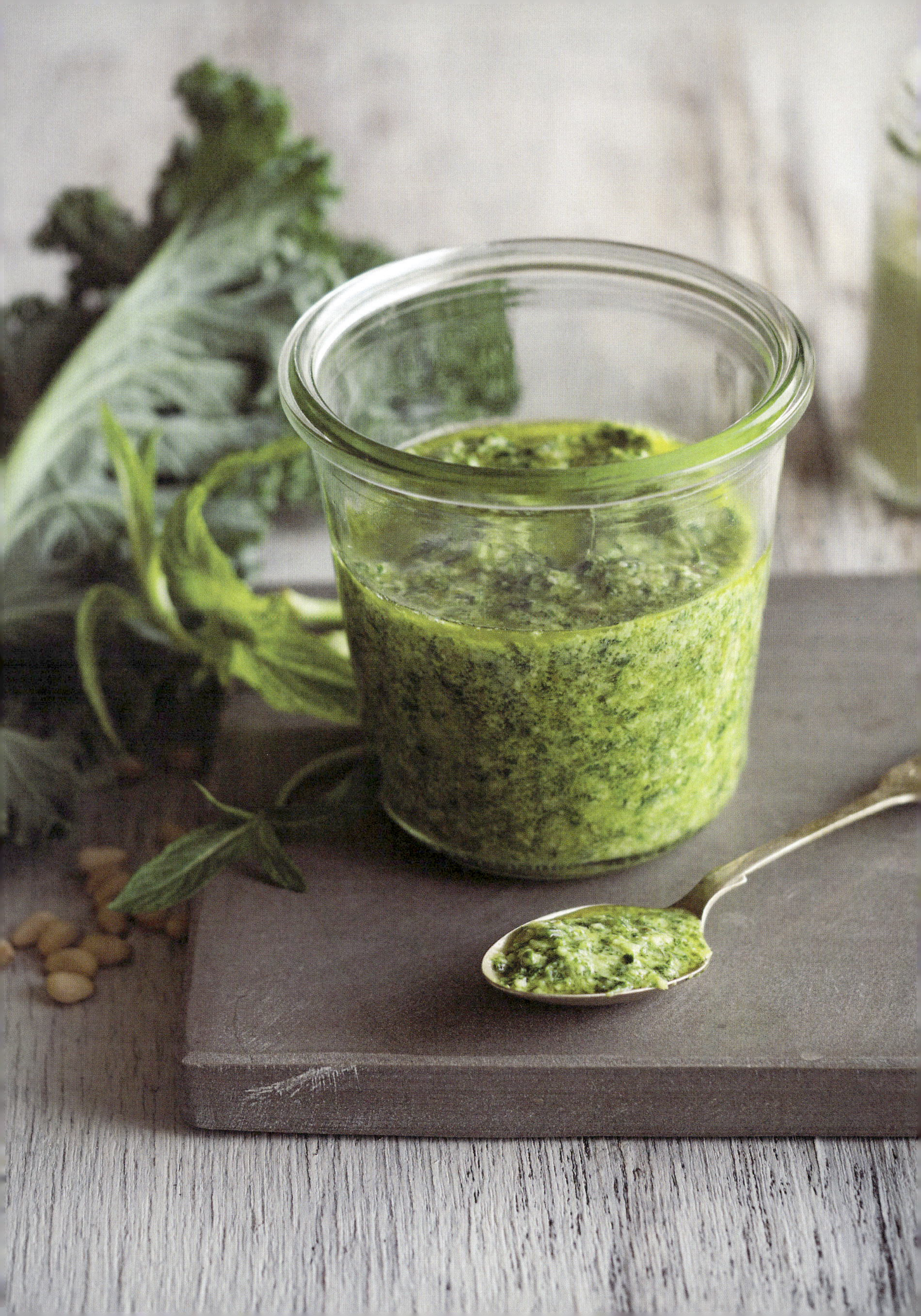

Grünkohl-Minze-Pesto

Pesto ist eines dieser wundervollen Würzmittel, das zu so vielem passt, eine Menge zusätzlicher Nährstoffe liefert und den Geschmack verfeinert. Die Zubereitung ist wirklich einfach. Probieren Sie ruhig verschiedene Kombinationen aus Kräutern, Blättern und Nüssen aus und erfinden Ihr eigenes Lieblingspesto.

Zubereitungszeit:
5 Minuten

Ergibt 250 g

2 Grünkohlblätter ohne Strunk
1 Handvoll Minzeblätter
1½ TL Kapern
1 TL Dijon-Senf
1 Knoblauchzehe
40 g Pinienkerne
60 ml natives Olivenöl extra
geriebene Schale und Saft von 1 Zitrone

Alle Zutaten in eine tiefe Schüssel geben, mit Salz und Pfeffer würzen. Mit dem Handmixer alle Zutaten zu einer leicht groben Paste pürieren. In einem Behälter im Kühlschrank aufbewahren und am besten alle Gerichte damit verfeinern!

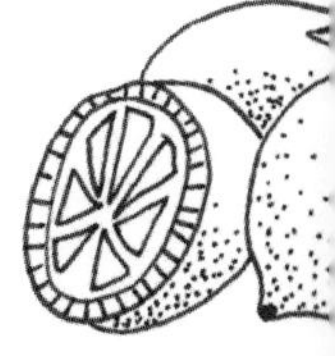

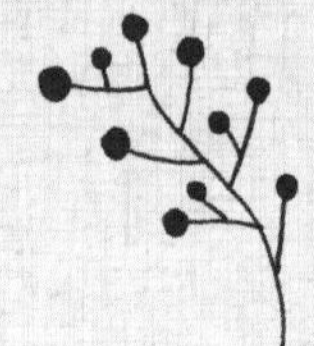

Chia-Porridge

Als ich das erste Mal Chia-Porridge entdeckte, war ich überrascht, wie ein Rezept ohne Haferflocken so wärmend und sättigend sein konnte. Chia enthält sehr viele Omega-3-Fettsäuren und ist damit die perfekte Wahl für ein Frühstück, das die Hormone ausgleicht. Dieses Rezept ist auch nützlich, um Entzündungen zu reduzieren und den Östrogenspiegel zu verbessern: perfekt für Frauen mit Endometriose. Sobald Sie mit dem Rezept vertraut sind, ist es leicht, den Geschmack zu ändern. Für einen „Wintertraum“ ersetzen Sie die Banane durch geriebenen Apfel und Zimt.

Zubereitungszeit: 5 Minuten
Kochzeit: 5 Minuten
2 Portionen

40 g Chiasamen
60 ml Milch (oder Mandel- oder Kokosmilch) plus etwas Milch zum Anrichten
½ Banane, zerdrückt
1 TL Vanillepaste
2 EL LSM-Mix (3 Teile Leinsamen, 2 Teile Sonnenblumenkerne und 1 Teil Mandeln), gerieben

Topping

1 EL geröstete Haselnüsse, grob gehackt
1 EL Himbeeren
1 TL Granatapfelkerne
1 TL Korinthen

Alle Zutaten mit 185 ml Wasser in einen Kochtopf geben und bei niedriger Temperatur unter ständigem Rühren 5 Minuten erwärmen.

Vor dem Servieren die Toppings und etwas Milch darübergeben oder mit Joghurt und Obstkompott servieren (siehe Seite 172).

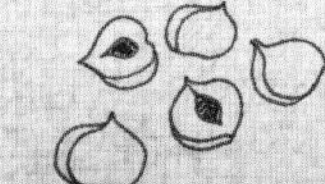

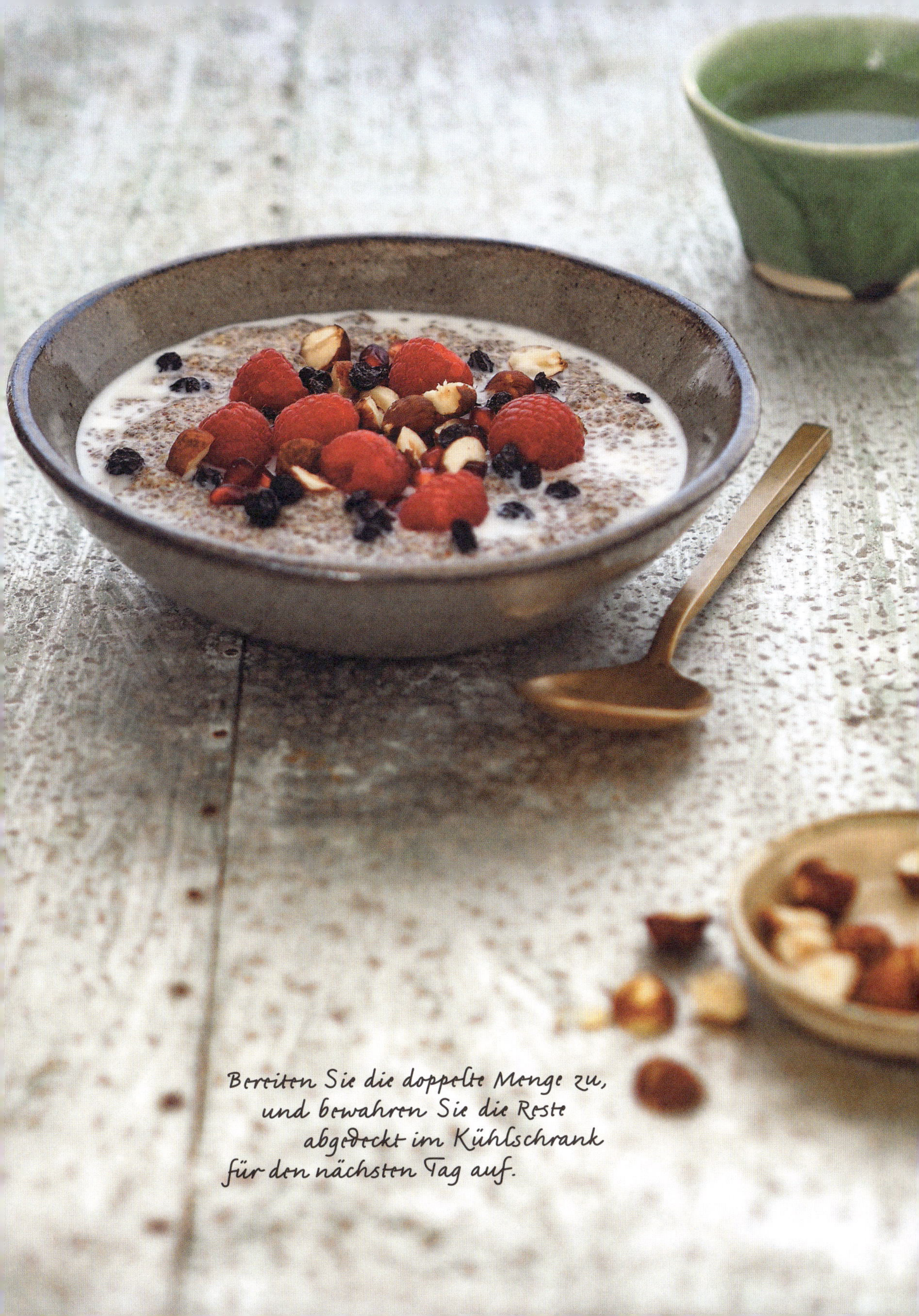

Bereiten Sie die doppelte Menge zu, und bewahren Sie die Reste abgedeckt im Kühlschrank für den nächsten Tag auf.

Obstkompott

Dieses Kompott lässt sich leicht in großen Mengen herstellen und dann portionsweise einfrieren. So können Sie es jederzeit schnell und einfach zum Süßen in Chia-Pudding oder Joghurt geben.

Zubereitungszeit: 5 Minuten
Kochzeit: 20 Minuten

4 Äpfel, geschält und in Spalten geschnitten
5–6 Pflaumen, in Spalten geschnitten
1 TL gemahlener Zimt (oder 1 Zimtstange)
1 TL gemahlener Piment
1 TL Vanillepaste (oder 1 Vanilleschote, längs aufgeschnitten)
3 Sternanise

Alle Zutaten in einen großen Topf geben und mit Wasser bedecken. Unter Rühren zum Kochen bringen. Bei niedriger Temperatur 15–20 Minuten kochen, dabei gelegentlich umrühren, bis das Obst weich und das Wasser etwas reduziert ist. Abkühlen lassen, dann das Kompott in einem luftdichten Behälter im Kühlschrank bis zu 1 Woche oder portionsweise im Gefrierschrank bis zu 3 Monate aufbewahren.

Wenn keine Saison für Pflaumen ist, verwenden Sie Birnen und eine halbe Tasse entsteinte Trockenpflaumen.

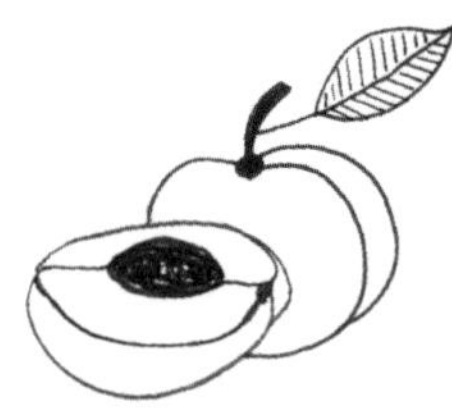

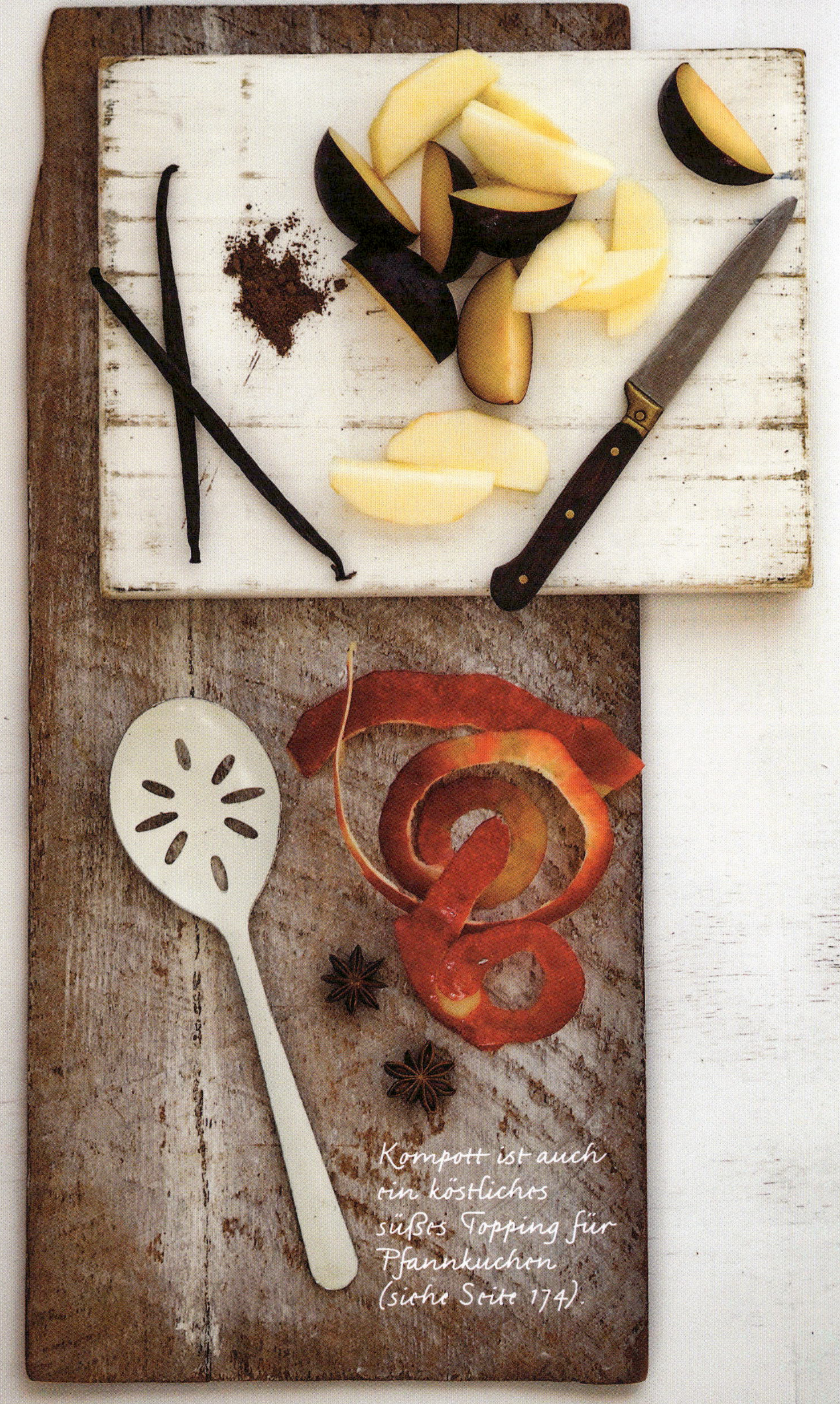

Kompott ist auch ein köstliches süßes Topping für Pfannkuchen (siehe Seite 174).

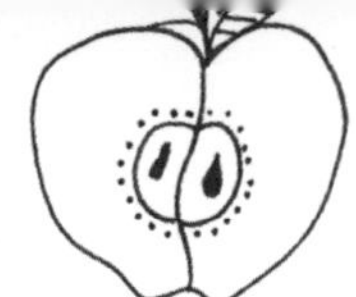

Bananenpfannkuchen

MIT BEEREN

Diese Pfannkuchen sind süß, köstlich und supereinfach herzustellen. Sie sind getreidefrei, proteinreich und perfekt für alle, die den Tag gerne mit etwas Süßem beginnen möchten. Sie eignen sich auch als schnelles Dessert nach dem Abendessen (meine ganze Familie liebt sie). Geriebene Mandeln zu verwenden ist eine einfache Methode, um Ihr Frühstück mit hormonfreundlichen „guten" Fetten aufzuwerten. Diese Pfannkuchen backen etwas langsamer als Pfannkuchen mit Mehl, aber es lohnt sich zu warten!

Zubereitungszeit:
5 Minuten
Kochzeit: 15 Minuten

1–2 Portionen
(3 Pfannkuchen)

1 Banane
2 Eier
1 TL gemahlener Zimt
1 TL Vanillepaste
25 g Mandelmehl
½ Apfel, gerieben
Butter zum Braten
Joghurt, Blaubeeren und Himbeeren zum Garnieren

Alle Zutaten (außer dem Apfel) mit einem Handmixer oder in einer Küchenmaschine gut verquirlen. Den geriebenen Apfel hinzufügen.

Eine große Pfanne bei niedriger bis mittlerer Temperatur heiß werden lassen, die Butter schmelzen und ein Drittel der Pfannkuchenmischung hineingießen. Backen, bis der Teig kleine Blasen wirft (etwa 2 Minuten), dann vorsichtig wenden und 1–2 Minuten auf der anderen Seite backen.
Mit dem restlichen Teig wiederholen. Am besten lässt man diese Pfannkuchen langsam und länger als Pfannkuchen aus Mehl backen.

Mit Joghurt und frischen Beeren der Saison garnieren.

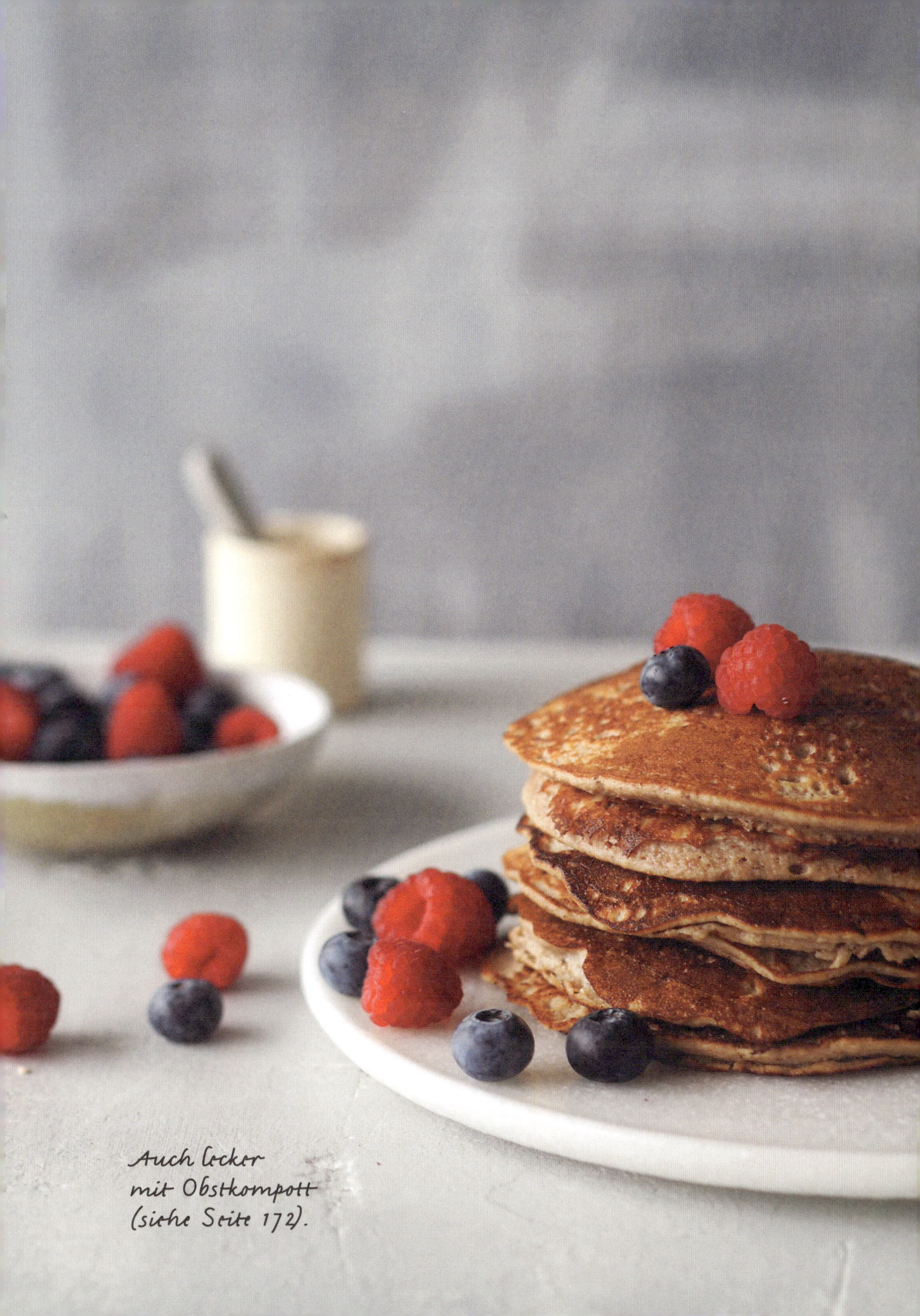

Auch lecker mit Obstkompott (siehe Seite 172).

Frucht-Samen-Schnitten

Die Zutaten für diese Schnitten enthalten viel Vitamin B6 und Magnesium, die für die Progesteronproduktion wichtig sind und dazu beitragen können, die Menstruation zu regulieren, die Stimmung aufzuhellen und PMS zu reduzieren. Die getrockneten Feigen, Nüsse und Samen enthalten auch reichlich Calcium und sollten regelmäßig gegessen werden, um die Knochengesundheit und die Östrogenproduktion zu unterstützen.

Zubereitungszeit:
10 Minuten

Ergibt 16 Riegel

150 g Paranüsse
160 g Mandeln
160 g entkernte Datteln
7 getrocknete Feigen
40 g Chiasamen
geriebene Schale von 1 Orange
Saft von ½ Orange
75 g Sonnenblumenkerne
75 g Kürbiskerne
1 EL Rosmarin, fein gehackt

Alle Zutaten in eine Küchenmaschine geben und zerkleinern, bis sich ein Teig ergibt. Eventuell esslöffelweise etwas Orangensaft dazugeben.

Ein Backblech mit Backpapier auslegen und den Teig darauf ausstreichen, gleichmäßig verteilen. Mit einem Teigschaber glätten.

Mindestens 1 Stunde oder über Nacht in den Kühlschrank stellen. Vom Blech herunterheben und in 16 Stücke schneiden. In einem luftdichten Behälter im Gefrierschrank bis zu 3 Monate aufbewahren.

Wenn Sie schon die Küchenmaschine ausgepackt haben, machen Sie doch gleich auch noch einige Bliss Balls (siehe Seite 204). Dann sind Sie bestens mit nahrhaften Snacks versorgt.

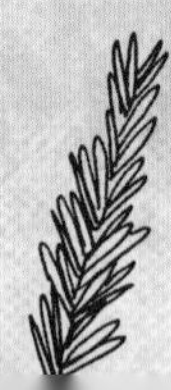

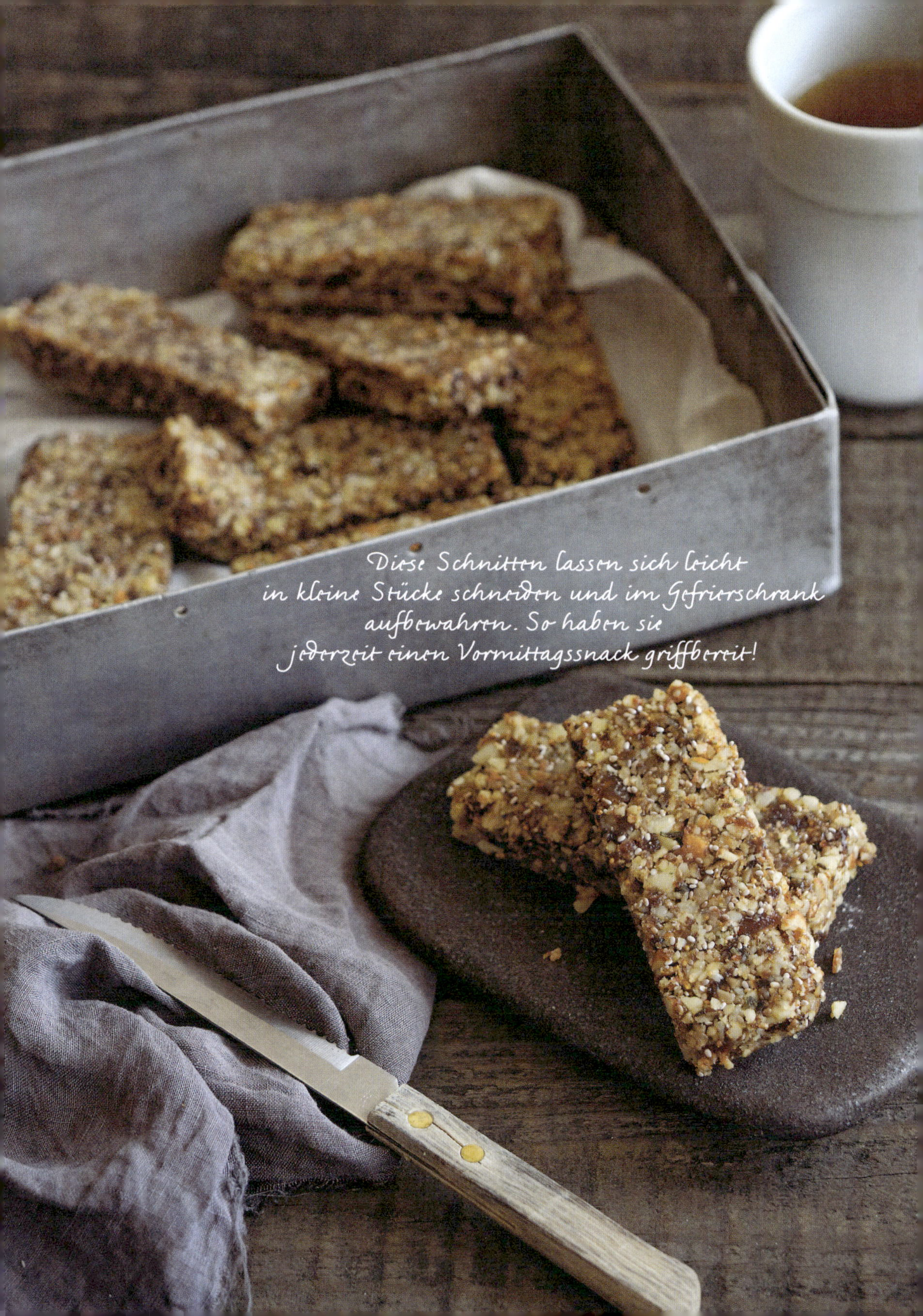

Diese Schnitten lassen sich leicht in kleine Stücke schneiden und im Gefrierschrank aufbewahren. So haben sie jederzeit einen Vormittagssnack griffbereit!

Smoothies

Großartig für die hormonelle Gesundheit! Alle Zutaten gründlich mixen, bis sie cremig sind (eventuell den Mixer zwischendurch schütteln).

Zubereitungszeit: 5 Minuten

Je 1 Portion

Wintersmoothie

20 g Rucola oder junger Spinat
2 EL Walnüsse
¾ kleine reife Birne, entkernt und klein geschnitten
1 EL frischer Ingwer, gehackt
1 Orange, geschält und klein geschnitten
50 g Eis

Sommersmoothie

150 g Ananasstücke
½ Zitrone, geschält und klein geschnitten
1 kleine Handvoll Minzeblätter
2 kleine Grünkohlblätter ohne Strunk oder 1 kleine Handvoll junge Spinatblätter
1 TL Chiasamen
75 ml Wasser
50 g Eis

Schokoladensmoothie

30 g Cashewkerne
1½ TL Rohkakaopulver
2 entkernte Datteln (idealerweise vorher in kochendem Wasser eingeweicht) oder ½ gefrorene Banane
150 ml Mandelmilch
150 g Eis

Beerentraum

1 TL Rohkakaopulver
1 Banane
60 g gefrorene Himbeeren
100 ml Kokosmilch
50 g Eis

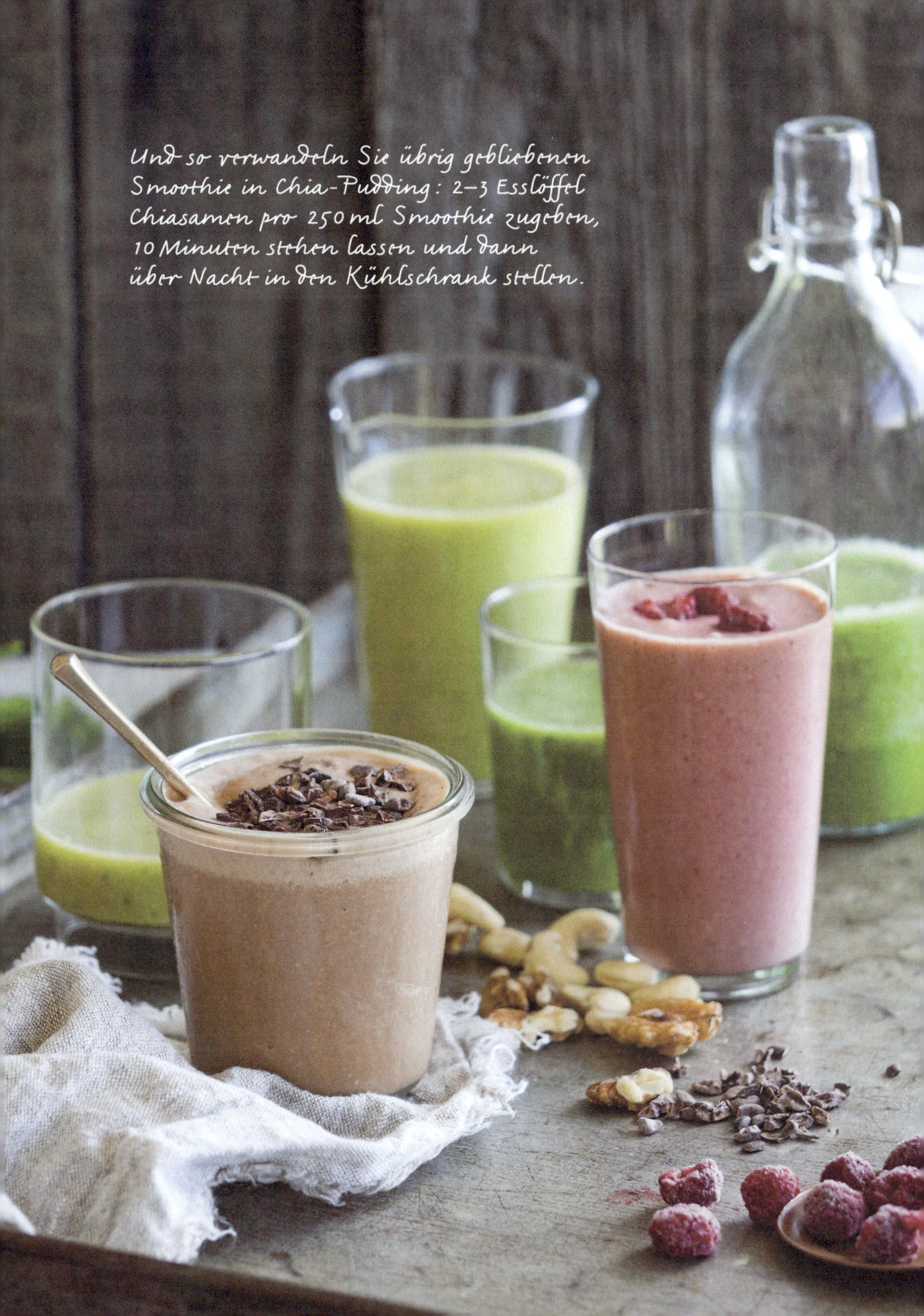

Und so verwandeln Sie übrig gebliebenen Smoothie in Chia-Pudding: 2–3 Esslöffel Chiasamen pro 250 ml Smoothie zugeben, 10 Minuten stehen lassen und dann über Nacht in den Kühlschrank stellen.

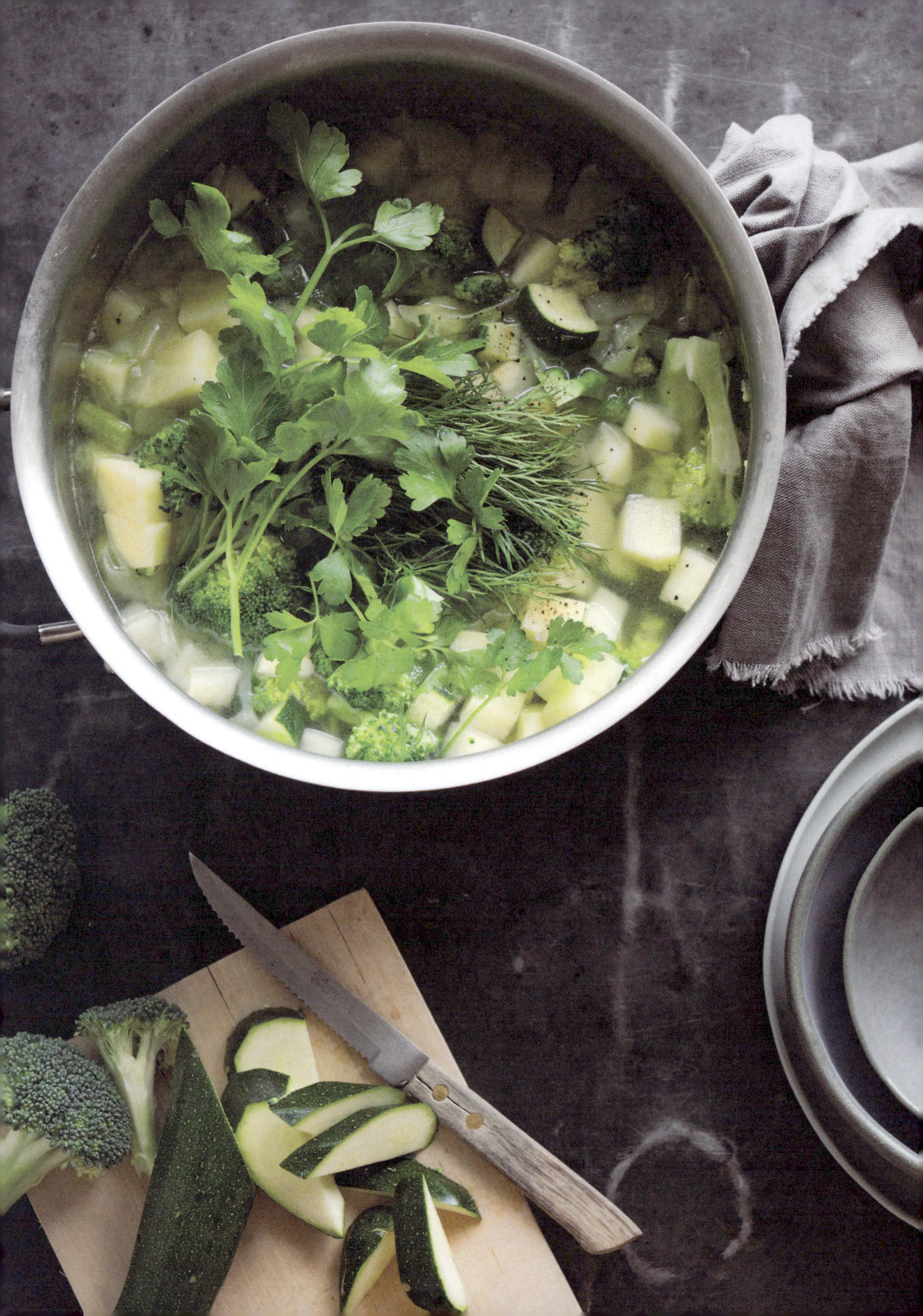

Mittagessen

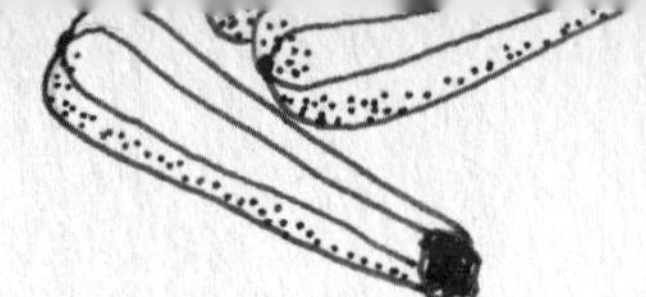

„Toasties"

Mithilfe eines Kontaktgrills können Sie aus gefüllten Buchweizen-Crêpes eine leckere Toasty-Variante zubereiten.

Zubereitungszeit: 5 Minuten
Kochzeit: 30 Minuten

Ergibt 7 Crêpes

Buchweizen-Crêpes

135 g Buchweizenmehl
250 ml Milch
2 Eier
Butter zum Backen

Die Zutaten in eine Schüssel geben und verquirlen. Etwas Butter in einer mittelgroßen Pfanne schmelzen. Eine kleine Menge Teig eingießen und gleichmäßig, möglichst dünn, in der Pfanne verteilen. Backen, bis sich Blasen bilden, dann den Crêpe wenden. Jede Seite braucht einige Minuten.

Den Kontaktgrill vorheizen. Die Crêpes fülllen und anschließend grillen, bis sie außen knusprig sind.

FÜLLUNGEN

* Pochiertes Huhn, Pesto und Rucola
* Zucchinistreifen, sonnengetrocknete Tomaten, Basilikum und Pinienkerne
* Thunfisch, Minipaprika, Tomate und Mini-Mozzarella (Bocconcini)
* Klein geschnittene Banane, Erdnussbutter und Kokosraspel

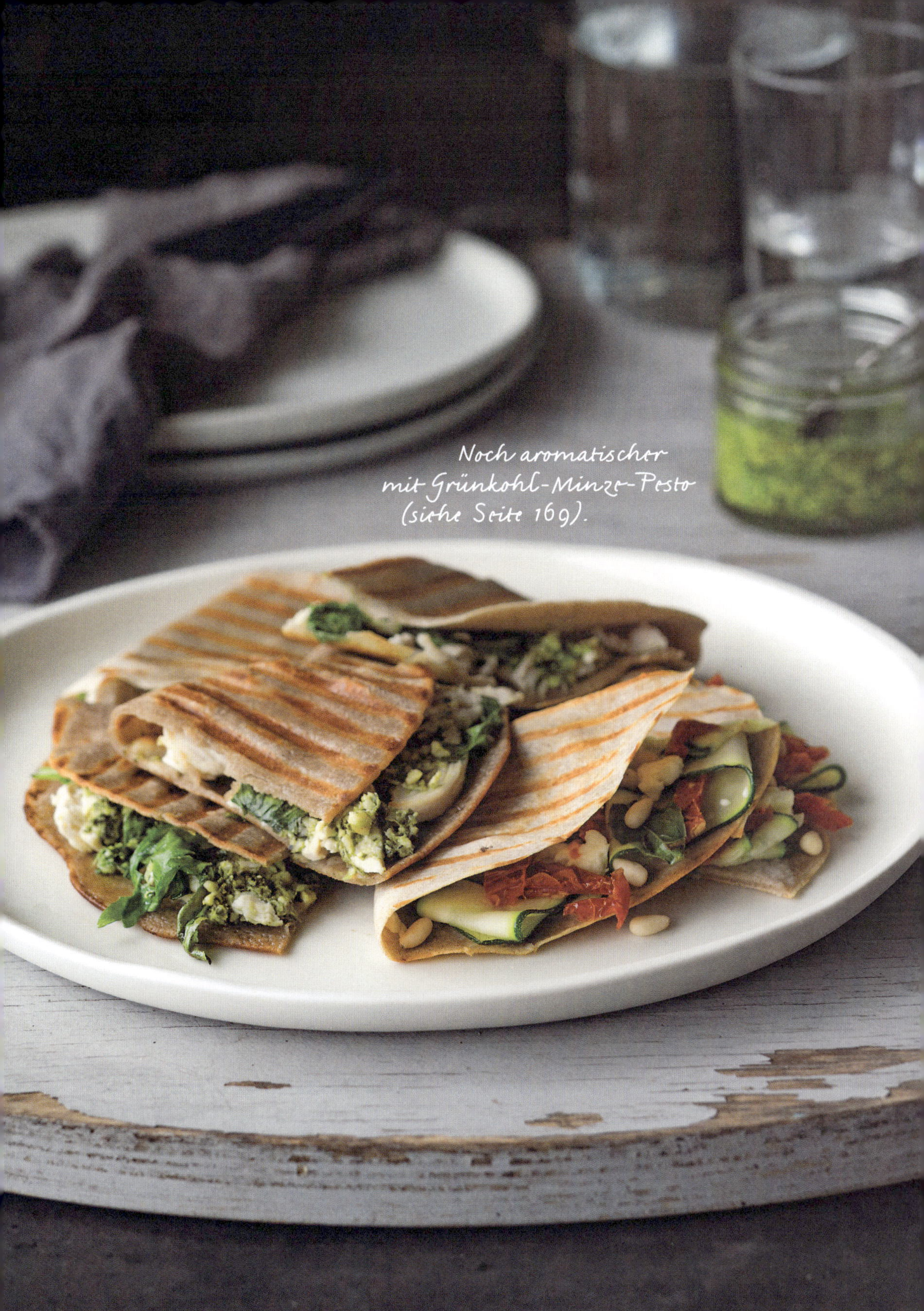

Noch aromatischer mit Grünkohl-Minze-Pesto (siehe Seite 169).

Samencracker

Manchmal braucht man einfach etwas zum Knabbern! Diese Cracker sind bestens für ein leichtes, sättigendes Mittagessen oder als Beilage zu Suppe geeignet. Leinsamen sind für Frauen mit PCOS ausgezeichnet, weil sie mit ihrer einzigartigen Kombination aus Ballaststoffen, „guten" Fetten und Protein zu einem stabilen Blutzuckerspiegel beitragen. Sollten kleine Stücke abbrechen, streuen Sie diese einfach über andere Gerichte. Bewahren Sie alle Reste gerösteter Samen griffbereit in einem Behälter auf, um sie über Salate und Suppen zu streuen.

Zubereitungszeit: 10 Minuten
Kochzeit: 50 Minuten
Ergibt 10 Cracker

160 g Leinsamen
1/3 Tasse gemischte Sonnenblumenkerne, Kürbiskerne, Chiasamen und Sesamsamen
3 EL geriebene Mandeln
2 TL Knoblauchpulver
1 TL geräuchertes Paprikapulver
Olivenöl-Spray, zum Einfetten

Wenn die Samenmischung nicht ganz verbraucht wird, streichen Sie den Rest auf einem zweiten Blech aus, und brechen es nach dem Backen in kleine Stücke. Schon haben Sie Cracker zum Dippen.

Den Ofen auf 180 °C vorheizen. Ein Backblech mit Backpapier auslegen. Alle Zutaten in einer Schüssel mit 310 ml Wasser mischen und umrühren. 15 Minuten stehen lassen.

Das Backblech mit Olivenöl-Spray besprühen und die Samenmischung auf dem Blech gleichmäßig, etwa 5 mm dick, ausstreichen. Mit einem Messer in 10 Rechtecke schneiden, damit sich die gebackenen Cracker später besser teilen lassen.

30 Minuten backen. Das Backblech aus dem Ofen nehmen und erneut entlang der Linien schneiden. Das Blech zurück in den Ofen schieben und weitere 20 Minuten backen.

Die Cracker auf dem Backblech auskühlen lassen, entlang der Linien auseinanderbrechen und in einem luftdichten Behälter 1 Monat lang aufbewahren.

IDEEN FÜR TOPPINGS

Diese Cracker können Sie gut auf die Arbeit mitnehmen und haben ein nährstoffreiches und köstliches Mittagessen zur Hand. Genießen Sie die Cracker mit einem der Dips auf Seite 188 oder mit den folgenden Toppings.

Avocado-Dressing (Seite 194), Mango, gehackte Macadamianüsse, Jalapeños, Thunfisch in Sashimi-Qualität, Koriander • geräucherter Lachs, Avocado, Walnüsse, Schafskäse, Zitrone • Kokoshuhn (Seite 211), Gurke, Cashewkerne, Minze • Hummus, Cherrytomaten, schwarze Oliven, Dukkah

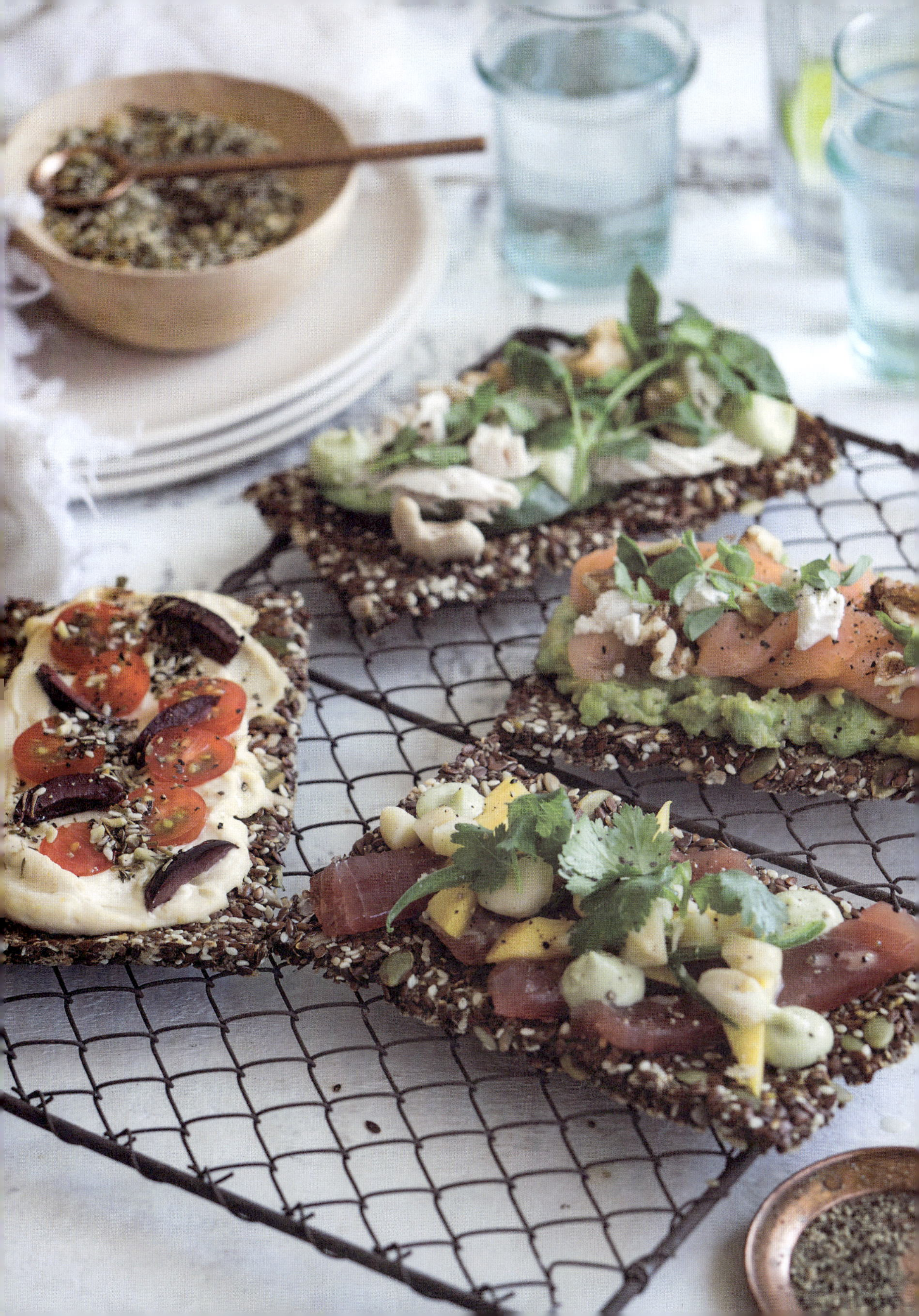

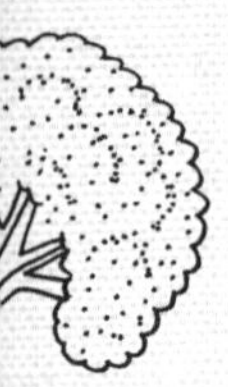

Grüne Supersuppe

Diese nahr- und schmackhafte Detox-Suppe lässt sich schnell und einfach zubereiten. Knoblauch, Porree und Zwiebel verleihen ihr zusätzlich antibakterielle und antivirale Komponenten – besser kann man das Immunsystem nicht unterstützen! Wie die meisten Suppen schmeckt auch diese am nächsten Tag bitter, nachdem alle Aromen Zeit hatten, sich zu vermischen. Kochen Sie eine Extraportion und frieren diese in kleineren Mengen ein.

Zubereitungszeit:
20 Minuten
Kochzeit: 35 Minuten

4 Portionen

1 EL natives Olivenöl extra
2 Stangen Porree, zerkleinert
1 Zwiebel, gehackt
3 Knoblauchzehen, grob gehackt
1 Bündel Spargel, grob zerkleinert
1 kleiner Brokkoli, grob zerkleinert
2 Zucchini, grob zerkleinert
1 große Kartoffel, zerkleinert
2 Handvoll Kräuter (zum Beispiel Petersilie und Minze)
1 Liter Bio-Hühnerbrühe
280 g tiefgefrorene grüne Erbsen
1 Handvoll junge Spinatblätter plus 5–6 Blätter zum Garnieren
1 EL Ricotta zum Garnieren
5 geröstete Mandeln, grob gehackt, zum Garnieren

Olivenöl in einer schweren Bratpfanne mit dickem Boden erhitzen, Porree, Zwiebel und Knoblauch zugeben und einige Minuten weich dünsten. Mit Salz und Pfeffer würzen.

Alle Zutaten außer Erbsen und Spinat zugeben. Mit Wasser bis 3 cm über dem Gemüse auffüllen. Zum Kochen bringen, dann etwa 30 Minuten bei niedriger Temperatur köcheln lassen. Erbsen und Spinat zugeben und weitere 2 Minuten kochen. Sehr cremig pürieren.

Vor dem Servieren mit dem cremigen Ricotta, Spinatblättern und gerösteten Mandeln garnieren.

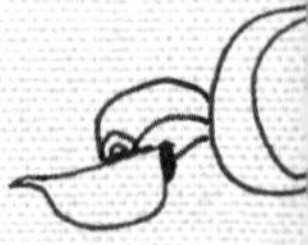

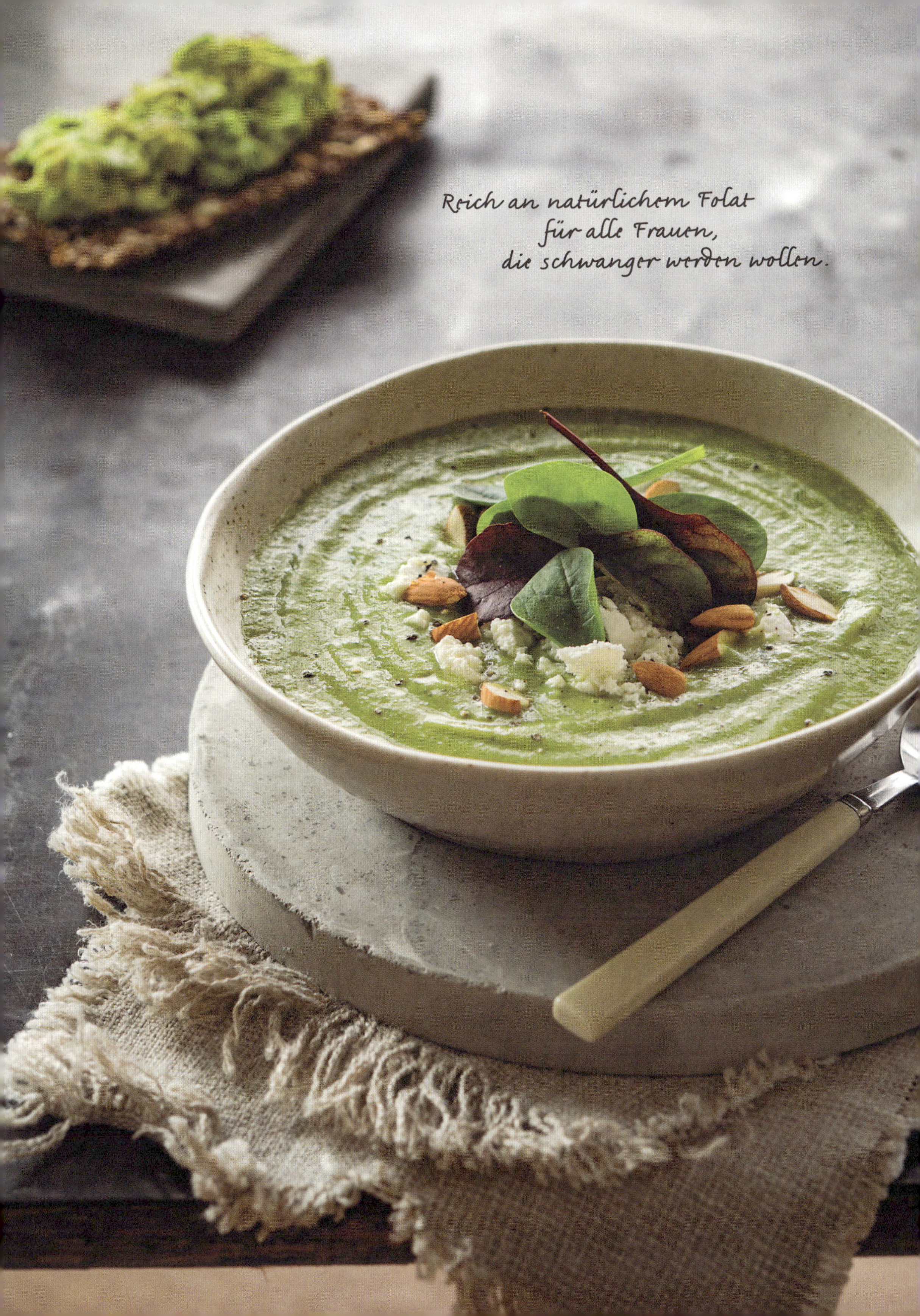
Reich an natürlichem Folat
für alle Frauen,
die schwanger werden wollen.

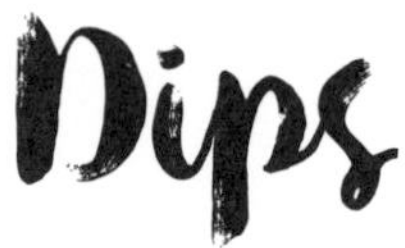

Dips

Reichen Sie diese Dips mit rohem Gemüse oder auf Samencracker (Seite 184) gestrichen als leichtes Mittagessen.

Zubereitungszeit: 10 Minuten

Ergibt etwa 350 g

Super-Guacamole

1 ½ Avocados
1 EL Limonensaft
⅓ Paprikaschote, gehackt
1 Handvoll Koriander
5–6 Cherrytomaten, gehackt
2 TL Sonnenblumenkerne
1 EL gekochte Maiskörner (vom Kolben)
fein gehackte Chilischote oder Jalapeño, optional

Avocado zerdrücken und mit den restlichen Zutaten mischen.

Zubereitungszeit: 15 Minuten

Ergibt etwa 500 g

Thai-Süßkartoffel-Dip

1 Süßkartoffel, zerkleinert
3 TL rote Currypaste
80 g Cashewkerne
2 EL Kokosmilch
1 TL Tamari
3 EL Olivenöl
1 Handvoll Koriander plus einige Blätter zum Garnieren
Saft von ½ Limone
1 TL gemahlener Kurkuma
Chili und gehackte Cashewkerne oder geröstete Kokosnuss zum Garnieren

Die Süßkartoffel 10 Minuten in Wasser kochen, bis sie weich ist. Abgießen und mit den restlichen Zutaten in eine Küchenmaschine geben (oder den Handmixer verwenden). Wasser esslöffelweise zugeben, bis der Dip eine cremige Konsistenz hat. Mit Koriander, Chili, Cashewkernen oder Kokosnuss garnieren.

Zubereitungszeit: 5 Minuten

Ergibt etwa 340 g

Dip aus weißen Bohnen und Knoblauch

400 g Butterbohnen oder Cannellini-Bohnen aus der Dose, abgegossen
1 kleine Knoblauchzehe
abgeriebene Schale und Saft von 1 Zitrone
2 EL Tahini
2 EL Olivenöl
1 TL gemahlener Sumak
1 TL gemahlener Kumin
1 TL Paprikapulver
Olivenöl, geröstete Pinienkerne und Granatapfelkerne zum Garnieren

Alle Zutaten in eine Küchenmaschine geben, mit Salz und Pfeffer würzen und cremig mixen. Falls erforderlich, esslöffelweise Wasser zugeben, bis der Dip glatt und cremig ist. Mit Olivenöl besprenkeln und mit gerösteten Pinienkernen und Granatapfelsamen bestreuen.

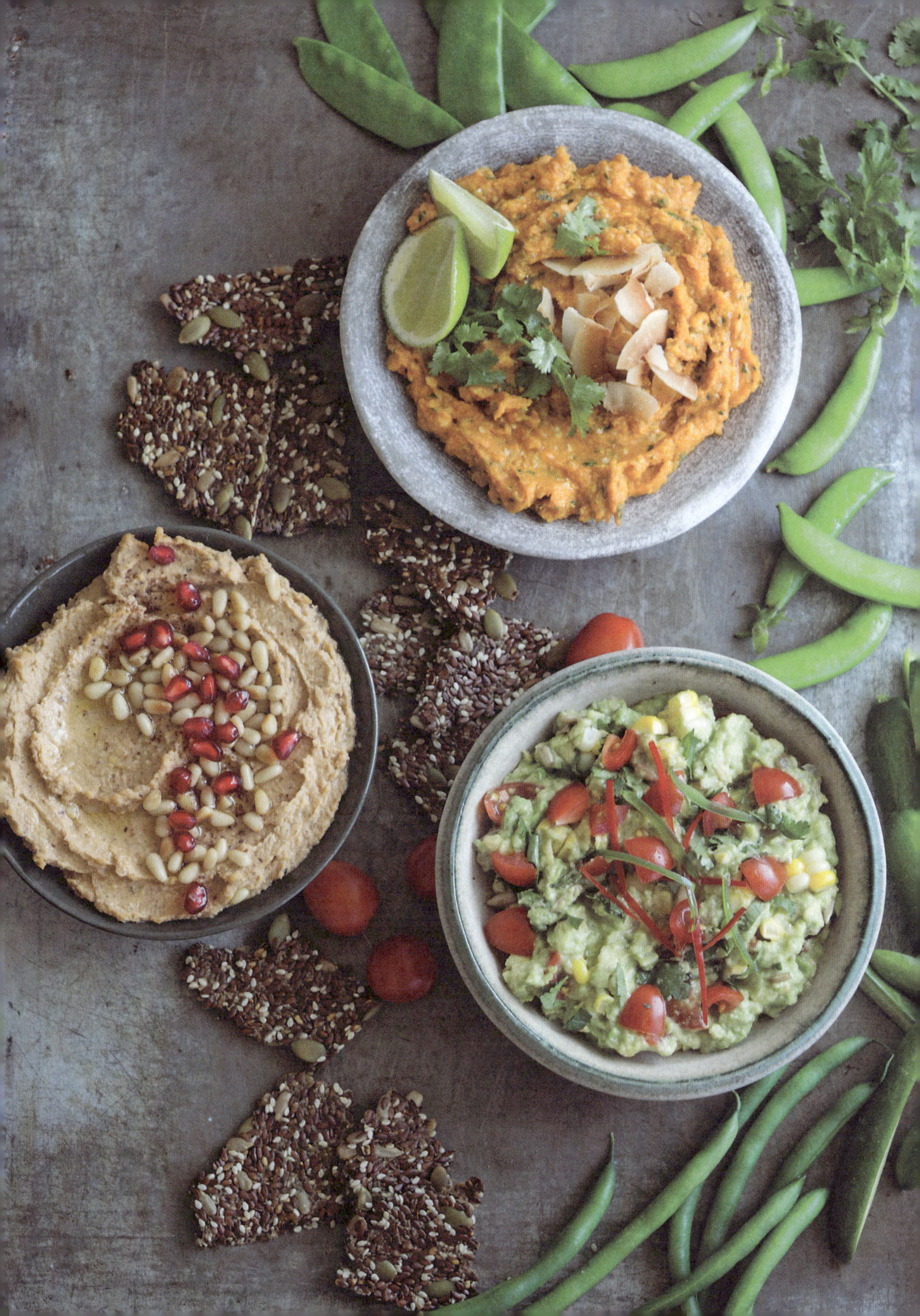

Geröstete Blumenkohlsuppe

Der Blumenkohl in dieser herzhaften Suppe macht sie sehr cremig, und selbst Menschen, die Blumenkohl nicht mögen, wird dieses Gericht wahrscheinlich schmecken. Blumenkohl gehört zu den Kohlgemüsen, die für ihre hormonausgleichenden und östrogenausscheidenden Wirkungen bekannt sind. Die Hühnerknochenbrühe fördert eine gesunde Verdauung und bringt zusätzliche Nährstoffe. Die Toppings aus Schafskäse, Petersilie und Haselnüssen machen dieses Gericht zu etwas ganz Besonderem, aber Sie könnten auch sehr gut das cremige Tahini-Dressing (siehe Seite 200) zum Verfeinern verwenden.

Zubereitungszeit: 20 Minuten
Kochzeit: 1 Stunde, 20 Minuten
4 Portionen

1 ganzer Blumenkohl
2 große oder 4 kleine Zwiebeln, in Spalten geschnitten
1 Fenchelknolle, in Spalten geschnitten
6 Knoblauchzehen, nicht geschält
Olivenöl-Spray
1 Kartoffel, klein geschnitten
2 EL Thymianblätter
2 TL gemahlener Kardamom
2 TL gemahlener Kumin
1 TL Paprikapulver
1 Liter Knochenbrühe vom Huhn
Milch (optional)
Petersilie, Schafskäse und geröstete Haselnüsse zum Garnieren

Den Backofen auf 200 °C vorheizen. 2 große Backbleche mit Backpapier auslegen.

Den Blumenkohl in etwa 4 cm große Stücke schneiden. Die Blumenkohlstücke, Zwiebel- und Fenchelspalten und die ungeschälten Knoblauchzehen auf den vorbereiteten Blechen verteilen und mit Salz und Pfeffer würzen.

Mit Olivenöl besprühen und 40 Minuten rösten, bis das Gemüse leicht gebräunt ist.

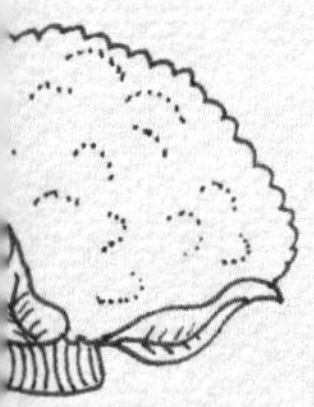

Das geröstete Gemüse in einen großen Topf geben, die Schale des leicht gerösteten Knoblauchs dabei entfernen. Kartoffelstücke, Thymian, Kardamom, Kumin, Paprikapulver und Hühnerbrühe zugeben. Eventuell etwas Wasser zugeben, bis das Gemüse bedeckt ist.

Zum Kochen bringen, dann bei niedriger Temperatur etwa 30 Minuten lang köcheln. Mit dem Handmixer sehr fein pürieren. Für eine cremigere Suppe etwas Milch zugeben. Mit gehackter Petersilie, zerkrümeltem Schafskäse und gehackten Haselnüssen bestreuen.

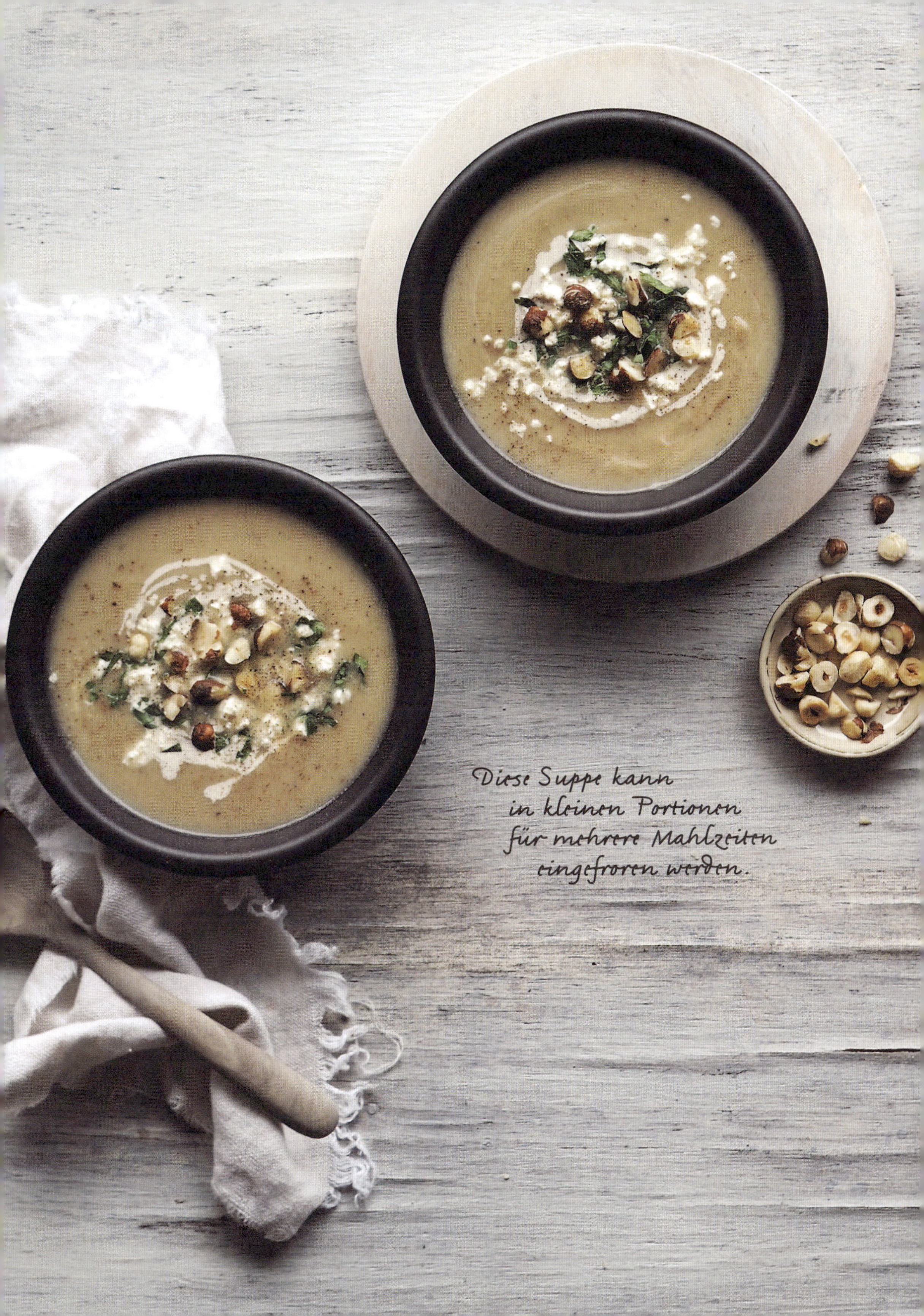

Diese Suppe kann
in kleinen Portionen
für mehrere Mahlzeiten
eingefroren werden.

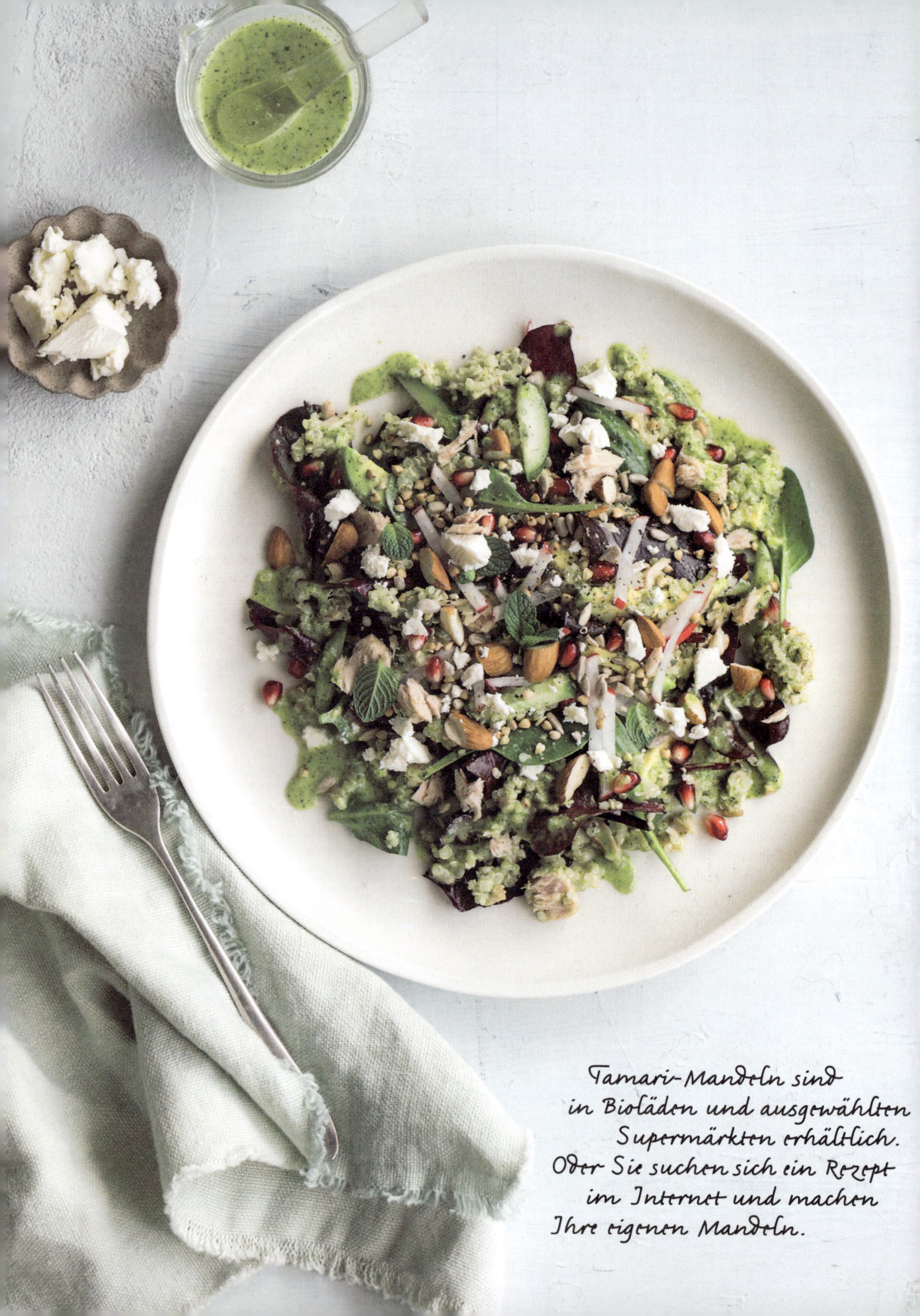

Tamari-Mandeln sind in Bioläden und ausgewählten Supermärkten erhältlich. Oder Sie suchen sich ein Rezept im Internet und machen Ihre eigenen Mandeln.

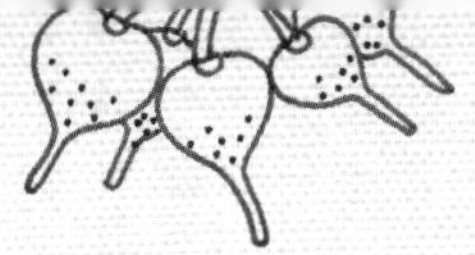

Quinoa-Salat

MIT THUNFISCH

Dieser einfache Salat kann leicht in doppelter Menge für mehrere Mittagessen oder ein leichtes Abendessen zubereitet werden. Kochen Sie mehr Quinoa, die Sie für ein weiteres Mittagessen oder das leckere Huhn mit Quinoa-Kruste (siehe Seite 222) zum Abendessen verwenden können. Buchweizengrütze ist nicht nur nährstoffreich, sondern auch wirklich knusprig. Einfach in eine mittelgroße Bratpfanne geben und einige Minuten unter Rühren rösten, bis die Grütze leicht gebräunt und knusprig ist.

Zubereitungszeit:
10 Minuten

1–2 Portionen

½ Tasse gekochte Quinoa
1 Handvoll Spinatblätter
95 g Dosenthunfisch
¼ Landgurke, klein geschnitten
¼ Avocado, klein geschnitten
1 Radieschen, gestiftelt
1 TL Buchweizengrütze, geröstet
1 TL Sonnenblumenkerne
1 EL Granatapfelkerne
1 EL Schafskäse, zerkrümelt
1 EL Tamari-Mandeln
Kräuter, zum Beispiel Petersilie und Dill, zum Garnieren
Grünes Kräuterdressing (siehe Seite 200)

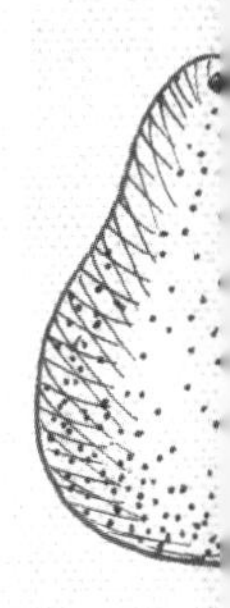

Quinoa, Spinat, Thunfisch, Gurke, Avocado und Radieschen in einer Schüssel mischen. Mit Buchweizengrütze, Sonnenblumenkernen, Granatapfelkernen, Schafskäse, Mandeln und Kräutern garnieren.

Grünes Kräuterdressing darübergeben und mit Salz und Pfeffer würzen.

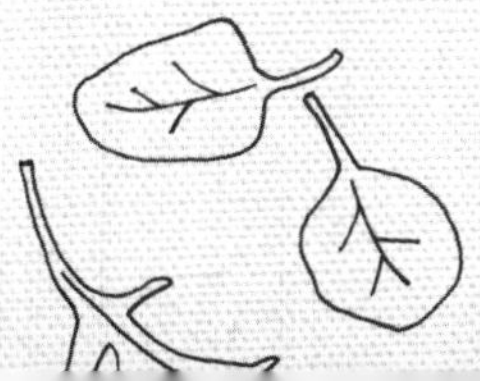

Kohlsalat mit Huhn

UND AVOCADO-DRESSING

Dieser Kohlsalat ist ein Muss für alle Frauen mit den Symptomen eines relativen Östrogenüberschusses, wie Flüssigkeitsretention, Gewichtszunahme, Stimmungsschwankungen, Endometriose oder Subfertilität. Weißkohl und Rettich in diesem Rezept enthalten beide einen Stoff mit der Bezeichnung Diindolylmethan (DIM), der dabei hilft, überschüssiges Östrogen über die Leber auszuscheiden, und auch im Hinblick auf seine Wirksamkeit bei Brustkrebs untersucht wurde.

Zubereitungszeit: 30 Minuten
Kochzeit: 15 Minuten

2 Portionen

Avocado-Dressing
Zubereitungszeit: 20 Minuten

Ergibt 225 g

500 g Hühnerbrust
270 ml Kokoscreme
2 Tassen Chinakohl, fein geschnitten
75 g Rotkohl, fein geschnitten
140 g Fenchel, fein geschnitten
15 g Dill, gehackt
15 g glatte Petersilie, gehackt
2 Radieschen, gestiftelt
1 EL geröstete Sonnenblumenkerne
1 EL geröstete Buchweizengrütze
1 EL geröstete Kürbiskerne

Avocado-Dressing

40 g Cashewkerne
½ Avocado
2 EL Zitronensaft
1 EL Olivenöl
1 EL Tahini
1 EL karamellisierter Rotweinessig

Die Hühnerbrust in einen Topf geben und die Kokoscreme zufügen. Mit Wasser auffüllen, bis das Huhn vollständig von Flüssigkeit bedeckt ist. Zum Kochen bringen, dann bei niedriger Temperatur 12–15 Minuten köcheln, bis das Huhn gar ist. Das Huhn 5 Minuten in der Flüssigkeit ruhen lassen, dann herausnehmen und in dünne Scheiben schneiden oder mit der Gabel in kleine Stücke teilen.

In einer zweiten Schüssel beide Kohlsorten mit Fenchel, Dill und Petersilie miteinander vermischen und auf zwei Salatschalen verteilen. Zerkleinertes Huhn, Radieschen, Sonnenblumenkerne, Buchweizengrütze und Kürbiskerne darauf verteilen und mit Salz und Pfeffer würzen.

Für das Avocado-Dressing die Cashewkerne in eine Schüssel geben, mit heißem Wasser bedecken und 15 Minuten einweichen. In der Zwischenzeit Avocado, Zitronensaft, Olivenöl, Tahini und Rotweinessig in einen Smoothiemaker oder eine Küchenmaschine geben. Mit Salz und Pfeffer würzen und 80 ml Wasser zugeben. Die abgekühlten Cashewkerne abgießen und zu den restlichen Zutaten geben. Mixen, bis eine sehr glatte Creme entstanden ist. Den Salat großzügig mit dem Avocado-Dressing beträufeln.

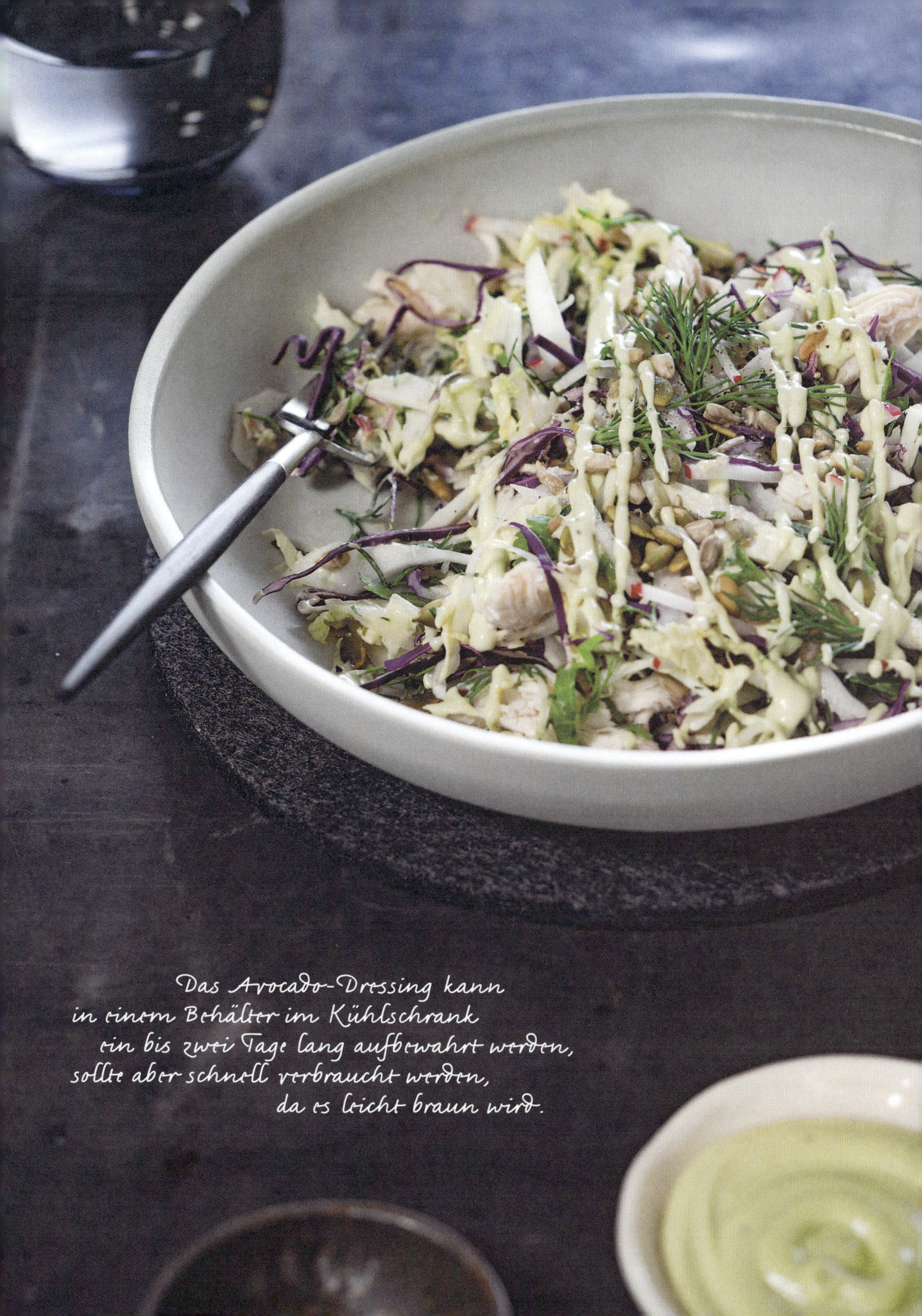

Das Avocado-Dressing kann
in einem Behälter im Kühlschrank
ein bis zwei Tage lang aufbewahrt werden,
sollte aber schnell verbraucht werden,
da es leicht braun wird.

Grünkohl-Brokkoli-Salat

Dieser Salat lässt sich mit vielen anderen Gerichten kombinieren, schmeckt aber auch alleine sehr gut. Für ein nahrhaftes Mittagessen geben Sie einfach etwas übrig gebliebenes Huhn, Thunfisch oder Lachs darüber. Dieser Salat kann dazu beitragen, einen relativen Östrogenüberschuss zu lindern. Essen Sie ihn deshalb regelmäßig, wenn Sie unter Erschöpfung, schneller Gewichtszunahme, Heißhunger auf Zucker, starken Perioden oder Stimmungsschwankungen leiden. Wenn Sie dieses Rezept nur für sich alleine zubereiten, reicht die Menge für mindestens zwei Mittagessen aus. Geben Sie deshalb die Avocado und das Dressing erst unmittelbar vor dem Servieren dazu. Dieser Salat schmeckt am besten mit fein zerkleinerten Zutaten wie beim Tabouleh-Salat.

Zubereitungszeit:
15 Minuten

2–3 Portionen

1 kleiner Brokkoli (nur die Spitzen)
1 Grünkohlblatt ohne Strunk und fein geschnitten
½ Landgurke, klein geschnitten
15 g glatte Petersilie, gehackt
8 Cherrytomaten, geviertelt
3 EL Granatapfelkerne
1 EL Sonnenblumenkerne
1 EL Tamari-Mandeln, gehackt
1 EL Kürbiskerne
1 EL Korinthen
1 Avocado, in kleine Scheiben geschnitten
1 Spritzer Zitronensaft
Grünes Kräuterdressing (siehe Seite 200) zum Garnieren

Alle Zutaten in eine Schüssel geben und gut mischen. Mit Salz und Pfeffer würzen und mit viel grünem Kräuterdressing servieren.

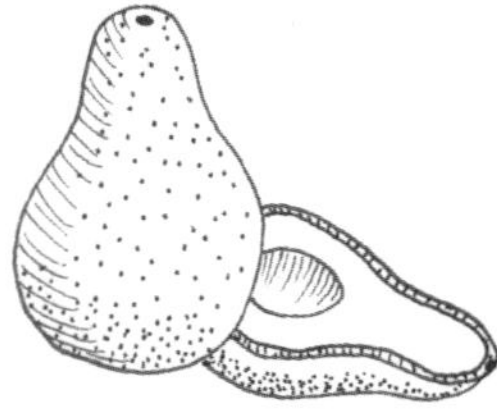

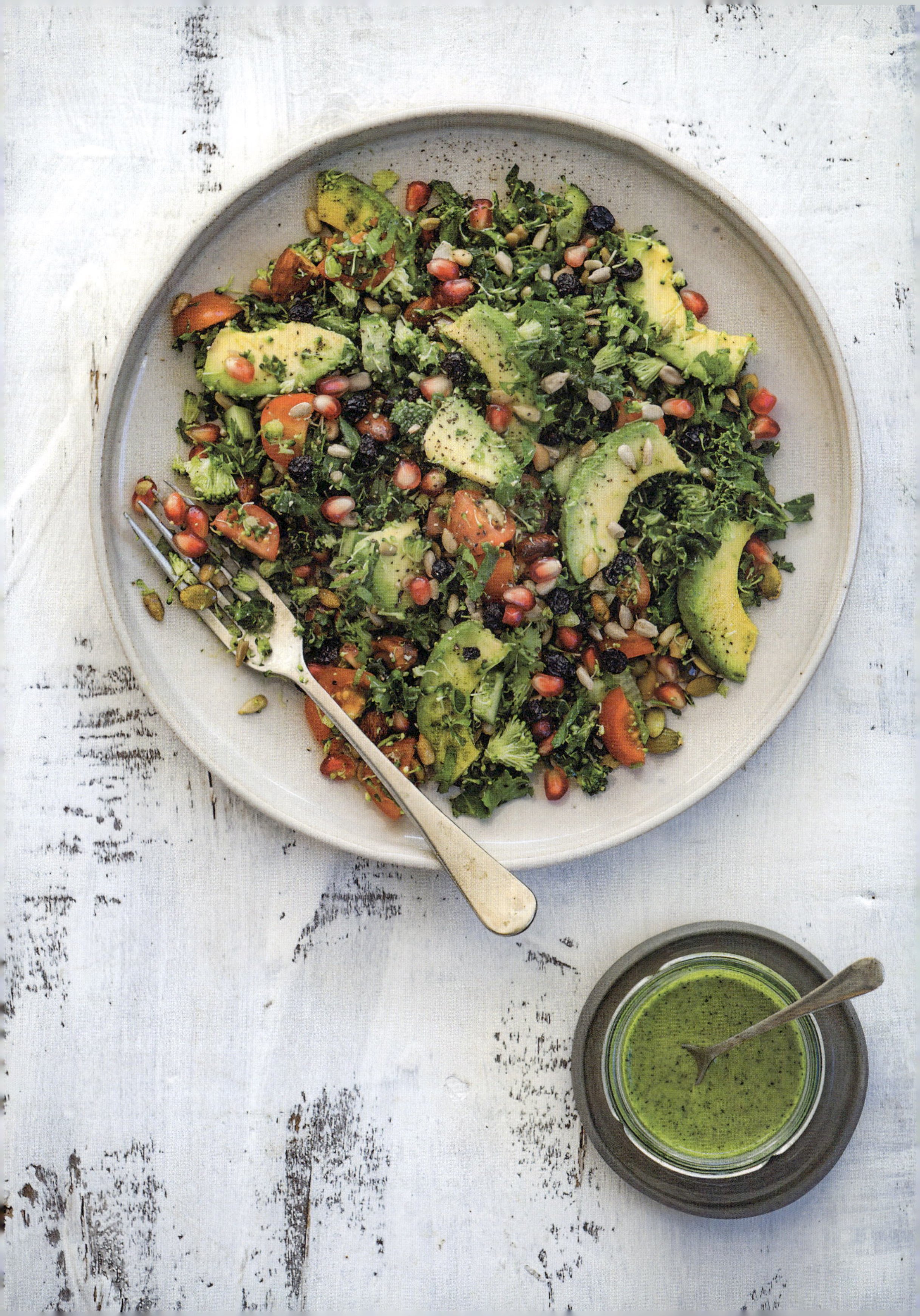

Große Frittata

Ein vegetarisches Gericht mit viel Protein (dank der Eier und dem Käse) ist eine nette Abwechslung. Die Champignons in diesem Rezept enthalten Selen, das eine optimale Fruchtbarkeit und eine gesunde Schilddrüse unterstützt. Dieses Rezept wird besonders bei autoimmunen Schilddrüsenerkrankungen empfohlen. Ein perfektes Gericht zum stückweisen Einfrieren für spätere schnelle Mittag- oder Abendessen. Die Frittata mit einem einfachen Salat servieren.

Zubereitungszeit: 10 Minuten
Kochzeit: 1 Stunde, 5 Minuten

8 Portionen

1 Süßkartoffel, klein geschnitten
Olivenöl-Spray und 1 EL Olivenöl zum Rösten und Braten
1 Zwiebel, fein geschnitten
200 g braune Champignons (etwa 10), grob gehackt
12 Eier
185 g Milch
50 g Cheddar-Käse (oder Käse nach Wahl), gerieben
1 Zucchini, geraspelt
45 g junge Spinatblätter
1 EL Thymianblätter
100 g Cherrytomaten, halbiert
60 g Ziegenkäse

Den Ofen auf 200 °C vorheizen. Ein Backblech mit Backpapier auslegen.

Die Süßkartoffel auf dem Blech ausbreiten, mit Olivenöl besprühen und mit Salz und Pfeffer würzen. Etwa 15 Minuten rösten. In der Zwischenzeit Zwiebel und Champignons in einer mittelgroßen Bratpfanne mit 1 EL Öl etwa 10 Minuten weich dünsten.

Ein große Auflaufform mit Backpapier auslegen und mit Öl besprühen. Den Ofen auf 180 °C herunterschalten.

Die Eier in einer Schüssel verquirlen und Milch, geriebenen Käse und geraspelte Zucchini zugeben. Gut vermischen.

Zwiebel, Champignons, junge Spinatblätter und geröstete Süßkartoffeln in der vorbereiteten Auflaufform verteilen und die Eiermischung darüber gießen. Thymianblätter und Cherrytomaten verteilen und den Ziegenkäse darüberkrümeln. 50 Minuten überbacken, bis die Eimasse gestockt ist.

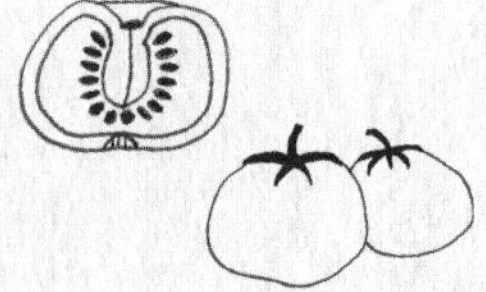

In Stücke schneiden und mit einem Salat und hochwertigem Tomaten-Chutney servieren.

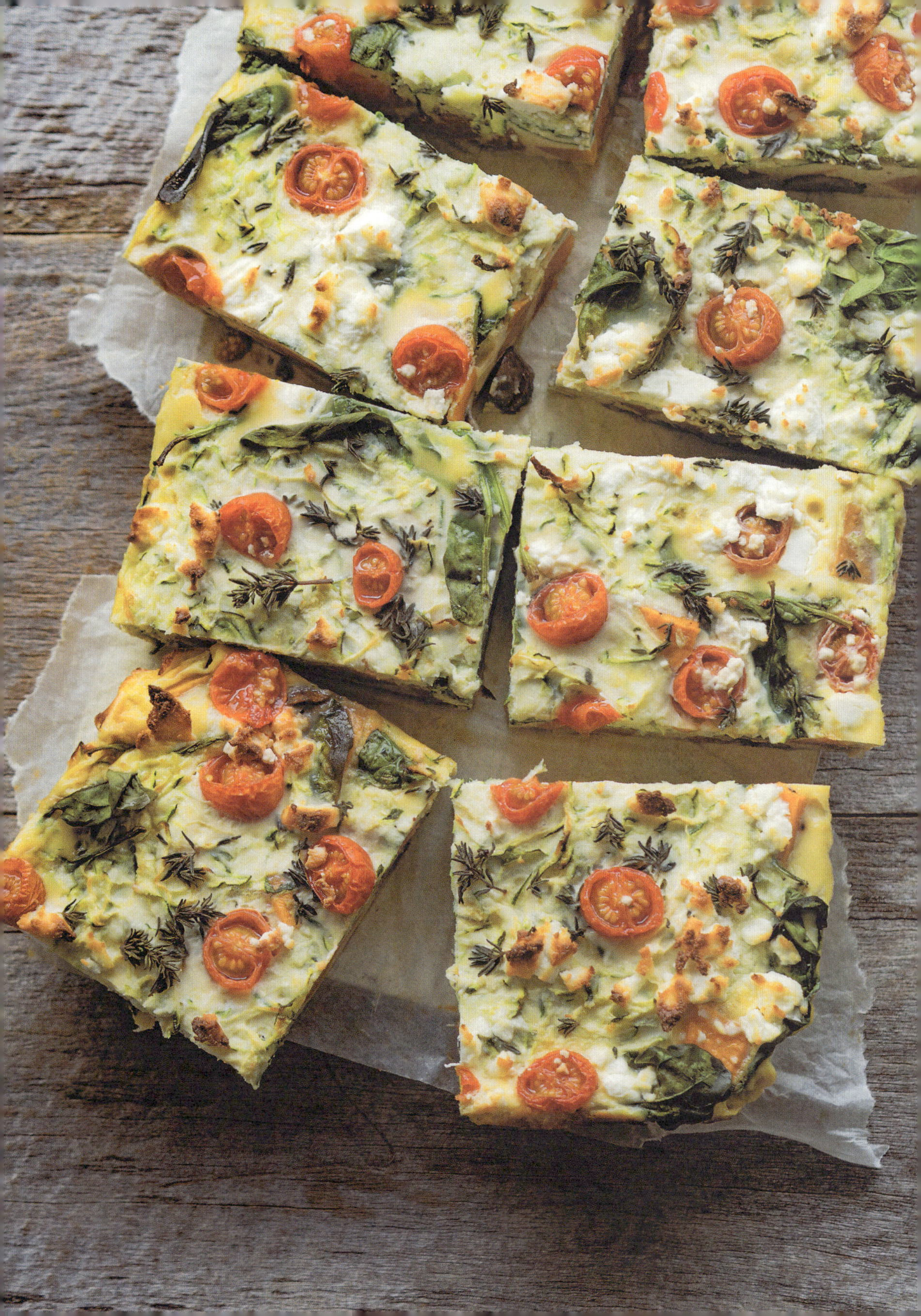

Dressings

Dressings sind wichtig, um die verschiedenen Zutaten zu einem Ganzen zu verbinden. Sie bringen zusätzliches Aroma und weitere Nährstoffe. Wenn Sie Ihre eigenen Dressings herstellen, können Sie hochwertige, frische Zutaten verwenden, die nährstoffreich und hormonfreundlich sind. Diese leckeren Dressings und Soßen verleihen Ihrem Essen nicht nur einen pikanten Geschmack, sondern enthalten auch wichtige Antioxidantien und entzündungshemmende Zutaten.

Cremiges Tahini-Dressing

Zubereitungszeit: 5 Minuten

Ergibt etwa 200 g

- 2 EL Tahini aus ungeschältem Sesam
- 2 EL Hummus
- 3 EL Naturjoghurt
- 1 TL gemahlener Kumin
- abgeriebene Schale und Saft von ½ Orange

Alle Zutaten nacheinander in einen luftdichten Behälter geben und jeweils gut verrühren. Mit Salz und Pfeffer würzen. Bis zu 1 Woche im Kühlschrank aufbewahren. Schmeckt wunderbar zu Fleisch, Fisch und geröstetem Gemüse.

Grünes Kräuterdressing

Zubereitungszeit: 5 Minuten

Ergibt etwa 130 g

- 2 EL Olivenöl
- 2 EL Macadamiaöl
- 2 TL karamellisierter Rotweinessig
- 2 TL Wasser
- 1 große Handvoll Minze
- 1 große Handvoll glatte Petersilie
- 1 kleine Knoblauchzehe
- Saft von ½ Zitrone

Alle Zutaten in einen Smoothiemaker oder Mixer geben, mit Salz und Pfeffer würzen und fein zerkleinern. Das Dressing kann im Kühlschrank aufbewahrt werden, verliert jedoch seine leuchtend grüne Farbe.

Asiatisches Dressing

Zubereitungszeit: 5 Minuten

Ergibt etwa 125 ml

- 1 EL Macadamiaöl
- 1 EL Reisweinessig
- 1 EL Sesamöl
- 1 EL Tamari oder Sojasoße
- 1 TL Fischsoße (nach Geschmack)
- 2 TL Honig
- Saft von ½ Limone
- 1 Kaffir-Limettenblatt
- 1 gehäufter TL frischer Ingwer, gerieben

Alle Zutaten in einen Behälter mit dicht schließendem Deckel geben. Durch Schütteln gut vermischen. Das Kaffir-Limettenblatt in dem Behälter lassen. Im Kühlschrank bis zu 1 Monat lang aufbewahren.

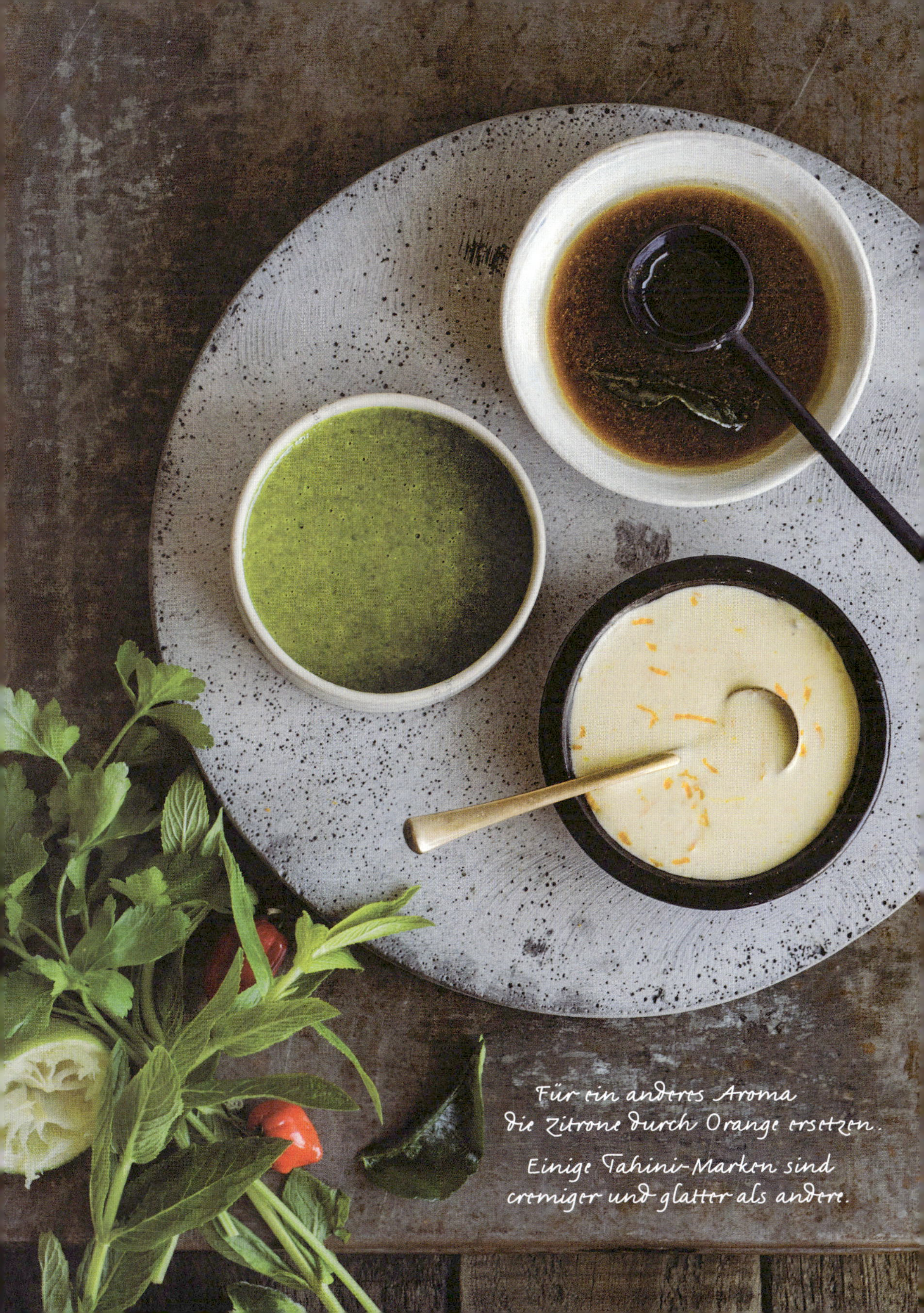
Für ein anderes Aroma
die Zitrone durch Orange ersetzen.
Einige Tahini-Marken sind
cremiger und glatter als andere.

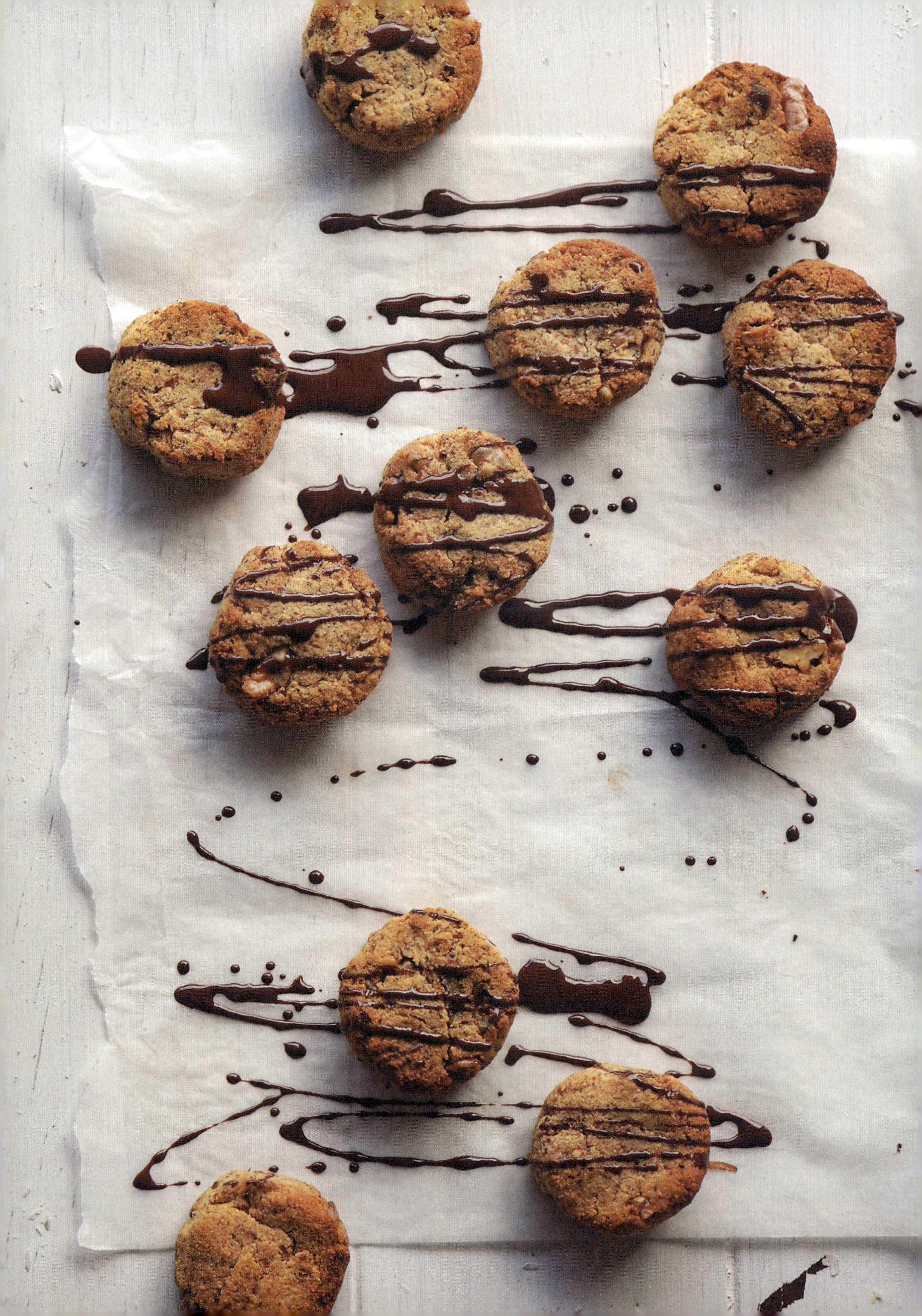

Nusskekse

Diese Kekse lassen sich gut auf die Arbeit mitnehmen und verhindern, dass Sie nach dem Mittagessen von der Keksdose im Büro verführt werden! Sie sind reich an Nährstoffen, Protein und „guten“ Fetten, die für eine gute Konzentrationsfähigkeit sorgen. Außerdem enthalten die Kekse viele Ballaststoffe, die für eine gesunde Verdauung und ein hormonelles Gleichgewicht wichtig sind.

Zubereitungszeit:
10 Minuten
Kochzeit: 20 Minuten

Ergibt 12 Kekse

100 g Mandelmehl
30 g Kokosmehl
2 EL Kokosraspel
30 g Walnüsse, gehackt
40 g Datteln, gehackt
80 g Butter, geschmolzen
1 TL Vanillepaste
1 EL Birnendicksaft
1 EL Honig
1 Ei, geschlagen
Schokoladenverzierung (optional): 1 TL Rohkakaopulver, gemischt mit 1 TL Kokosöl

Den Backofen auf 180 °C vorheizen. Ein Backblech mit Backpapier auslegen.

Mandelmehl, Kokosmehl, Kokosraspel, Walnüsse und Datteln in eine Schüssel geben und gut vermischen.

In einer zweiten kleinen Schüssel die Butter mit Vanille, Birnendicksaft und Honig verrühren. Zu der Mandelmischung hinzugeben. Das Ei zugeben und gut vermischen, sodass eine Art Teig entsteht.

Die Mischung zu kleinen Bällen formen, diese flachdrücken und auf das Backblech legen. Zwischen den Bällchen Platz lassen. 20 Minuten backen, bis die Ränder leicht gebräunt sind.

Für die Schokoladenverzierung die Zutaten in der Mikrowelle etwa 1 Minute schmelzen und die Oberseite der Kekse damit besprenkeln.

Birnendicksaft erhalten Sie im Bioladen.

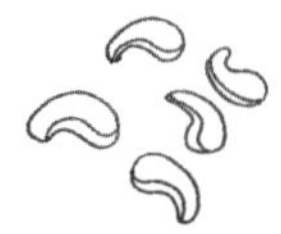

Bliss Balls

Bliss Balls oder Energiebällchen sind der perfekte Snack am Nachmittag: Sie stillen den Heißhunger auf Süßes und halten das Energieniveau hoch. Für alle nachfolgenden Rezepte alle Zutaten außer Wasser und Topping in eine Küchenmaschine geben und zerkleinern. Nach und nach Wasser zugeben, bis die Mischung gerade eben zusammenklebt (zum Testen eine kleine Menge zwischen den Fingern zusammendrücken). Die Mischung esslöffelweise zu Bällchen formen, das jeweilige Topping auf einem flachen Teller ausstreuen und die Bällchen darin wälzen. In einem luftdichten Behälter im Gefrierschrank bis zu 3 Monate aufbewahren. Die Bliss Balls tauen schnell auf, lassen sich also prima zwischendurch essen!

Zubereitungszeit:
10 Minuten

Jedes Rezept ergibt
12 Bliss Balls

Bliss Balls mit Aprikosen und Kokosnuss

85 g entkernte Datteln
55 g entkernte Trockenpflaumen (etwa 8 Stück)
8 getrocknete Aprikosenhälften
45 g Kokosraspel
80 g Cashewkerne
1 TL Chiasamen
1 EL Kürbiskerne
1 TL gemahlener Zimt
1 EL Wasser

Bliss Balls mit Erdnussbutter und Schokolade

110 g entkernte Trockenpflaumen
40 g Chiasamen
40 g Mandeln
30 g Kokosraspel
55 g Sonnenblumenkerne
2 EL Erdnussbutter
1 EL Rohkakaopulver
1 EL Wasser
geröstete Kokosraspel als Topping

Bliss Balls mit Schokolade und Sesam

110 g entkernte Trockenpflaumen
80 g geröstete Mandeln
80 g geröstete Cashewkerne
85 g entkernte Datteln
2 EL Rohkakaopulver
40 g LSM-Mix (3 Teile Leinsamen, 2 Teile Sonnenblumenkerne, 1 Teil Mandeln), gerieben
1 EL Chiasamen
geriebene Schale von 1 Orange
2 EL Wasser
geröstete Sesamsamen als Topping

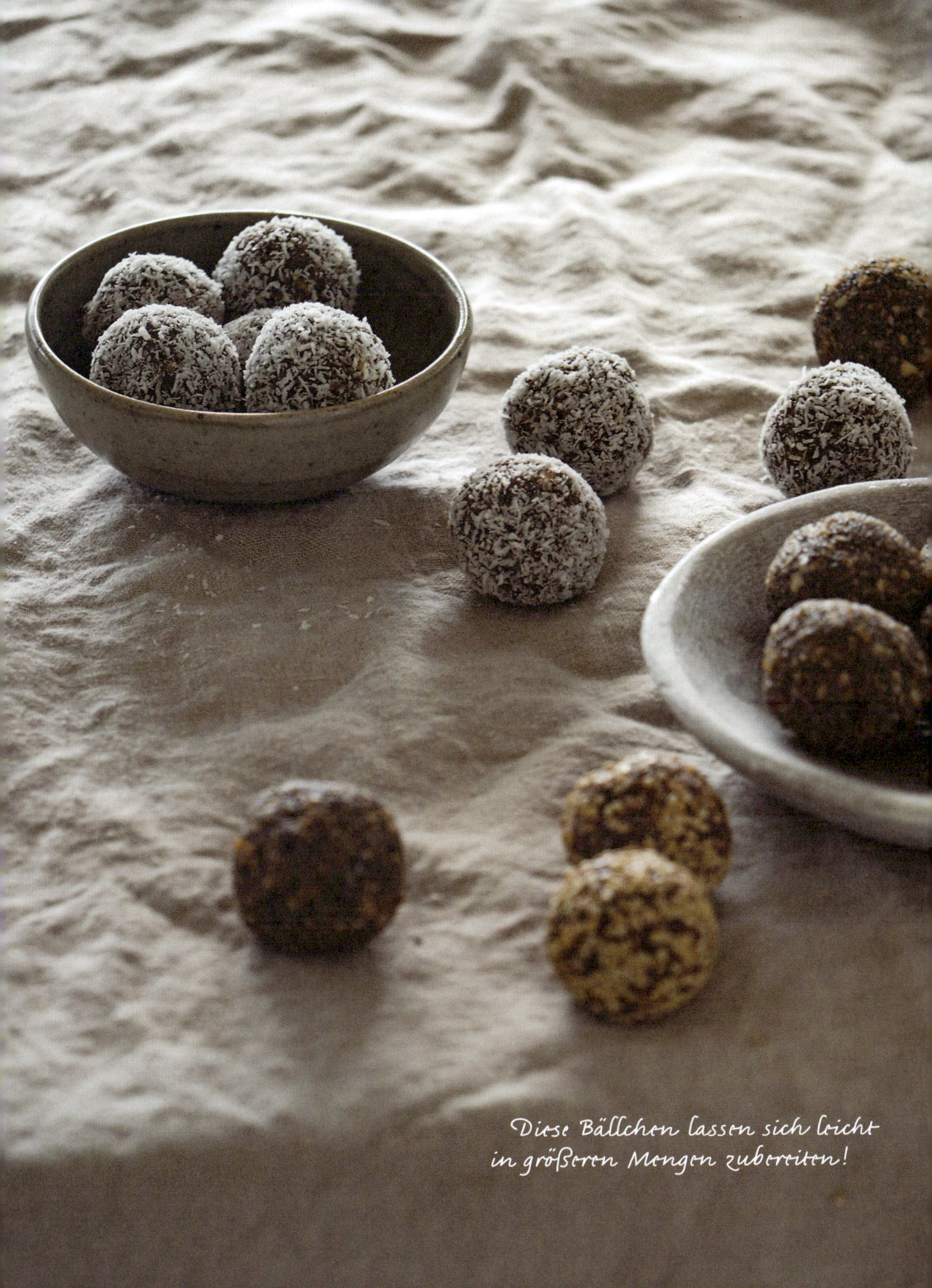
Diese Bällchen lassen sich leicht
in größeren Mengen zubereiten!

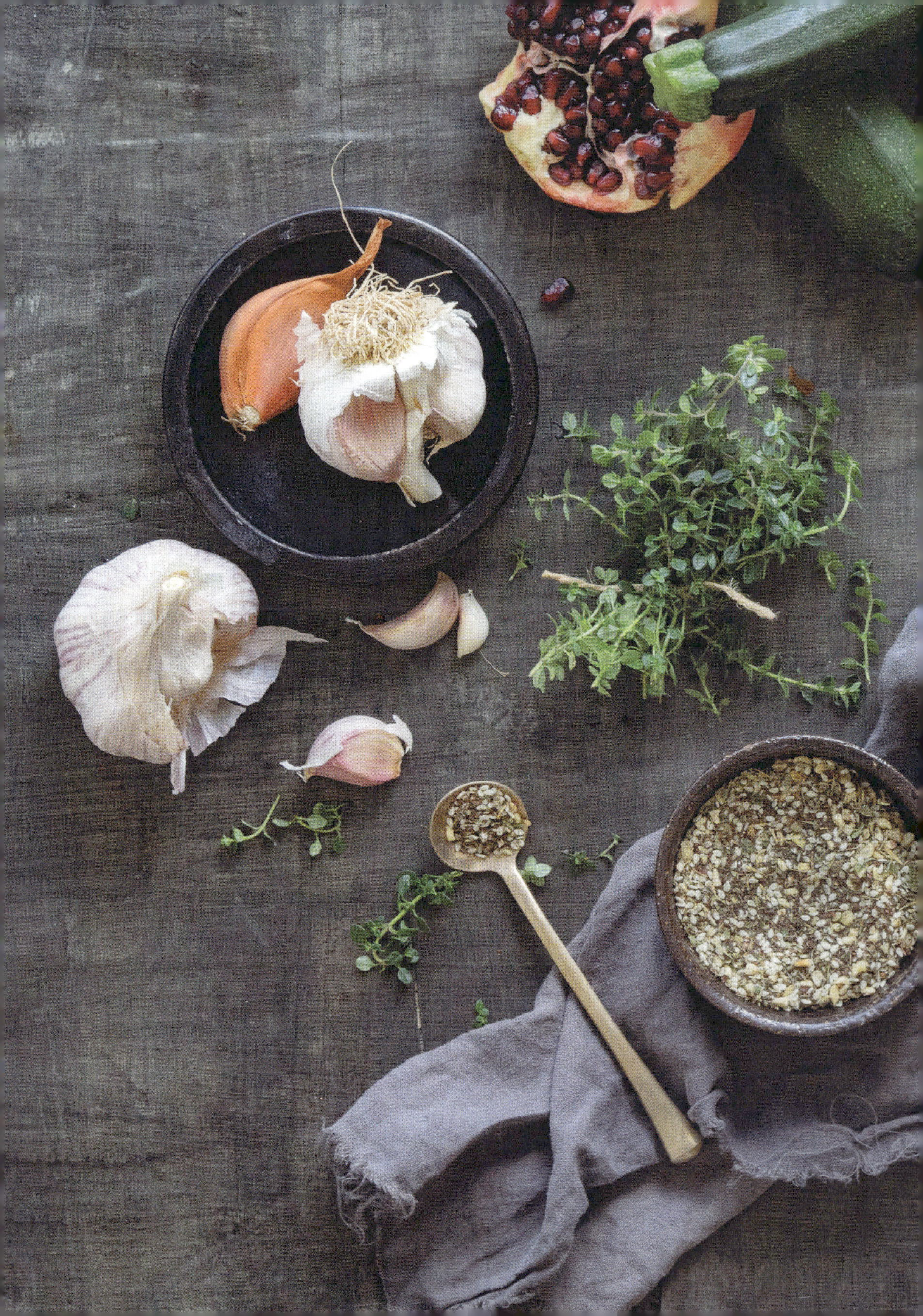

Abendessen

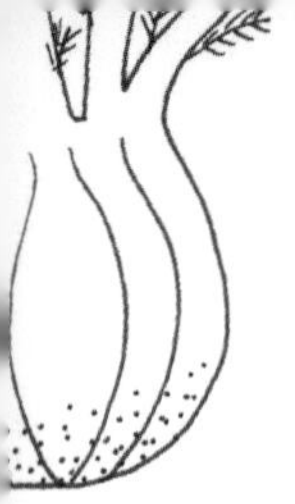

Lachsfrikadellen

Fischfrikadellen bieten eine kostengünstige Möglichkeit, um mehr Fisch zu essen. Lachs hilft bei einer stärkeren Versorgung mit den hormon- und stimmungsfreundlichen Omega-3-Fettsäuren. Eine schonende und fettarme Zubereitungsart ist das Dünsten. Ich empfehle dieses Rezept für alle, die Milchprodukte vermeiden, und für Frauen mit fehlenden oder unregelmäßigen Menstruationszyklen.

Zubereitungszeit: 15 Minuten
Kochzeit: 30 Minuten
4 Portionen

1 Süßkartoffel, grob zerkleinert
420 g Wildlachs, gedünstet
2 Eier, geschlagen
75 g Quinoaflocken
½ Tasse Fenchel, fein gehackt
15 g glatte Petersilie, gehackt
30 g Frühlingszwiebeln, gehackt
15 g Dill, gehackt
abgeriebene Schale von 1 Zitrone
Olivenöl zum Braten
fein geschnittene Kräuter zum Garnieren

Einen Topf mit Wasser füllen, die Süßkartoffel zugeben und etwa 10 Minuten weich kochen. Abgießen und mit einer Gabel zerdrücken, damit die Süßkartoffel leicht abkühlt.

Zerkleinerten Lachs, Eier, Quinoaflocken, Fenchel, Petersilie, Frühlingszwiebeln, Dill und Zitronenschale zugeben, mit Salz und Pfeffer würzen. Vorsichtig mischen. Kleine, etwa handtellergroße Frikadellen formen.

Eine Bratpfanne bei mittlerer Temperatur erhitzen und Olivenöl zugeben. Die Frikadellen im Öl braten, bis beide Seiten leicht gebräunt sind.

Mit fein geschnittenen Kräutern bestreuen und mit einem grünen Salat, Zitronenspalten und cremigem Tahini-Dressing (siehe Seite 200) servieren.

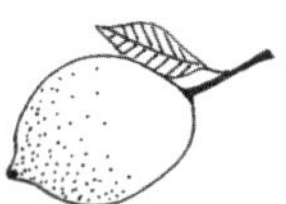

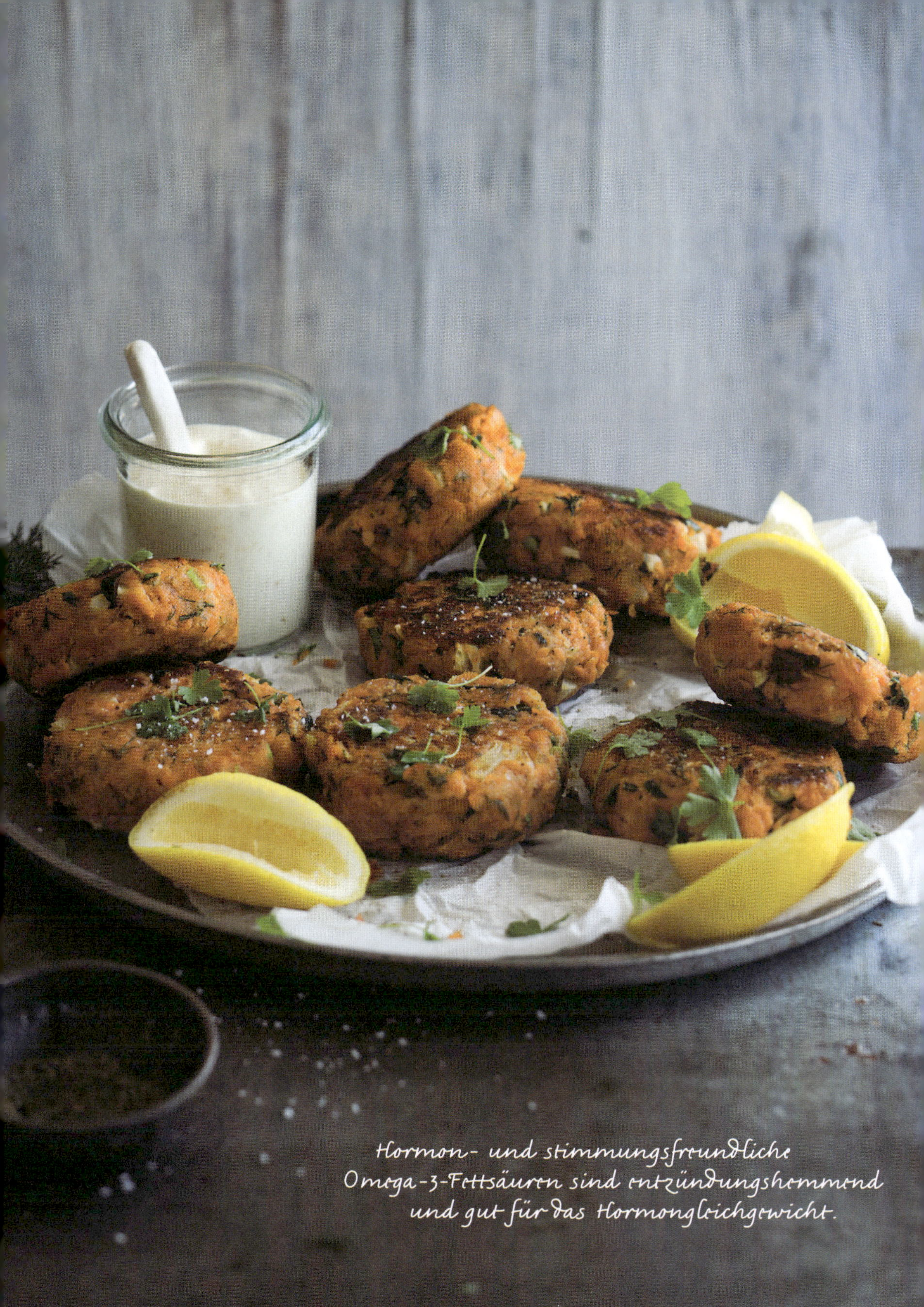

Hormon- und stimmungsfreundliche Omega-3-Fettsäuren sind entzündungshemmend und gut für das Hormongleichgewicht.

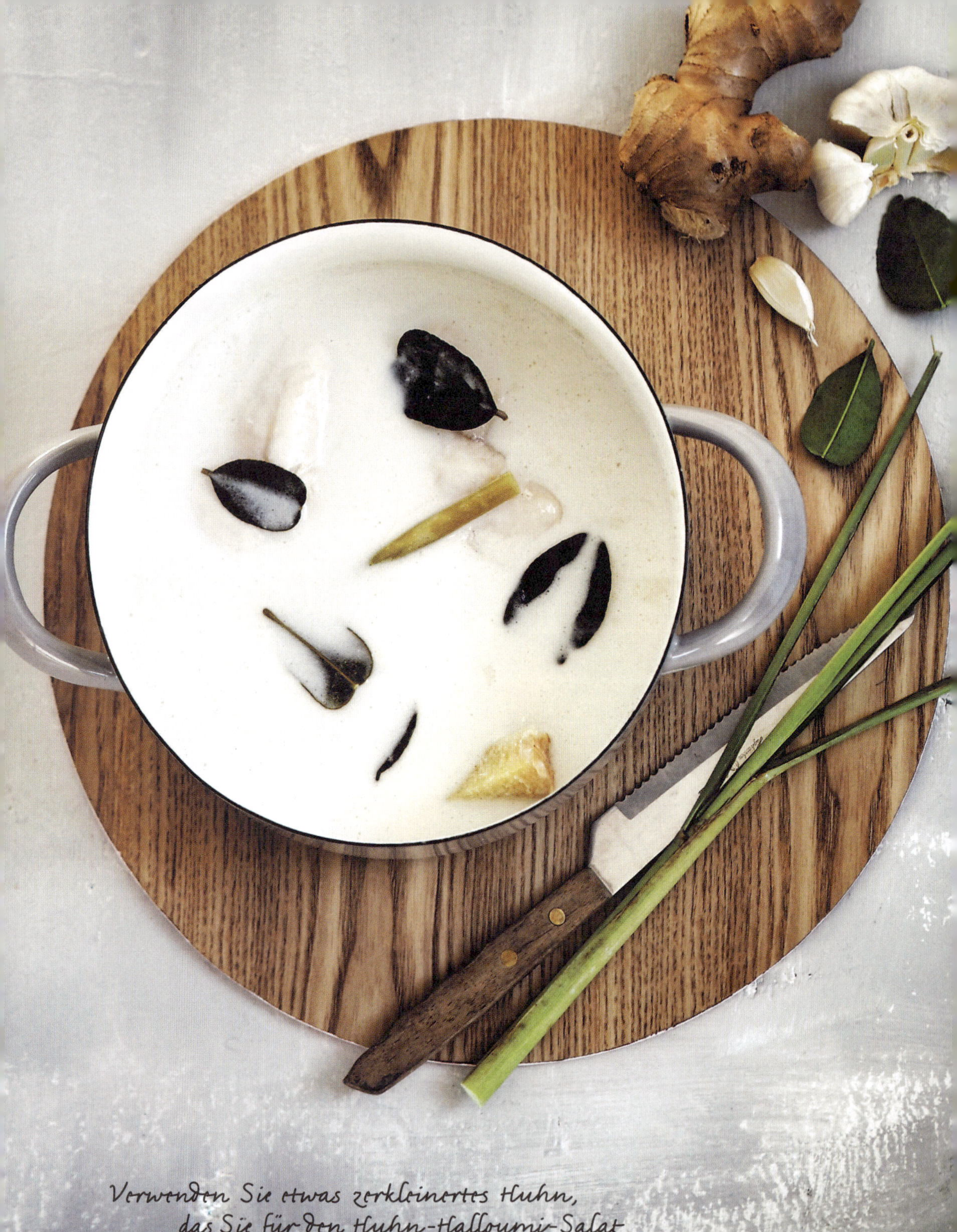

Verwenden Sie etwas zerkleinertes Huhn, das Sie für den Huhn-Halloumi-Salat (siehe Seite 216) gekocht hatten.

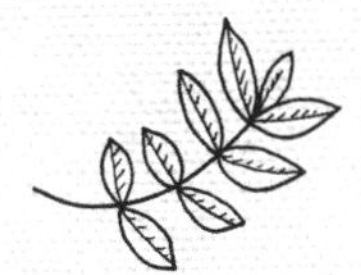

Cremiges Kokoshuhn

Dies ist das leichteste und leckerste Huhn, das mit Salaten und Gemüse oder auf Crackern zu Mittag gegessen werden kann. Kochen Sie eine größere Menge vor und frieren sie portionsweise ein. Dann haben Sie immer eine Grundlage für eine schmackhafte Mahlzeit, wenn die Zeit knapp ist. Sie können auch Zitronengrasstücke, Kaffir-Limettenblätter und Ingwer einfrieren. Ich habe diese immer griffbereit! Wenn Sie dieses Gericht am Tag vorher zubereiten, werden die köstlichen Aromen noch intensiver. Suchen Sie nach Kokoscreme, die nur Kokosnuss enthält, damit Sie nicht für Wasser und andere Füllstoffe bezahlen.

Zubereitungszeit:
5 Minuten
Kochzeit: 20 Minuten

1 kg Hühnerbrustfilet ohne Knochen (etwa 4 Brüstchen)
2 Dosen Kokoscreme à 270 ml
8 cm Zitronengrasstängel, zerstoßen
5 Kaffir-Limettenblätter
4 cm von frischem Ingwer am Stück, grob gehackt
2 Knoblauchzehen

Alle Zutaten in einen Topf mit schwerem Boden geben. Das Huhn sollte mit Flüssigkeit bedeckt sein, falls erforderlich mit Wasser auffüllen. Zum Kochen bringen, bei niedriger Temperatur und aufgelegtem Deckel etwa 15 Minuten köcheln, bis das Huhn gar ist.

Das Huhn 5 Minuten in dem Kokossud ruhen lassen, dann in einen Behälter geben und in kleine Stücke zerteilen.

Etwas von dem cremigen Kokossud mit dem Zitronengras, den Kaffir-Limettenblättern und dem Ingwer in den Behälter mit dem Huhn geben. Zum Abkühlen beiseitestellen, dann im Kühlschrank aufbewahren.
Sie sind jetzt bestens vorbereitet für die asiatischen Salatcups mit Huhn (siehe Seite 212).

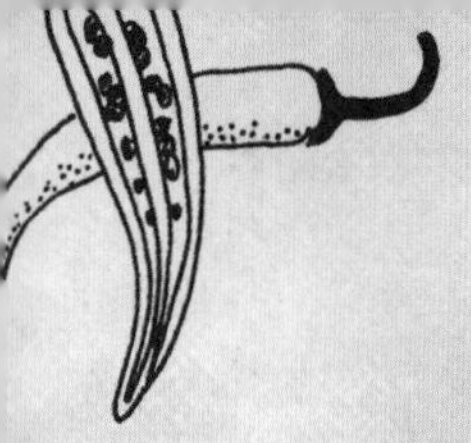

Asiatische Salatcups

MIT HUHN

Aromatisch, schnell und köstlich – dieses Gericht kommt gut an. Es kann etwas ungeordneter zugehen, wenn man mit den Fingern isst, aber es macht Spaß. Die Salatcups schmecken frisch, leicht und köstlich mit dem Kokoshuhn (siehe Seite 211). Bereiten Sie das Huhn möglichst am Vortag vor, damit das Aroma noch intensiver ist. Wenn Sie auf Getreide verzichten, suchen Sie im Bioladen nach Nudeln aus Mungbohnen oder Kelp (Seetang). Zucchininudeln sind eine leckere Alternative. Dies ist ein fantastisches Mittagessen, wenn Sie Reste verwerten möchten.

Zubereitungszeit:
30 Minuten
3–4 Portionen

12 Blätter Romanasalat
Reisnudeln, eingeweicht (optional)
1 Landgurke, längs in feine Streifen geschnitten
1 Karotte, längs in feine Streifen geschnitten oder gestiftelt
1 kleine Handvoll Zuckererbsensprossen
1 kleine Handvoll Bohnensprossen
½ rote Paprikaschote, längs in feine Streifen geschnitten
½ frische rote Chilischote, längs in feine Streifen geschnitten
1 Portion cremiges Kokoshuhn (siehe Seite 211)
asiatisches Dressing (siehe Seite 200)
1 kleine Handvoll Korianderblätter zum Garnieren
2 EL geröstete Kokosnuss zum Garnieren
80 g geröstete Cashewkerne zum Garnieren

Die Salatblätter waschen und auf einer Servierplatte auslegen. Die restlichen Zutaten bereitstellen, um die Cups zu belegen.

Die Reisnudeln (falls verwendet) auf die Salatblätter verteilen, dann die Salatzutaten hinzufügen. Das Kokoshuhn auf die Salatcups geben. Mit asiatischem Dressing besprenkeln. Mit Korianderblättern garnieren und geröstete Kokosnuss und Cashewkerne darüberstreuen.

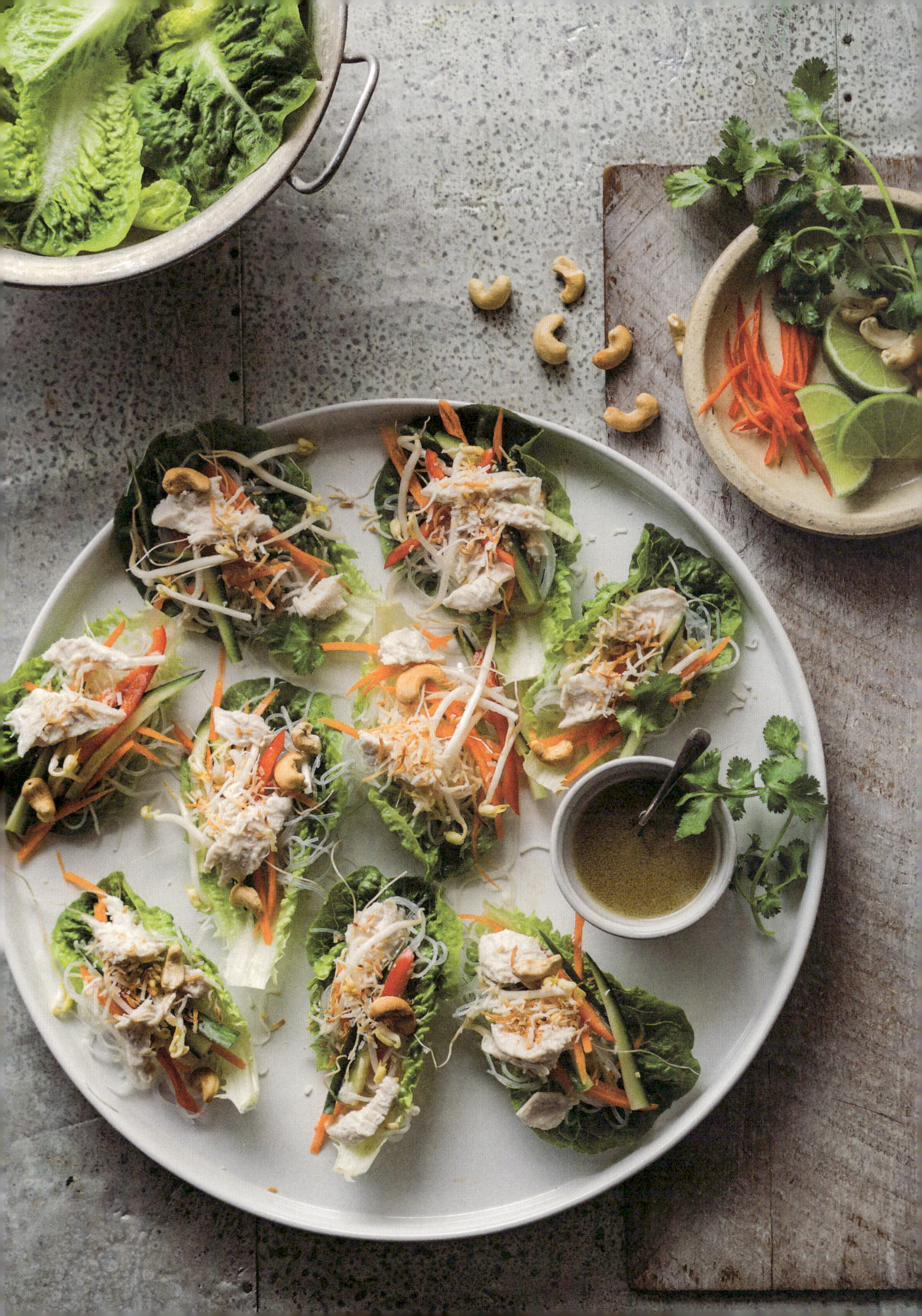

Gebackener Lachs

MIT ZOODLES

Ein köstlicher Auflauf hat etwas sehr Zufriedenstellendes an sich – möglicherweise weil wenig Geschirr zum Spülen anfällt? Dieses Gericht enthält sehr viele hormonfreundliche Omega-3-Fettsäuren. Knoblauch, Zwiebeln, Petersilie und Oregano machen es bei Autoimmunproblemen zu einer guten Wahl. Stellen Sie die Zoodels (Zucchininudeln) mit einem Spiralschneider her (in jedem gut sortierten Haushaltswarengeschäft erhältlich), oder schälen Sie lange Streifen mit Ihrem Sparschäler ab. Zoodles können erwärmt oder roh serviert werden.

Zubereitungszeit:
15 Minuten
Kochzeit: 30 Minuten

4 Portionen

2 Zwiebeln, in kleine Spalten geschnitten
Olivenöl zum Beträufeln
2–3 Zucchini
10 Cherrytomaten, halbiert
10 ganze schwarze oder grüne Oliven, (falls bevorzugt) entkernt
2 Knoblauchzehen, gehackt
2 EL Oreganoblätter
1 Handvoll glatte Petersilie, gehackt
4 Lachsfilets
2 EL Feigen-Vincotto
Zitronensaft zum Beträufeln vor dem Servieren

Den Backofen auf 200 °C vorheizen.

Die Zwiebeln in eine große feuerfeste Auflaufform geben und mit Olivenöl besprenkeln. 15 Minuten rösten. In der Zwischenzeit die Zucchini in dünne Streifen abschälen und in einer Schüssel beiseitestellen.

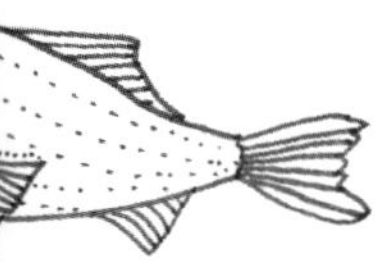

Die Form aus dem Backofen nehmen und die Temperatur auf 180 °C reduzieren. Cherrytomaten, Oliven, Knoblauch, Oregano und Petersilie in der Auflaufform verteilen und mit Salz und Pfeffer würzen.

Die Lachsfilets auf das Gemüse legen und mit Feigen-Vincotto besprenkeln. Die Auflaufform zurück in den Backofen stellen und weitere 15 Minuten überbacken.

Die Zucchininudeln einige Minuten dünsten oder in der Mikrowelle erhitzen, dann auf die Essteller verteilen. Das geröstete Gemüse darübergeben und jeweils ein Lachsfilet und einige der gerösteten Kräuter auf die Gemüsemischung legen. Mit Salz und Pfeffer würzen.

Etwas Zitronensaft über jeder Portion ausdrücken.

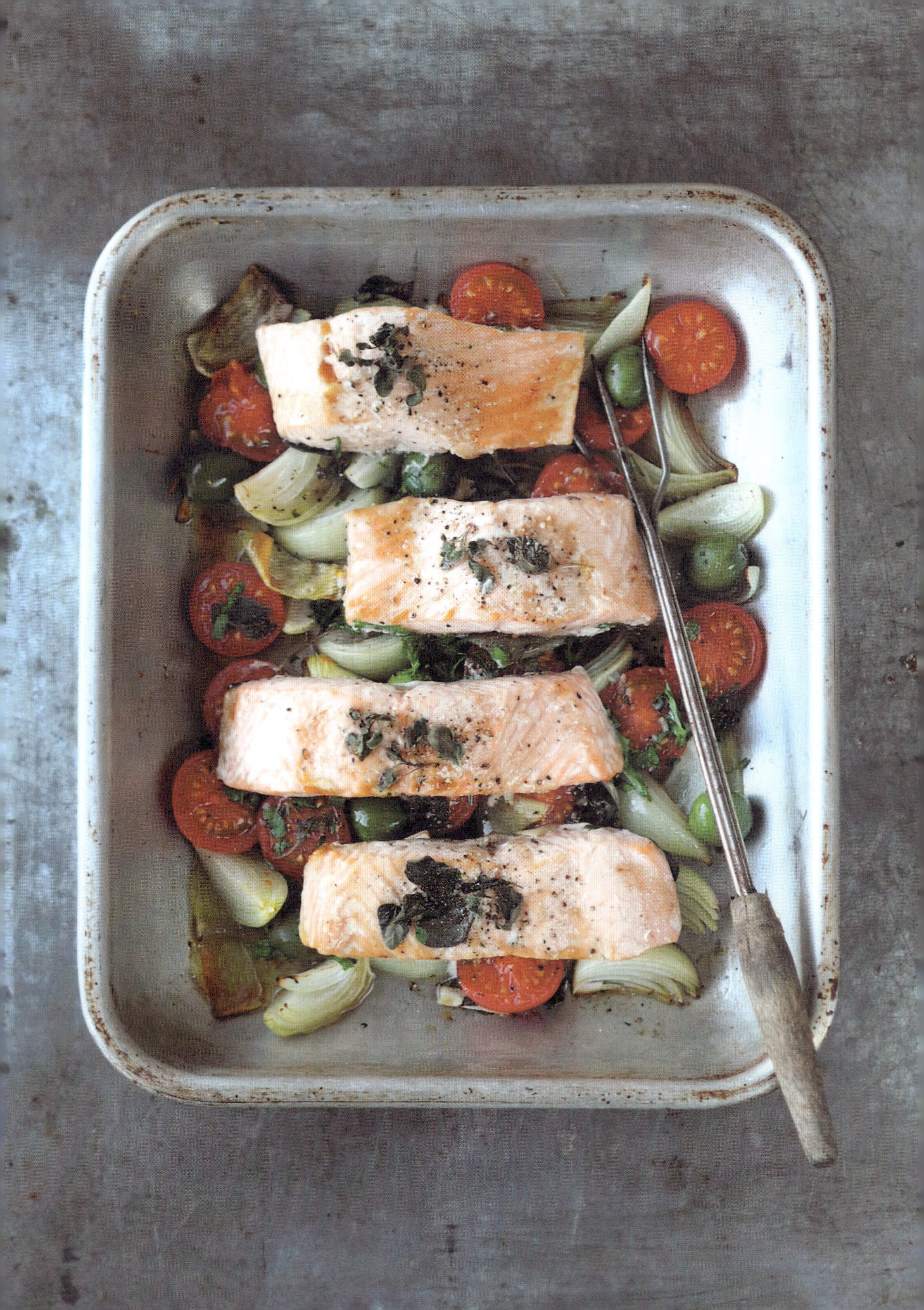

Huhn-Halloumi-Salat

Ein Salat, der Sie satt macht, ist der beste! Wenn Sie mit Ihrer Familie essen, kann es Spaß machen, eine große Schüssel in die Mitte des Tischs zu stellen, und jeder bedient sich selbst. Ich mache diesen Salat oft mit cremigem Kokoshuhn (siehe Seite 211).

Zubereitungszeit: 30 Minuten
Kochzeit: 10 Minuten
4 Portionen

2 Hühnerbrustfilets ohne Knochen
10 Zuckerschoten (auch Zuckererbsen oder Kaiserschoten genannt)
2 EL Olivenöl
250 g Halloumi, in 5 mm breite Stäbchen geschnitten
1 Salatherz (Romanasalat), Blätter längs in Hälften geschnitten
2 Zucchini, in dünne Stifte oder Spiralen geschnitten
1 Landgurke, gestiftelt
1 kleine Handvoll Zuckerschotensprossen
½ Avocado, klein geschnitten
2 EL Sonnenblumenkerne
1 gehäufter EL geröstete Mandeln, grob gehackt
grünes Kräuterdressing (siehe Seite 200)

Wenn Sie kein cremiges Kokoshuhn haben, pochieren Sie das Huhn etwa 12 Minuten in simmerndem Wasser oder Kokoscreme, bis das Fleisch gar ist. Nach dem Abkühlen grob zerteilen.

Die Zuckerschoten in kochendem Wasser 1 Minute blanchieren, dann in einer Schüssel Eiswasser abschrecken. Die abgekühlten Schoten längs kleinschneiden.

1 EL Olivenöl in einer Bratpfanne bei mittlerer Temperatur erhitzen und den Halloumi auf beiden Seiten bräunen. Zum Abkühlen beiseitestellen.

In einer großer Servierschüssel Romanasalat, Zucchini, Gurke, Zuckerschotensprossen, Zuckerschoten und Avocado vermischen. Die abgekühlten Halloumi-Streifen und das Huhn zugeben und mit Sonnenblumenkernen und Mandeln garnieren. Mit Salz und Pfeffer würzen und zum Schluss mit reichlich grünem Kräuterdressing besprenkeln.

Wenn Sie noch keinen besitzen, überlegen Sie sich die Anschaffung eines Julienneeißers: Diese sind nicht teuer und eines der praktischsten Küchengeräte.

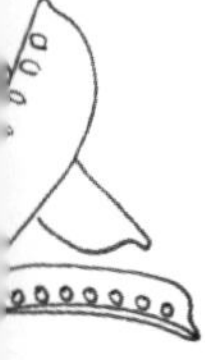

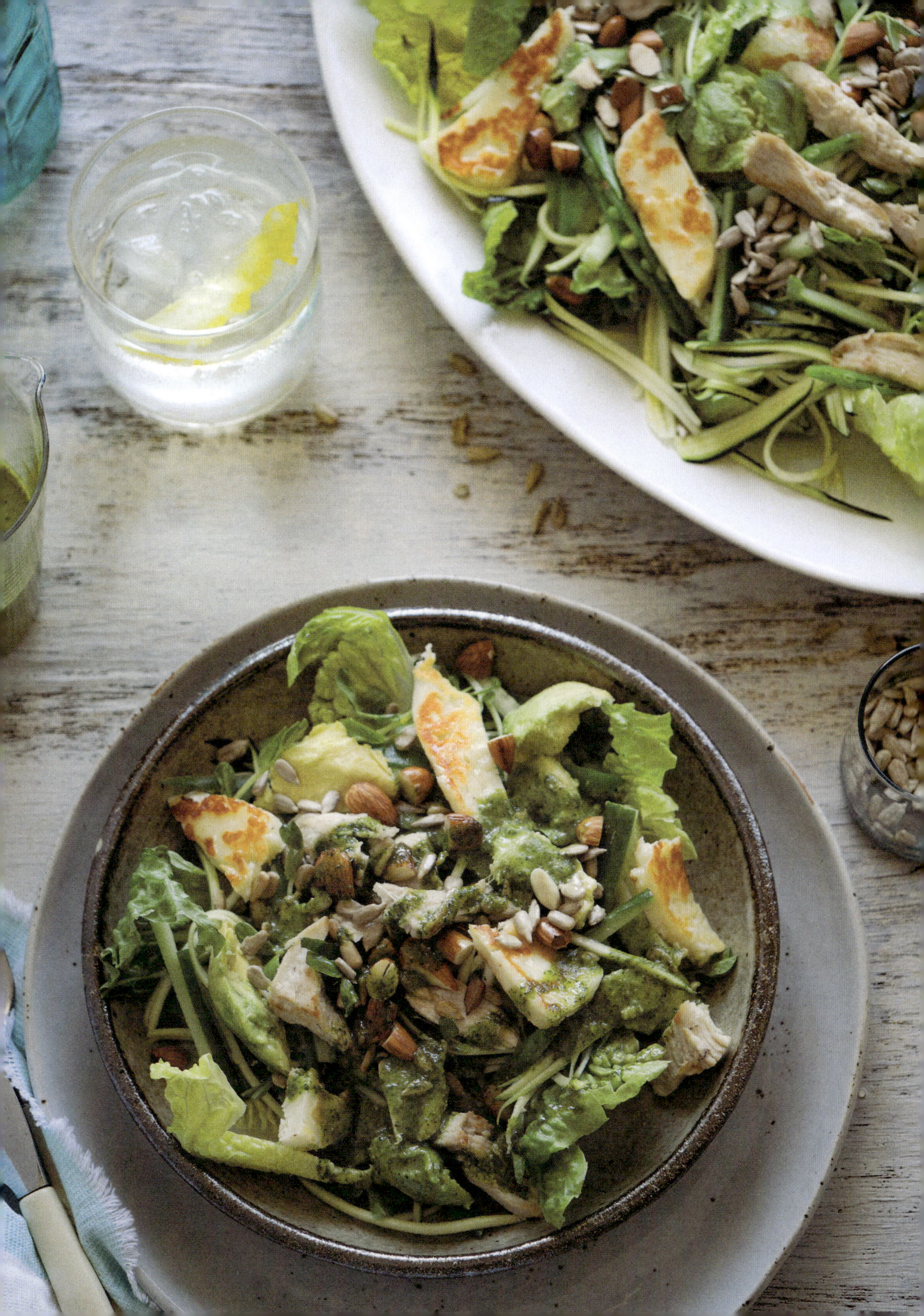

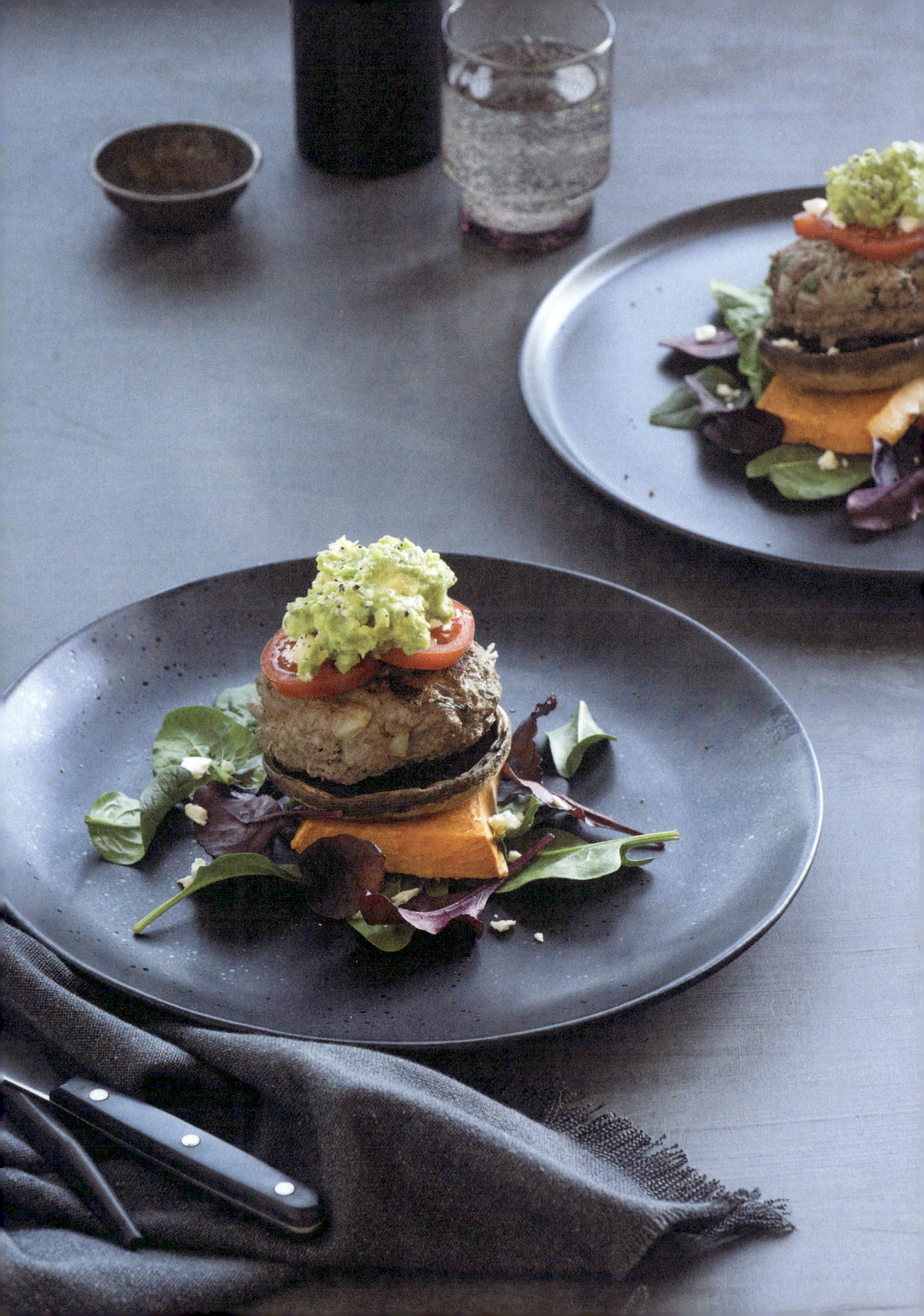

Halbe Burger

Diese Burger sind der absolute Favorit meiner Familie. Jeder liebt Burger, jedoch sind sie vorsichtig ausgedrückt für eine gesunde Ernährung ausgesprochen wertlos, wenn sie mit Burger-Brötchen und Pommes frites serviert werden. Mit diesem Gericht haben Sie den ganzen Geschmack eines Burgers, kombiniert mit nährstoffreichen Süßkartoffelchips, damit die Mahlzeit ausgewogen ist. Burger Patties lassen sich leicht einfrieren, sind also bestens für die Vorratshaltung geeignet. Sie können natürlich fertige Patties bei Ihrem Metzger vor Ort kaufen (nach den Zutaten fragen!). Sobald Sie den ersten Burger auf einem Champignonhut gegessen haben, werden Sie nicht einmal das Burger-Brötchen vermissen!

Zubereitungszeit: 15 Minuten
Kochzeit: 1 Stunde
4 Portionen

1 große Süßkartoffel, längs in etwa 1 cm dicke Scheiben geschnitten
3 EL Olivenöl
4 große Champignonhüte
500 g Rinderhack
1 Zwiebel, gehackt
2 EL Petersilie, gehackt
1 EL Thymianblätter
1 Ei, geschlagen
40 g junge Spinatblätter
1 Tomate, in Scheiben geschnitten
Saft von ½ Zitrone
1 EL Schafskäse, zerkrümelt
1 Avocado, zerdrückt
cremiges Tahini-Dressing (siehe Seite 200), optional

Den Backofen auf 200 °C vorheizen.

Die Süßkartoffelscheiben auf ein Backblech legen und mit 2 EL Olivenöl besprenkeln oder mit Olivenöl-Spray besprühen. 30 Minuten backen, dann die Temperatur auf 180 °C reduzieren. Die Champignonhüte auf dasselbe Blech legen und weitere 20 Minuten backen.

In einer Schüssel Rinderhack, Zwiebel, Petersilie, Thymian und Ei gut mischen, mit Salz und Pfeffer würzen. 4 Frikadellen formen. Eine große Bratpfanne bei mittlerer Temperatur erhitzen, 1 EL Olivenöl zugeben und die Patties auf jeder Seite 3–4 Minuten braten, je nachdem wie stark durchgebraten sie sein sollen.

Für den Burger eine kleine Handvoll Spinatblätter auf einem Essteller anrichten und Süßkartoffel, Champignonhut, Patty, Tomatenscheibe und Schafskäse aufeinanderschichten. Mit einem großen Klacks zerdrückter Avocado garnieren. Eventuell mit dem cremigen Tahini-Dressing servieren.

Fisch mit asiatischem Salat

UND ROTEM CURRY-ERBSEN-PÜREE

Ein großartiges Essen für das Wochenende, da es für Gäste geeignet ist. Das rote Curry-Erbsen-Püree mit seiner wundervollen Ausgewogenheit verschiedener Aromen macht dieses Gericht einzigartig. Durch die zahlreichen Kräuter steckt dieses Essen voller Antioxidantien und ist perfekt für Frauen, die schwanger werden wollen, oder sich einer IVF unterziehen.

Zubereitungszeit: 20 Minuten
Kochzeit: 15 Minuten
4 Portionen

- 260 g Tiefkühlerbsen
- 1–2 TL rote Currypaste
- 1 EL Sesamöl
- 1 Knoblauchzehe, gehackt
- 1 EL frischer Ingwer, gerieben
- 3 cm Zitronengrasstängel, sehr fein geschnitten
- 3 Kaffir-Limettenblätter, sehr fein geschnitten
- 4 x 180-g-Stücke eines weißfleischigen Fisches
- asiatisches Dressing (siehe Seite 200)

Salat

- 1 große Handvoll Bohnensprossen
- 1 große Handvoll Korianderblätter
- 1 Handvoll Minze
- 6–8 Zuckerschoten, blanchiert
- 1 Landgurke, gestiftelt
- ½ Paprikaschote, gestiftelt
- ½ rote Chilischote, fein geschnitten
- 2 EL geröstete Kokosnuss
- 40 g Cashewkerne, geröstet

Die Erbsen in einem Topf mit kochendem Wasser etwa 2 Minuten kochen. Abgießen und in einen Smoothiemaker oder Standmixer geben und zu einer glatten Masse zerkleinern. Die rote Currypaste teelöffelweise zugeben und alles gut vermischen. Zwischendurch abschmecken: Das Püree sollte nicht zu kräftig sein – nur ein Hauch Aroma. Einen Esslöffel Wasser zugeben, falls das Püree zu dick ist.

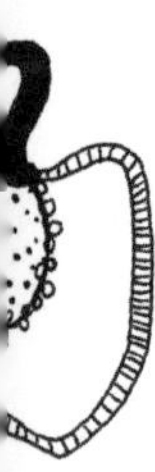

Eine mittelgroße Bratpfanne bei mittlerer Temperatur erhitzen, und Sesamöl, Knoblauch, Ingwer, Zitronengras und Limettenblätter einige Minuten in der Pfanne rühren. Die Mischung an die Seite der Pfanne schieben und den Fisch zugeben. Die Kräutermischung mit einem Löffel auf den Fisch geben, während er gart. Den Fisch etwa 5–8 Minuten (je nach Größe) dünsten, bis er gerade eben durchgegart ist.

Für den Salat Bohnensprossen, Koriander, Minze, Zuckerschoten, Gurke und Paprika in eine Schüssel geben. Gut mischen, dann Chili, geröstete Kokosnuss und geröstete Cashewkerne darüberstreuen. Etwas asiatisches Dressing darübergeben.

Zum Servieren einen großen Löffel Erbsenpüree auf jeden Teller geben, ein Stück Fisch darauflegen und mit etwas Salat an der Seite garnieren.

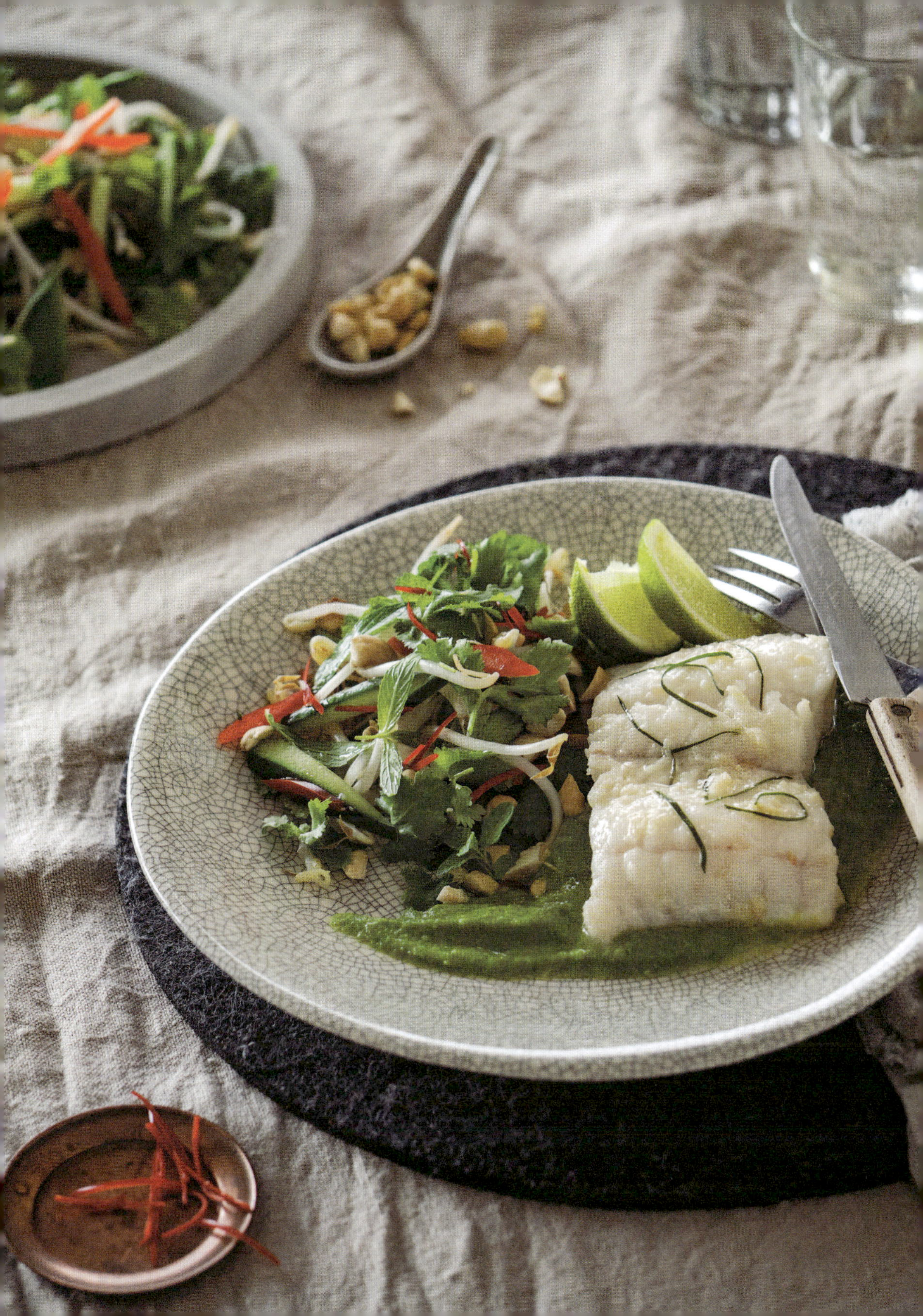

Huhn mit Quinoa-Kruste

UND KICHERERBSENSALAT

Dieses Rezept ist eine nährstoffreiche Version des Brathühnchens. Mit einer Panade aus Quinoa und Mandelmehl statt Paniermehl unterstützen diese Hühnerstücke den Östrogenstoffwechsel und sind eine gute Wahl für Frauen mit PMS, Periodenschmerzen oder Erschöpfung. Sie können diese Hühnerstücke mit Hummus, Pesto, Guacamole oder cremigem Tahini-Dressing (siehe Seite 200) zusätzlich zu dem Kichererbsensalat servieren. Kochen Sie eine größere Menge Quinoa, damit Sie die Reste für den Quinoa-Salat (siehe Seite 193) als Mittagessen verwenden können.

Zubereitungszeit: 20 Minuten
Kochzeit: 10 Minuten
3–4 Portionen

- ¾ Tasse gekochte Quinoa
- 1 EL Milch
- 1 EL glatte Petersilie, gehackt
- 1 Ei, geschlagen
- 2 EL Mandelmehl (gemahlene Mandeln)
- 500–600 g Hühnerschenkel ohne Haut und Knochen, halbiert
- Olivenöl zum Braten
- cremiges Tahini-Dressing (siehe Seite 200)

Kichererbsensalat

- 400 g Kichererbsen aus der Dose oder 70 g getrocknete Kichererbsen, eingeweicht und gekocht
- 2 Maiskolben, blanchiert und Körner entfernt
- ½ Landgurke, klein geschnitten
- 10–12 Cherrytomaten, fein gehackt
- 1 Schalotte, fein gehackt
- 1 EL Minze, gehackt
- ½ Avocado, klein geschnitten
- grünes Kräuterdressing (siehe Seite 200)

Quinoa, Milch, Petersilie, Ei und Mandelmehl in einer Schüssel mischen und mit Salz und Pfeffer würzen. Diese Mischung ist weich und lässt sich leicht formen. Eine Schicht von etwa der Größe eines Huhnstücks formen und sorgfältig auf eine Seite des Hühnchens drücken (die glatte Seite ist am einfachsten). Wiederholen, bis alle Fleischstücke bedeckt sind.

Olivenöl in einer beschichteten Bratpfanne bei mittlerer Temperatur erwärmen. Die Hühnerstücke mit der Quinoa-Seite nach unten in die Pfanne legen und 3–4 Minuten braten, bis die Kruste leicht gebräunt und knusprig ist. Vorsichtig wenden und die andere Seite weitere 2–3 Minuten braten, bis das Huhn durchgegart ist. Die Stücke können in größerer Menge gebraten werden. Bereits gebratene Stücke bei mäßiger Hitze im Backofen warmhalten, bis alle Stücke gebraten sind.

Für den Kichererbsensalat alle Zutaten in einer Schüssel mischen und mit dem grünen Kräuterdressing besprenkeln. Mit Salz und Pfeffer würzen.

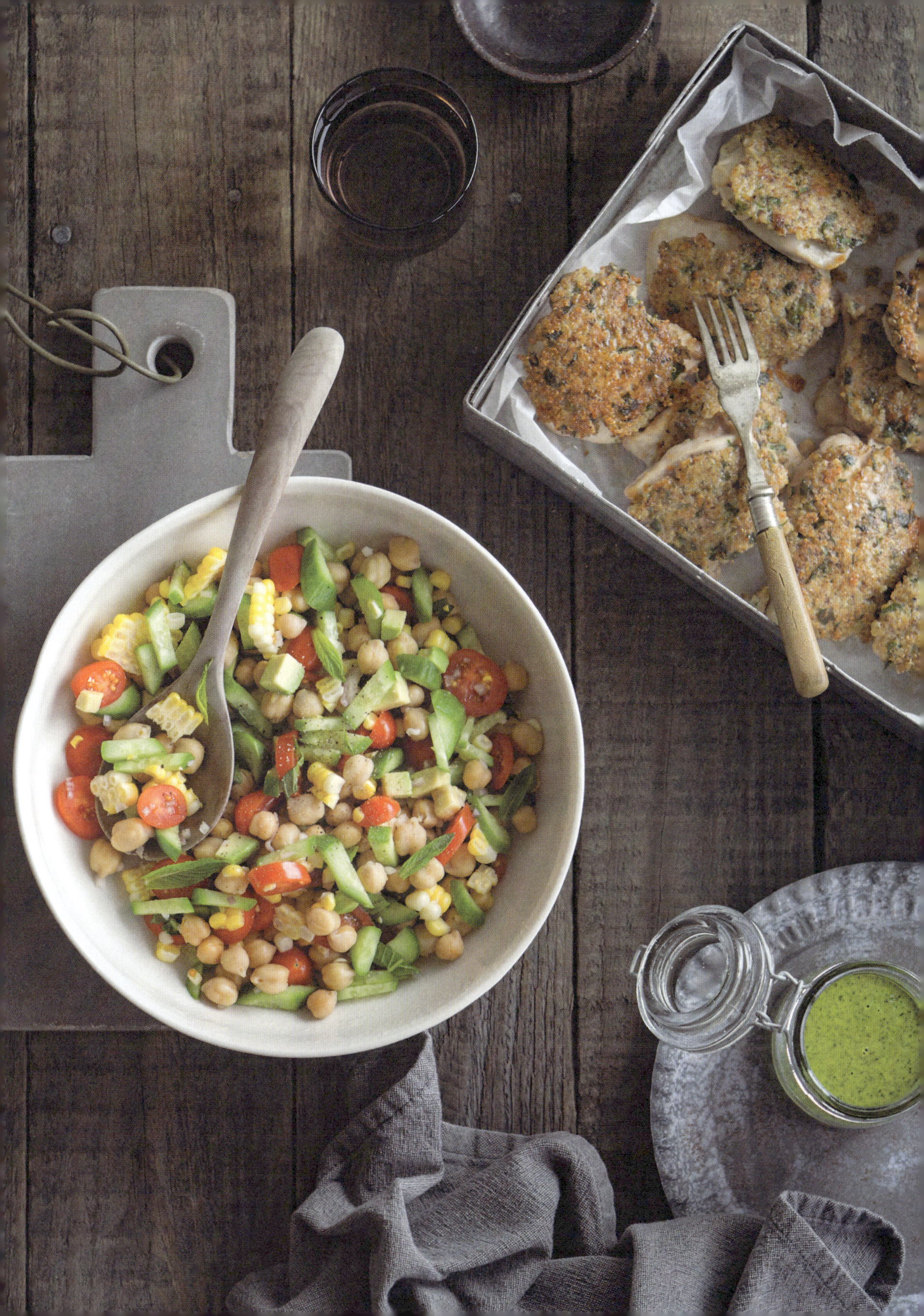

Einfacher Lammbraten MIT GEMÜSE

Wer liebt Lammbraten nicht? Er ist ganz einfach zuzubereiten und sehr sättigend. Wenn Sie bisher noch keinen gerösteten Rosenkohl probiert haben, ist es jetzt an der Zeit. Dieses Rezept wird mit Sicherheit die meisten „Rosenkohl-Hasser" bekehren. Durch das Rösten wird der Rosenkohl süß und schmackhaft. Rosenkohl hat nicht nur viele Nährstoffe, sondern ist auch ballaststoffreich, enthält sehr viel Vitamin A und Vitamin C, stärkt das Immunsystem und ist äußerst wichtig für Frauen mit relativem Östrogenüberschuss. Wenn Sie an Ovarialzysten, Polypen, starken Perioden oder niedergedrückter Stimmung leiden, dann ist dies das Rezept für Sie! Denken Sie daran, etwas für Ihr Mittagessen am nächsten Tag aufzuheben. Sie können etwas von dem Lammbraten auf Samencracker geben, zusammen mit Hummus, klein geschnittener Gurke und Tomaten: köstlich!

Zubereitungszeit: 20 Minuten
Kochzeit: 1 Stunde 15 Minuten

4 Portionen

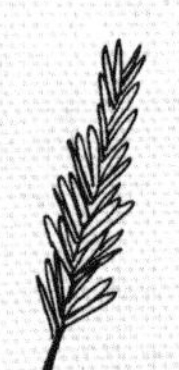

125 g schwarze Oliven ohne Stein, grob gehackt
3 Knoblauchzehen, gehackt
2 EL Rosmarin, fein gehackt
2 EL Thymianblätter
2 EL natives Olivenöl extra
1,5 kg Lammkeule
400 g Rosenkohl, halbiert
4–5 kleine Süßkartoffeln, halbiert
4 Zwiebeln, halbiert
6–8 Karotten, längs halbiert
1 EL Dukkah
cremiges Tahini-Dressing (siehe Seite 200) zum Garnieren

Den Backofen auf 180 °C vorheizen.

Oliven, Knoblauch, Rosmarin und Thymian mit 1 EL Olivenöl vermischen und mit Salz und Pfeffer würzen. Das Lamm in eine Bratenform geben und die Oliven-Kräuter-Mischung mit einem Löffel darüber verteilen. Falls ein Teil dieser Mischung neben das Fleisch fällt: Sie vermischt sich später mit dem Fleischsaft.

Ein Backblech mit Folie auskleiden und das zerkleinerte Gemüse darauf verteilen. Mit etwas Olivenöl besprenkeln.

Das Lamm in 1 Stunde 15 Minuten halbgar schmoren. Als allgemeine Regel für Lammbraten gilt: 25–30 Minuten pro 500 g. Das Blech mit dem Gemüse 40 Minuten vor Ende der Schmorzeit für das Lamm in den Backofen schieben.

Zum Servieren das Lamm in Scheiben schneiden. Das geröstete Gemüse auf Servierteller geben und Dukkah darüberstreuen. Mit cremigem Tahini-Dressing garnieren.

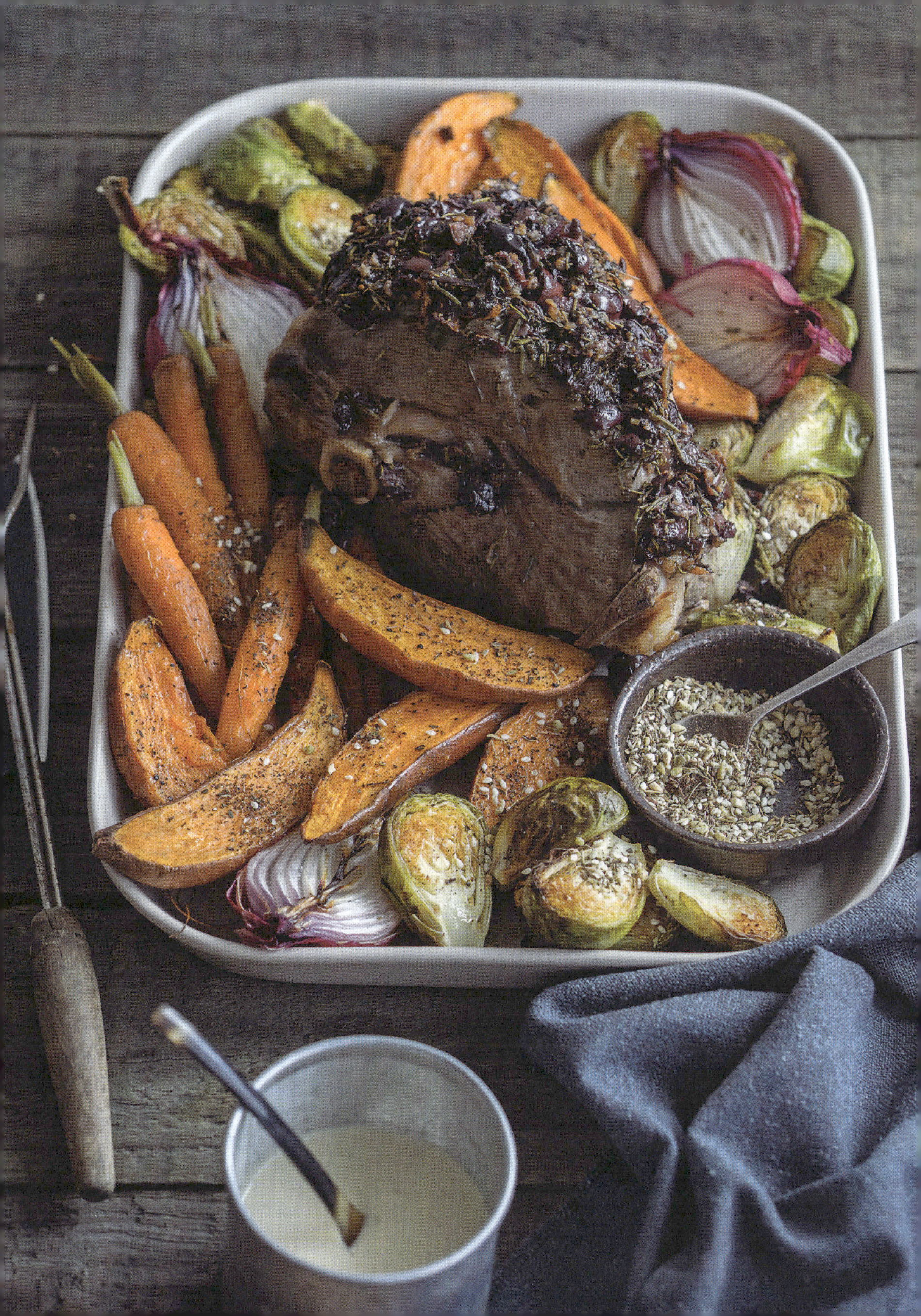

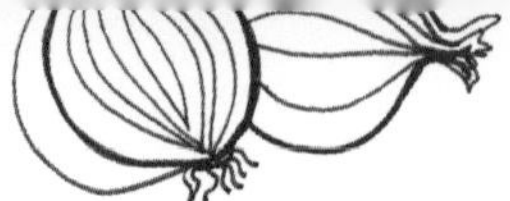

Marokkanisches Rind

Dieser einfache Eintopf ist ein wärmendes, herzhaftes Gericht, das im Backofen oder Schongarer zubereitet werden kann. Marokkanisches Rind hat einen leicht würzigen Geschmack und ist für die ganze Familie geeignet. Durch die Zubereitung im Schongarer kann rotes Fleisch leichter verdaulich sein. Somit ist dieses Gericht perfekt für Menschen mit einem trägen Verdauungssystem. Ras el-Hanout ist eine marokkanische Gewürzmischung, die gewöhnlich im Supermarkt erhältlich ist.

Zubereitungszeit: 25 Minuten
Kochzeit: 2–3 Stunden
4 Portionen

1 EL Olivenöl
1 kg Rind (Kurzrippensteak, Beinscheibe, Rinderhachse oder Round Steak aus der Keule) in 2,5 cm große Würfel geschnitten
2 Zwiebeln, in Spalten geschnitten
3 Knoblauchzehen, gehackt
abgeriebene Schale und Saft von 1 Orange
1 EL getrocknete Petersilie
1 EL getrockneter Koriander
1 EL Thymianblätter
2 EL Ras el-Hanout (marokkanische Gewürzmischung)
3 Karotten, in 4 cm große Würfel geschnitten
130 g entkernte Datteln, grob gehackt
410 g Dosentomaten
140 g Tomatenmark
400 g Kichererbsen aus der Dose oder 70 g getrocknete Kichererbsen, eingeweicht und gekocht
1 Handvoll glatte Petersilie, grob gehackt
Naturjoghurt, Minzeblätter und geröstete Mandeln zum Garnieren
Gekochte Quinoa als Beilage

Das Olivenöl in einem Topf mit schweren Boden bei mittlerer Temperatur erhitzen, Rind hinzugeben und mit Salz und Pfeffer würzen. Einige Minuten lang rundum bräunen.

Zwiebel, Knoblauch, Orangenschale und -saft, Kräuter und Gewürze zugeben. Gut umrühren, sodass das Rind bedeckt ist.

Karotten, Datteln, Tomaten, Tomatenmark, Kichererbsen und 2 Tomatendosen (etwa 800 ml) Wasser zugeben und umrühren. Zum Kochen bringen, dann Hitze reduzieren und 2–3 Stunden köcheln, bis das Fleisch sehr zart ist. Die gehackte frische Petersilie zugeben.

Zum Servieren auf Teller aufteilen und mit Joghurt, Minzeblättern und gerösteten Mandeln garnieren. Mit der gekochten Quinoa reichen.

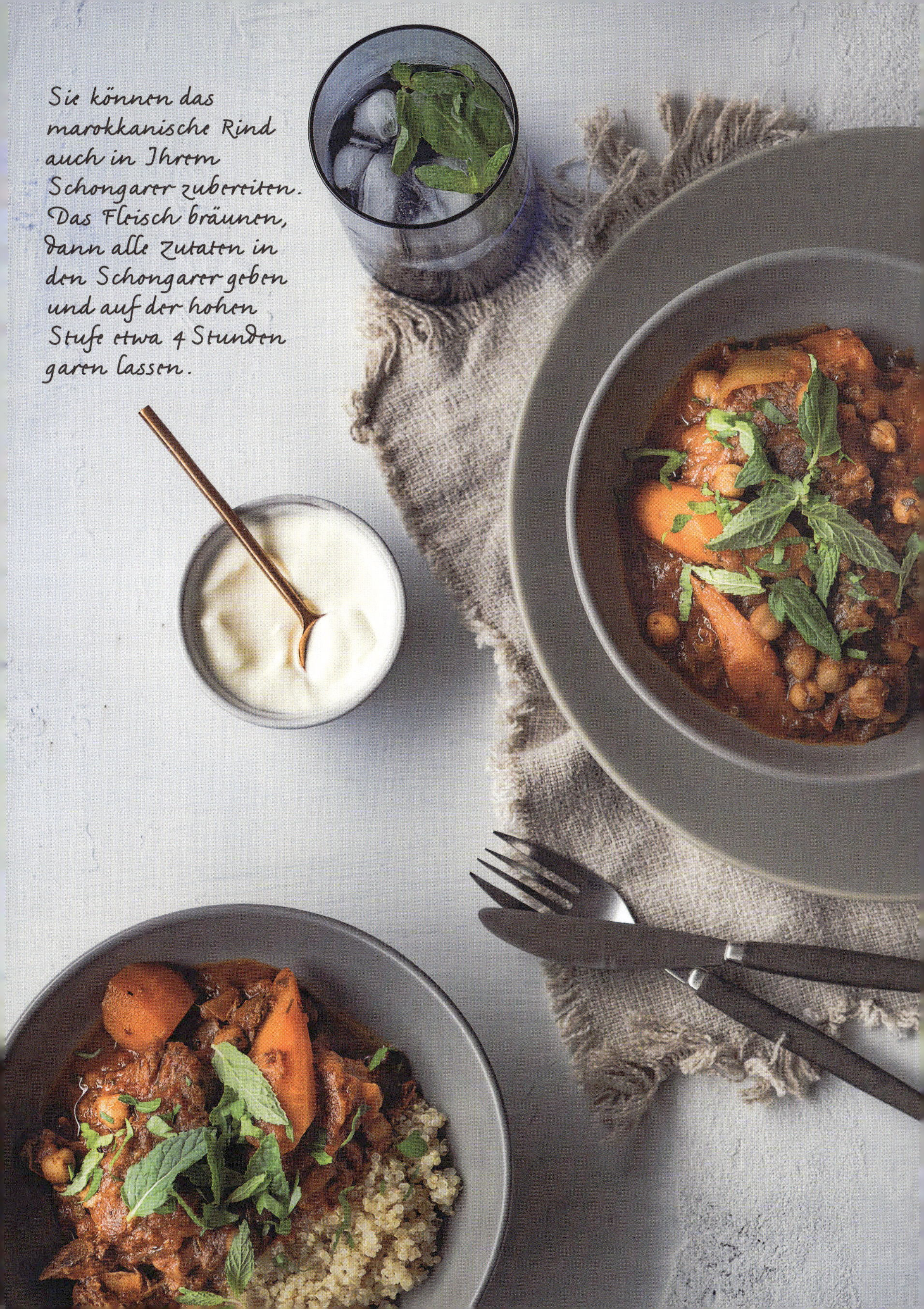

Sie können das marokkanische Rind auch in Ihrem Schongarer zubereiten. Das Fleisch bräunen, dann alle Zutaten in den Schongarer geben und auf der hohen Stufe etwa 4 Stunden garen lassen.

Erdbeer-Chia-Pudding

Chiasamen erhöhen das Sättigungsgefühl ungemein (Sie fühlen sich satter und essen nicht so viel). Chiasamen sorgen auch für einen stabilen Blutzuckerspiegel, helfen bei Darmträgheit, erhöhen die Energie und ergeben ein köstliches Dessert, eine großartige Zwischenmahlzeit für Schule oder Büro und sind ein schnelles Frühstück. Chiasamen-Puddings kann wirklich jeder zubereiten – es kann eigentlich nichts schiefgehen!

Zubereitungszeit:
5 Minuten

2 Portionen

250 g Erdbeeren
40 g Chiasamen
125 g Kokoscreme
2 TL Vanillepaste
2 TL Rohkakaonibs zum Garnieren
4 Paranüsse, grob gehackt, zum Garnieren
1 weiße Nektarine, in Spalten geschnitten

Die Erdbeeren waschen und in eine Schüssel mit 1 EL Wasser geben. Entweder in den Smoothiemaker geben oder mit einem Handmixer fein zerkleinern.

Chiasamen, Kokoscreme, 125 ml des Erdbeerpürees, 125 ml Wasser und Vanillepaste in eine Schüssel geben und gut durchrühren. Mindestens 15 Minuten in den Kühlschrank stellen, bis sich die Zutaten verbunden haben und die Chiasamen gequollen sind.

Zum Servieren den Chia-Pudding mit einem Löffel in Schalen oder Gläser geben. Mit etwas verbliebenem Erdbeerpüree, Kakaonibs, gehackten Paranüssen und einigen Nektarinenspalten garnieren.

Wenn die Mischung zu dünnflüssig ist, mehr Chiasamen unterrühren und weitere 10 Minuten in den Kühlschrank stellen. Wenn der Pudding zu fest ist, etwas mehr Flüssigkeit zugeben. Nach 10 Minuten hat der Pudding die richtige Konsistenz.

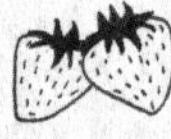

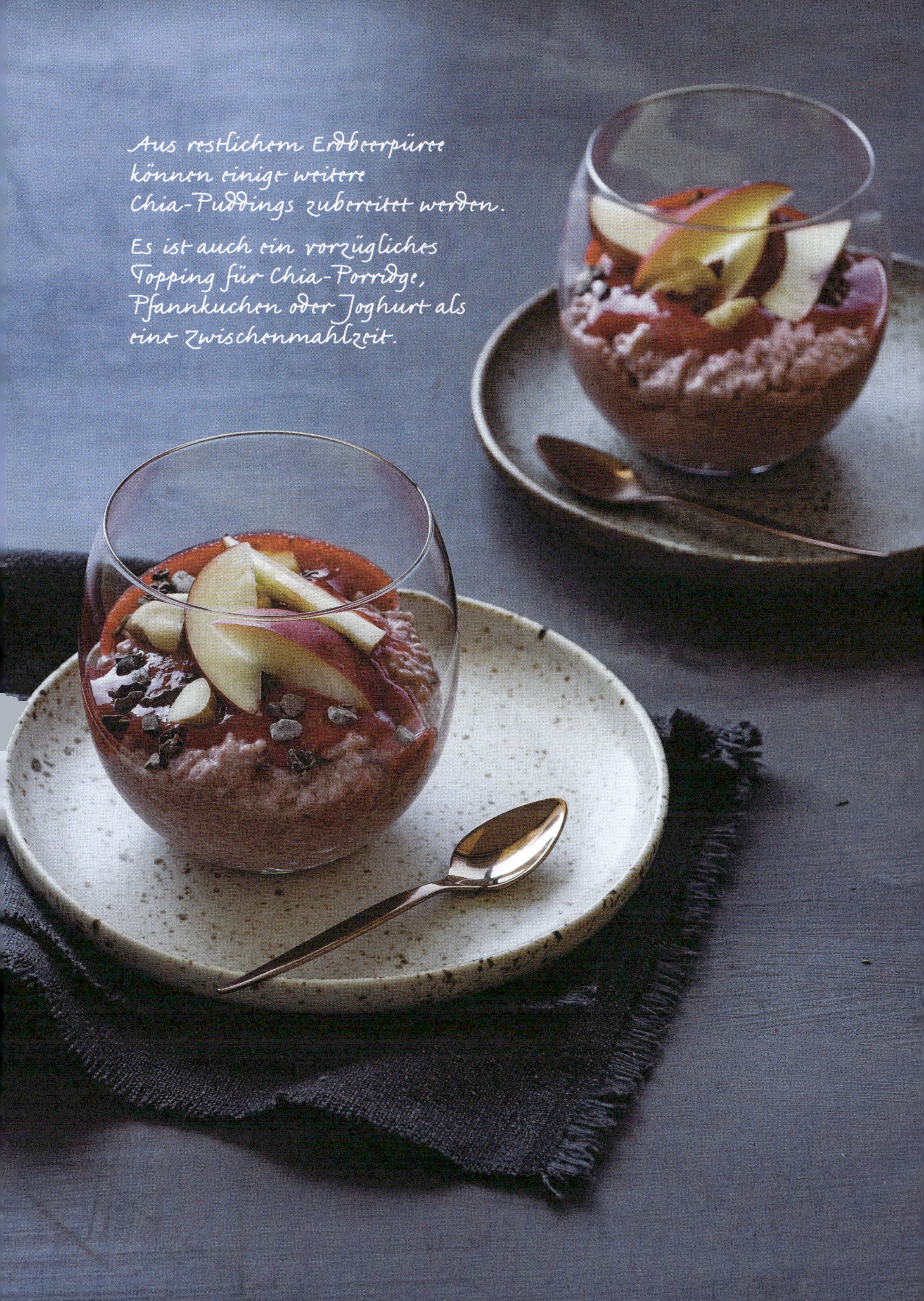
Aus restlichem Erdbeerpüree
können einige weitere
Chia-Puddings zubereitet werden.
Es ist auch ein vorzügliches
Topping für Chia-Porridge,
Pfannkuchen oder Joghurt als
eine Zwischenmahlzeit.

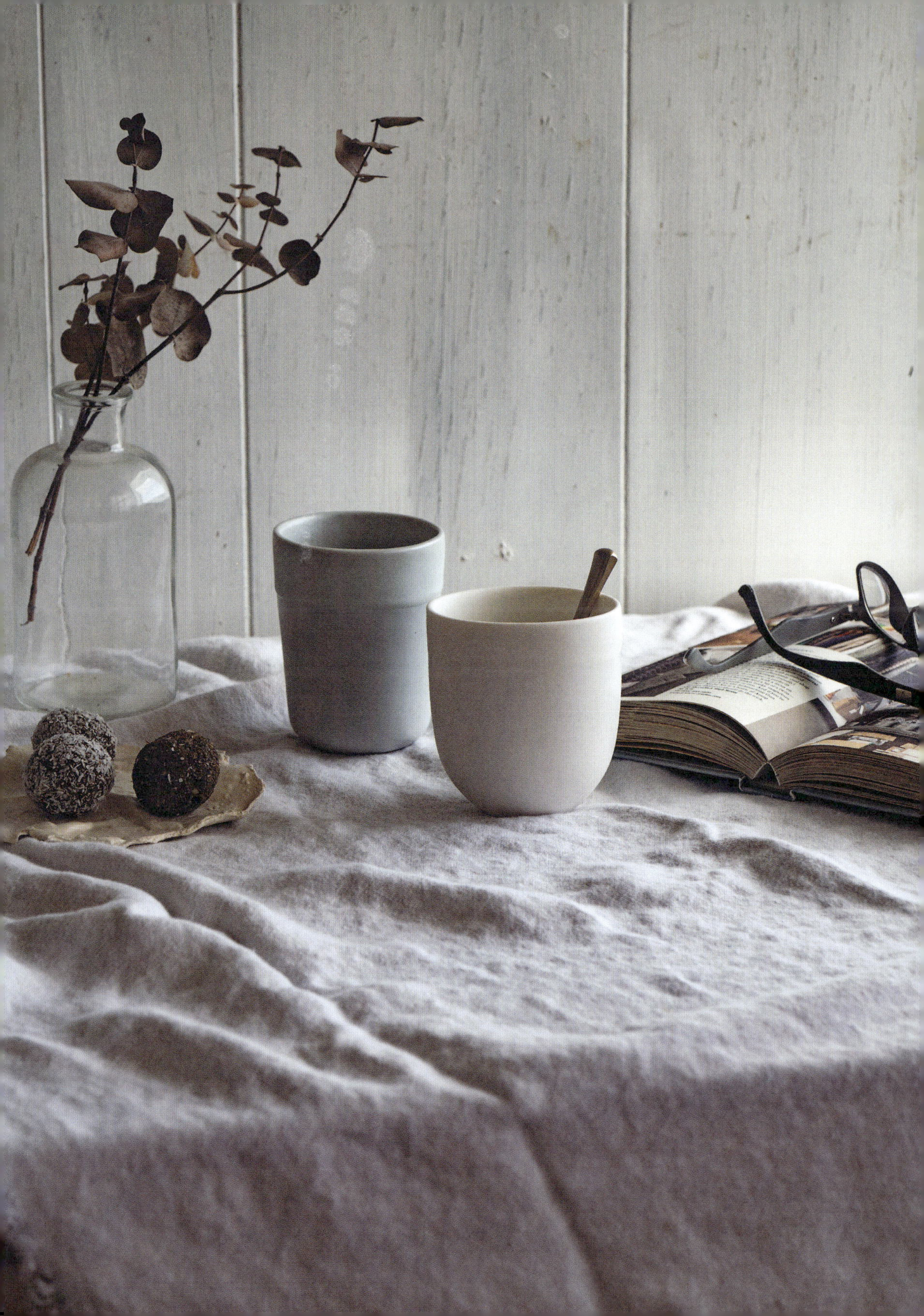

Kurkumatee

Dieses wärmende Getränk ist eine koffeinfreie Alternative zu Kaffee und das perfekte Heißgetränk, wenn Sie mehr als nur einen Kräutertee nach dem Abendessen brauchen. Die Kombination aus wärmenden Gewürzen ist großartig für die Verdauung und den Kreislauf. Dieser Tee wurde extra zusammengestellt, damit Sie während Ihrer Periode etwas haben, das den Blutfluss unterstützt und Krämpfe reduziert.

Zubereitungszeit: 5 Minuten
Kochzeit: 5 Minuten

2 Portionen

60 ml Kokosmilch
125 ml Mandelmilch
60 ml Wasser
1 TL Kurkuma, gemahlen
1 TL Zimt, gemahlen
1 Prise schwarzer Pfeffer
1 Sternanis
3 Kardamonfrüchte
4 cm Orangenschale
1 TL Honig

Alle Zutaten in einen Topf geben und bei mittlerer Temperatur etwa 5 Minuten unter Rühren erwärmen.

Abseihen und in Bechern servieren.

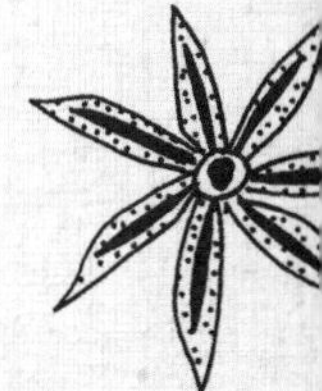

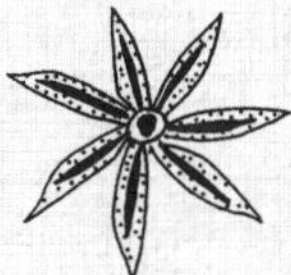

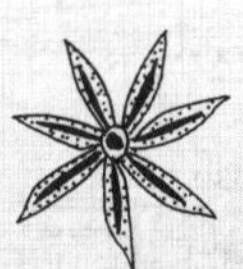

NAHRUNGSERGÄNZUNGSMITTEL

Nahrungsergänzungsmittel werden am besten von einem Arzt oder Heilpraktiker verschrieben, damit sichergestellt ist, dass Sie alle erforderlichen Nährstoffe erhalten (und keine, die Sie nicht benötigen oder die sogar schädlich sind). Jemand vom Fach kann Sie auch über die Einnahmedauer informieren und kennt eventuelle Gegenanzeigen. Informieren Sie IMMER Ihren Arzt über ALLE Ergänzungsmittel, die Sie einnehmen, damit Wechselwirkungen mit verschreibungspflichtigen Medikamenten ausgeschlossen werden können.

CALCIUM

Calcium ist an der Kontraktion und Entspannung von Muskeln beteiligt. Daher ist es bei prämenstruellen Krämpfen und Endometriose nützlich. Es ist auch zur Behandlung von PMS-Symptomen, wie Reizbarkeit, Flüssigkeitsretention, Depression und Fatigue, hilfreich. Calcium ist für gesunde Knochen unbedingt erforderlich, wobei der Bedarf mit der Menopause ansteigt, um eine Osteoporose zu verhindern.

Wer könnte es benötigen? Nützlich für alle, die wenig Calcium über die Nahrung aufnehmen oder auf Milchprodukte verzichten. Frauen mit PMS, Frauen in und nach der Menopause, schwangere und stillende Frauen.

Worauf ist zu achten? Ergänzungsmittel mit Calcium-Hydroxylapatit, Calciumcitrat oder Calciumphosphat werden gut im Körper aufgenommen. Vermeiden Sie dagegen Calciumcarbonat, das nicht gut resorbiert wird. Einnahme am besten zu einer Mahlzeit.

Tagesdosis, die Ihnen Ihr Arzt/Heilpraktiker empfehlen könnte: Die Tagesdosis sollte auf Grundlage des tatsächlichen Mangels berechnet werden. Eine übermäßige Calciumzufuhr wird nicht empfohlen. Idealerweise wird die tägliche Calciumaufnahme berechnet und die Menge, die nicht durch den regelmäßigen Verzehr von Nahrungsmitteln aufgenommen werden kann, durch ein Ergänzungsmittel aufgefüllt. Somit ergäbe sich gewöhnlich eine Dosis von etwa 500 mg Calcium, die am besten mit dem Frühstück eingenommen wird.

Enthalten in folgenden Nahrungsmitteln: Milch, Joghurt, Käse, Lachs mit Gräten, Dosensardinen mit Gräten, Mandeln, Sesamsamen, Tahini, grünes Blattgemüse

CHROM

Chrom trägt zur Regulierung des Blutzuckerspiegels sowie zur Verstoffwechslung von Protein und Fetten bei. Es ist nützlich bei PCOS, Insulinresistenz, Diabetes und metabolischem Syndrom.

Wer könnte es benötigen? Alle Menschen mit Insulinresistenz, Heißhunger auf Zucker oder starkem Konsum von kohlenhydratreichen Nahrungsmitteln.

Worauf ist zu achten? Am besten wird Chrom-Picolinat vom Körper aufgenommen. Einnahme am besten direkt vor einer Mahlzeit.

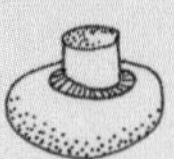
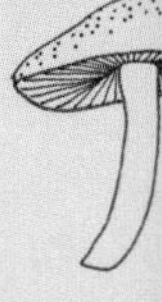

Tagesdosis, die Ihnen Ihr Arzt/Heilpraktiker empfehlen könnte: PCOS: 1000 Mikrogramm; Insulinresistenz: 200–1000 Mikrogramm

Enthalten in folgenden Nahrungsmitteln: Petersilie, Spinat, Äpfel, rotes Fleisch, Austern, Spargel, Champignons, Käse, (Trocken-)Pflaumen, Rosinen

COENZYM Q10

Coenzym Q10 (CoQ10) spielt eine wichtige Rolle bei der Energieproduktion und ist ein sehr starkes Antioxidans. CoQ10 ist für die Entwicklung gesunder Eizellen, die Ovulation und das Wachstum des Embryos erforderlich und fördert somit die Empfängnis.

Wer könnte es benötigen? Frauen, die schwanger werden möchten, insbesondere über 35-jährige Frauen. Außerdem geeignet bei Erschöpfung und Immunschwäche sowie zur Leistungssteigerung.

Worauf ist zu achten? Es gibt zwei Formen von CoQ10, Ubiquinon und Ubiquinol. Ubiquinon wird für aktive Menschen mit guter Gesundheit empfohlen, Ubiquinol dagegen für Menschen mit suboptimaler Gesundheit oder Frauen über 35, die schwanger werden möchten. Einnahme am besten mit fetthaltigen Mahlzeiten.

Tagesdosis, die Ihnen Ihr Arzt/Heilpraktiker empfehlen könnte: Vor der Empfängnis: 300 mg; Erschöpfung: 150–300 mg; IVF-Unterstützung: 400 mg

Mögliche Nahrungsquellen: Rind, Mandeln, Brokkoli, Makrele, Sardinen, Sesamsamen

EISEN

Eisen wird bei Störungen mit Blutverlust empfohlen, darunter starke Perioden, Endometriose und Gebärmuttermyome. Es ist auch essenziell für das Funktioren der Schilddrüse und des Immunsystems und wichtig in der Schwangerschaft.

Wer könnte es benötigen? Frauen mit starkem Blutverlust während der Menstruation, Vegetarier und Veganer.

Worauf ist zu achten? Eisen in der Form von Eisen-Bisglycinat oder Eisen-Picolinat wird im Körper gut resorbiert und ist magenfreundlich. Eisen wird am besten nach einer Vitamin-C-haltigen Mahlzeit (zum Beispiel Brokkoli, Paprika, Tomaten) eingenommen.

Tagesdosis, die Ihnen Ihr Arzt/Heilpraktiker empfehlen könnte: Eisen kann entzündungsfördernd sein und ist im Übermaß schädlich. Daher ist es wichtig, dass zuerst durch einen Bluttest festgestellt wird, ob tatsächlich ein Eisenmangel vorliegt, der dann in entsprechender Dosierung behandelt wird. Eisen darf bei Hämochromatose nicht angewendet werden.

Enthalten in folgenden Nahrungsmitteln: Rotes Fleisch, Eier, Linsen, Petersilie, Spinat, Pinienkerne, Kürbiskerne, Sonnenblumenkerne

FOLAT

Folat wird bei Störungen mit einem Östrogenüberschuss angewendet: Endometriose, Gebärmuttermyome, starke Perioden, Zysten im Brustgewebe, Eierstockzysten und schmerzempfindliche Brüste. Es ist auch während der Schwangerschaft und mindestens drei Monate vor der Empfängnis außerordentlich wichtig, da es dazu beitragen kann, Neuralrohrdefekte, Fehlgeburten, Autismus, Depression und Präeklampsie zu reduzieren. Für weitere Informationen siehe Seite 65.

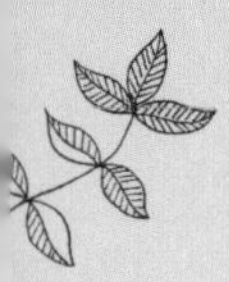

Wer könnte es benötigen? Menschen mit Genmutation, die in den Folatstoffwechsel eingreift. Frauen mit starken Perioden und Frauen, die die Antibabypille einnehmen. Frauen, die schwanger werden möchten.

Worauf ist zu achten? Die besten Formen sind Folinsäure oder Methyl-Tetrahydrofolat, da der Körper diese einfacher verwerten kann. Bei der Genmutation, die in den Folatstoffwechsel eingreift, ist es wichtig, synthetische Folsäure zu vermeiden und nur Methyl-Tetrahydrofolat oder Folinsäure einzunehmen.

Tagesdosis, die Ihnen Ihr Arzt/Heilpraktiker empfehlen könnte: Vor der Empfängnis: 600 Mikrogramm. Bei wiederholter Fehlgeburt und MTHFR-Mutationen sollte die Dosis individuell angepasst werden.

Enthalten in folgenden Nahrungsmitteln: Grünes Blattgemüse, Linsen, Eier, Mungbohnen, Adzukibohnen

INDOL-3-CARBINOL (I3C) / 3,3'-DIINDOLYLMETHAN (DIM)

Diese Stoffe sind in Kohlgemüse enthalten (Brokkoli, Rot- und Weißkohl, Grünkohl, Blumenkohl, Rosenkohl). Sie tragen zur Ausscheidung von überschüssigem Östrogen bei und könnten das Risiko für Brust- und Gebärmutterhalskrebs reduzieren.

Wer könnte es benötigen? Frauen mit Endometriose und Störungen durch einen relativen Östrogenüberschuss. Frauen mit Brust- oder Gebärmutterhalskrebs in der Familiengeschichte.

Worauf ist zu achten? Die Supplementierung mit beiden Formen wird am besten von einem Arzt oder Heilpraktiker überwacht. Einnahme zusammen mit einer Mahlzeit.

Tagesdosis, die Ihnen Ihr Arzt/Heilpraktiker empfehlen könnte: DIM: 100–300 mg oder I3C: 400–800 mg

Enthalten in folgenden Nahrungsmitteln: Brokkoli, Rot- und Weißkohl, Grünkohl, Blumenkohl, Rosenkohl

INOSIT (INOSITOL)

Da Inosit den Progesteronspiegel erhöhen kann, ist es bei Störungen nützlich, die auf niedriges Progesteron zurückzuführen sind: kurze Zyklen, prämenstruelle Schmierblutungen und PMS. Inosit verstärkt die Insulinwirkung und stellt die Insulinempfindlichkeit wieder her. Es ist auch bei PCOS wirksam, reduziert Akne und übermäßigen Haarwuchs, stellt normale Menstruationszyklen wieder her und fördert damit die Fruchtbarkeit. Inosit wird auch bei Hashimoto-Thyreoiditis (oft in Kombination mit Selen) angewendet, um erhöhte TSH- und Antikörperspiegel zu reduzieren.

Wer könnte es benötigen? Personen mit PCOS, Schilddrüsenunterfunktion, Stressbelastung, Niedergeschlagenheit oder Angst.

Worauf ist zu achten? Inosit wird am besten als Myo-Inositol eingenommen.

Tagesdosis, die Ihnen Ihr Arzt/Heilpraktiker empfehlen könnte: 300–1000 mg

Enthalten in folgenden Nahrungsmitteln: Cantaloupe-Melone, Zitrusfrüchte, Mais, Linsen, grüne Bohnen

JOD

Jod ist nützlich zur Behandlung von starken Perioden, Zysten im Brustgewebe, Eierstockzysten, Gebärmuttermyomen, Endometriose und schmerzempfindlichen Brüsten. Jod wird auch für die Produktion von Schilddrüsenhormonen benötigt. Der Bedarf ist während einer Schwangerschaft erhöht.

Wer könnte es benötigen? Viele Menschen haben einen Jodmangel, insbesondere wenn sie keine Meeresfrüchte, Meeresalgen oder Salz essen.

Worauf ist zu achten? Die sicherste Form ist Kaliumjodid. Jod sollte zusammen mit einer Mahlzeit eingenommen werden, um die Resorption zu verbessern. Nehmen Sie Jodergänzungsmittel nur nach Anweisung Ihres Arztes ein, da Jod bestimmte Schilddrüsenerkrankungen verschlimmern kann (zum Beispiel Schilddrüsenüberfunktion, Basedowsche Krankheit oder bei Einnahme von Thyroxin).

Tagesdosis, die Ihnen Ihr Arzt/Heilpraktiker empfehlen könnte: Es ist wichtig, dass zuerst untersucht wird, ob ein Jodmangel vorliegt, und falls ja, entsprechend dosiert wird, da zu viel Jod gefährlich sein kann.

Enthalten in folgenden Nahrungsmitteln: Kelp (Seetang), Meeresalgen, Muscheln, Garnelen, Austern, Lachs, Dorsch (Kabeljau), Schnapper

LIPONSÄURE

Liponsäure ist ein starkes Antioxidans, das zur Behandlung von PCOS nützlich ist, da es den Glukosestoffwechsel und die Insulinempfindlichkeit verbessern helfen kann. Als Antioxidans trägt es auch dazu bei, Ihren Körper auf eine Empfängnis vorzubereiten.

Wer könnte es benötigen? Frauen mit PCOS und Frauen, die schwanger werden möchten.

Worauf ist zu achten? Am besten ist RS-Alpha-Liponsäure geeignet. Auf leeren Magen einnehmen, um die Bioverfügbarkeit zu verbessern.

Tagesdosis, die Ihnen Ihr Arzt/Heilpraktiker empfehlen könnte: PCOS: 300–600 mg; Frauen über 35, die schwanger werden möchten: 400–800 mg

Enthalten in folgenden Nahrungsmitteln: Brokkoli, Rosenkohl, rotes (Bio-)Fleisch und Innereien, wie Leber, Herz, Nieren, Kartoffeln, Spinat, Tomaten

MAGNESIUM

Magnesium trägt zur Entspannung von Muskeln und Beruhigung des Nervensystems bei. Es wird bei Periodenschmerzen, Endometriose, PMS, Kopfschmerzen, Stress, Angst, Schlaflosigkeit und Verstopfung angewendet. Da Magnesium auch bei einer Insulinresistenz hilfreich ist, kann es unterstützend zur Behandlung des PCOS eingesetzt werden.

Wer könnte es benötigen? Jeder, der hohem Stress ausgesetzt ist, da bei Stress mehr Magnesium in den Zellen verbraucht und verstärkt aus dem Körper ausgeschieden wird. Wichtig ist es auch bei Muskelkrämpfen, schlechtem Schlaf, Erschöpfung und relativem Progesteronmangel.

Worauf ist zu achten? Am besten werden Magnesiumcitrat oder Magnesiumglycinat im Körper aufgenommen. Magnesiumoxid wird dagegen schlechter resorbiert und kann Durchfall verursachen. Einnahme am besten morgens zur Steigerung von Energie oder abends für einen erholsamen Schlaf.

Tagesdosis, die Ihnen Ihr Arzt/Heilpraktiker empfehlen könnte: Endometriose: 500–1000 mg; PCOS: 500–1000 mg; PMS: 400–800 mg; Periodenschmerzen: 300–600 mg

Enthalten in folgenden Nahrungsmitteln: Grünes Blattgemüse, Mandeln, Cashewkerne, Kürbiskerne, Leinsamen, Petersilie, Paranüsse, Tahini

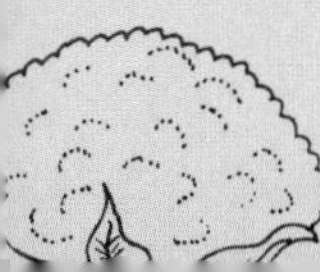

NAC (N-ACETYLCYSTEIN)

NAC ist ein Antioxidans. Es wirkt entzündungshemmend und entgiftend. Es wird bei Endometriose, PCOS, zur Verbesserung der Ovulation und Unterstützung einer Schwangerschaft eingesetzt. NAC fördert die Ausscheidung von Giftstoffen und Schwermetallen und wirkt auf die Psyche. Hauptsächlich wird es bei Atemwegsinfektionen verwendet.

Wer könnte es benötigen? Frauen mit Endometriose, PCOS und Frauen, die schwanger werden möchten. Ebenfalls hilfreich bei Immunschwäche, chronischen Atemwegserkrankungen, Allergien und unterstützend bei Abhängigkeiten.

Tagesdosis, die Ihnen Ihr Arzt/Heilpraktiker empfehlen könnte: Endometriose: 600 mg dreimal täglich; PCOS: 500–1000 mg; IVF-Unterstützung: 600 mg zweimal täglich

OMEGA-3-FETTSÄUREN

Die entzündungshemmenden Wirkungen von Omega-3-Fettsäuren (zum Beispiel in Fischölen) sorgen für ein hormonelles Gleichgewicht und reduzieren Schmerzen und Entzündungen. Deshalb werden sie bei PMS, Unregelmäßigkeiten der Periode, kurzen Menstruationszyklen, Endometriose und Gebärmuttermyomen eingesetzt. Bei PCOS helfen Fischöle, den Blutzuckerspiegel zu regulieren.

Wer könnte es benötigen? Alle, die keinen Fisch essen. Speziell für Frauen: während Schwangerschaft und Stillzeit, PMS, schmerzhafte, unregelmäßige oder fehlende Perioden, Endometriose, Gebärmuttermyome, PCOS. Allgemein nützlich bei Schmerzen, Ekzemen, Akne, Asthma, Allergien, Autoimmunerkrankungen, Angst, Depression.

Worauf ist zu achten? Fischöle sind in Kapseln und in flüssiger Form erhältlich. Einige der flüssigen Formen enthalten eine höhere Konzentration der Wirkstoffe EPA und DHA, was auf ein besseres Ergebnis schließen lässt. Bei Kapseln achten Sie darauf, dass eine Kapsel mindestens 400 mg EPA und 200 mg DHA enthält. Der höhere Preis für ein hochwertiges Fischöl hat meist einen Grund: Werden Fischöle nicht sorgfältig verarbeitet, könnten sie Entzündungen ***fördern*** statt *hemmen*. Wählen Sie möglichst ein Produkt, das von einem unabhängigen Labor auf Reinheit und Wirksamkeit untersucht wurde. Diese Produkte sollten keine Rückstände von Pestiziden, langlebigen organischen Schadstoffen und Schwermetallen mehr enthalten, die sich nachteilig auf Ihre Gesundheit auswirken könnten. Fischöle werden am besten zusammen mit einer fetthaltigen Mahlzeit eingenommen.

Tagesdosis, die Ihnen Ihr Arzt/Heilpraktiker empfehlen könnte: Vor der Empfängnis: 4000 mg; Periodenschmerzen oder Regulierung von Hormonen: zwischen 4000 und 6000 mg; Endometriose: 8–10 000 mg; Gebärmuttermyom: 3000 mg

Enthalten in folgenden Nahrungsmitteln: Lachs, Thunfisch, Forelle, Makrele, Sardinen, Chiasamen, Leinsamen

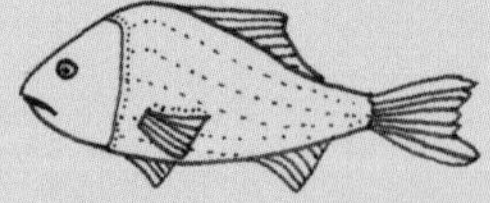

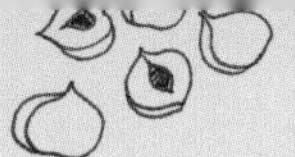

PROBIOTIKA

Probiotika tragen zu einer gesunden Darmflora bei, die die Ausscheidung von Östrogen fördern kann. Probiotika sind nützlich bei Erkrankungen mit relativem Östrogenüberschuss: Endometriose, Gebärmuttermyome, starke Perioden, Zysten im Brustgewebe, Eierstockzysten und schmerzempfindliche Brüste. Außerdem förderlich bei Verdauungsbeschwerden, Immunschwäche und wiederholter Candida-Infektion (Soor).

Wer könnte es benötigen? Alle, die zu wenige Ballaststoffe verzehren. Nach einer Antibiotikabehandlung. Menschen mit chronischer Immunschwäche oder chronischen Verdauungsstörungen.

Worauf ist zu achten? Wählen Sie ein Produkt mit mehreren Bakterienstämmen, damit Sie Ihren Darm nicht mit nur einem Stamm überbevölkern. Wechseln Sie Probiotika ab, um ein gesundes Gleichgewicht verschiedener Stämme zu fördern. Nützlich sind: *Lactobacillus acidophilus, L. plantarum, L. rhamnosus, Bifidobacterium animalis* subsp. *lactis* und *B. longum*.

Tagesdosis, die Ihnen Ihr Arzt/Heilpraktiker empfehlen könnte: Täglich 1 Kapsel oder 1 Teelöffel (mindestens 30 Milliarden Organismen) vor dem Frühstück einnehmen.

Enthalten in folgenden Nahrungsmitteln: Joghurt, Sauerkraut, Kefir, Kombucha, Miso, Tempeh

SELEN

Da Selen die Progesteronproduktion unterstützt, könnte es bei Erkrankungen mit relativem Progesteronmangel hilfreich sein, also bei kurzen Zyklen, prämenstruellen Schmierblutungen und PMS. Weil Selen die Ausscheidung von Östrogen aus dem Körper unterstützt, ist es bei einem relativen Östrogenüberschuss nützlich: Gebärmuttermyome, Endometriose, starke Periode, Zysten im Brustgewebe, Eierstockzysten und schmerzempfindliche Brüste. Selen wird auch für eine normale Schilddrüsen- und Immunfunktion benötigt, kann Schilddrüsenantikörper reduzieren und ist ein Antioxidans.

Wer könnte es benötigen? Die Böden in Deutschland sind selenarm; daher ist ein Selenmangel möglich. Da übermäßiges Selen jedoch giftig ist, darf nicht mehr als die empfohlene Dosis eingenommen werden.

Worauf ist zu achten? Selenomethionin wird am besten im Körper aufgenommen.

Tagesdosis, die Ihnen Ihr Arzt/Heilpraktiker empfehlen könnte: 100–150 Mikrogramm

Enthalten in folgenden Nahrungsmitteln: Paranüsse, Schalentiere, Fisch, Eier, Dosenlachs, Dosensardinen, Cashewkerne

VITAMIN B6

Vitamin B6 ist bei fast allen PMS-Symptomen nützlich, darunter Flüssigkeitsretention, Krämpfe, Angst, Depression und Schlaflosigkeit.

Wer könnte es benötigen? Alle, die viel Stress haben.

Worauf ist zu achten? Pyridoxinhydrochlorid (inaktive Form) ist das häufigste Ergänzungsmittel. Die bereits aktivierte Form ist Pyridoxal-5-Phosphat (P-5-P) und ist zu bevorzugen, da im Körper diese Form verwendet wird. Einnahme am besten zusammen mit einer Mahlzeit.

Tagesdosis, die Ihnen Ihr Arzt/Heilpraktiker empfehlen könnte: PMS: 25–50 mg

Enthalten in folgenden Nahrungsmitteln: Sonnenblumenkerne, Walnüsse, Naturreis, Pistazienkerne, Haselnüsse, Linsen, Kichererbsen, Eier

VITAMIN B12

Vitamin B12 kann zur Ausscheidung von Östrogen aus dem Körper beitragen und ist daher bei Östrogenüberschuss nützlich: Endometriose, Gebärmuttermyome, starke Perioden, Zysten im Brustgewebe, Eierstockzysten und schmerzempfindliche Brüste.

Wer könnte es benötigen? Vegetarier und Veganer, da Vitamin B12 in ausreichender Menge nur in tierischen Lebensmitteln vorhanden ist. Frauen mit starken Perioden.

Worauf ist zu achten? Cyanocobalamin ist die häufigste Form, die beste ist aber Methylcobalamin. Vitamin B12 ist in Form von sublingualen Tabletten, Tropfen oder Sprays verfügbar, es wird über die Mundschleimhaut rasch in den Körper aufgenommen.

Tagesdosis, die Ihnen Ihr Arzt/Heilpraktiker empfehlen könnte: Veganer und Vegetarier: mindestens 300 Mikrogramm zum Frühstück; vor der Empfängnis: 400–1000 Mikrogramm

Enthalten in folgenden Nahrungsmitteln: Lachs, Sardinen, Hering, Eiern, Austern, rotes Fleisch.

VITAMIN C

Vitamin C ist ein sehr wirksames Antioxidans, das bei oxidativem Stress nützlich ist, also auch bei Endometriose und PCOS. Da es das Immunsystem stimuliert, ist es nützlich bei entzündlicher Beckenerkrankung, Vaginitis, Erkältungen, Grippe und Atemwegsinfektionen. Unterstützt auch die Gesunderhaltung der Eierstöcke.

Wer könnte es benötigen? Personen mit Immunschwäche (wiederholte Erkältungen und Grippe). Menschen, die wenig Obst und Gemüse essen. Bei Stressbelastung. Auch nützlich für ältere Frauen, die schwanger werden möchten, und Frauen, die sich einer IVF unterziehen.

Worauf ist zu achten? Die beiden Formen Calciumascorbat und Magnesiumascorbat sind „gepuffert“ und damit besser verträglich als reine Ascorbinsäure. Besser häufiger in kleinen Dosen einnehmen. Falls Durchfall auftritt, die Dosis verringern.

Tagesdosis, die Ihnen Ihr Arzt/Heilpraktiker empfehlen könnte: 500–3000 mg täglich auf mehrere Dosen verteilt.

Enthalten in folgenden Nahrungsmitteln: Rote Paprika, Brokkoli, Kiwi, Mango, Erdbeeren, Petersilie, Zitrusfrüchte

VITAMIN D

Vitamin D ist eine Hormonvorstufe, die für die Progesteronproduktion essenziell ist. Daher ist es nützlich bei Progesteronmangel: kurze Menstruationszyklen, prämenstruelle Schmierblutungen und PMS. Vitamin D erhöht auch die Insulinempfindlichkeit bei PCOS und ist wichtig für das Immunsystem, gesunde Knochen und ausgeglichene Stimmung.

Wer könnte es benötigen? Alle Menschen, die wenig in die Sonne gehen oder ihre Haut mit Sonnenschutzmitteln oder Kleidung abdecken. Möglicherweise auch Menschen mit dunkler Haut.

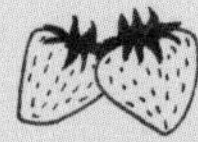

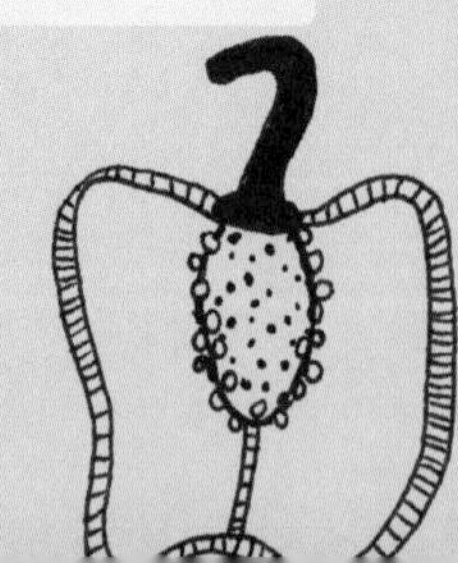

Worauf ist zu achten? Die beste Form ist Vitamin D3 (Cholecalciferol). Diese stellt Ihr Körper mithilfe von Sonnenlicht selbst her. Einnahme zusammen mit einer Mahlzeit, um die Aufnahme zu verbessern.

Tagesdosis, die Ihnen Ihr Arzt/Heilpraktiker empfehlen könnte: Es ist wichtig, dass der Vitamin-D-Spiegel bestimmt wird und dann eine Ergänzung entsprechend des Mangels erfolgt. Bis zu 5000 IE pro Tag könnten bei einem niedrigen Vitamin-D-Spiegel für die hormonelle Gesundheit erforderlich sein.

Enthalten in folgenden Nahrungsmitteln: Bio-Butter, Sardinen, Eigelb

VITAMIN E

Vitamin E ist ein sehr wirksames Antioxidans und ein entzündungshemmender Nährstoff zum Ausgleich der Hormone. Nützlich bei PMS, Schmerzen im Brustgewebe, Endometriose, PCOS, entzündlichen Beckenerkrankungen. Es unterstützt die Gesundheit der Eierstöcke, fördert eine gesunde Haut und verbessert die Wundheilung.

Wer könnte es benötigen? Frauen mit relativem Östrogenmangel, dünner Gebärmutterschleimhaut oder spärlichen Blutungen. Ältere Frauen, die schwanger werden möchten, und Frauen, die sich einer IVF unterziehen.

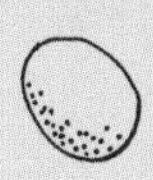

Worauf ist zu achten? Vitamin E ist ein Sammelbegriff für verschiedene fettlösliche Substanzen. Wählen Sie ein Ergänzungsmittel, das eine Mischung aus Tocopherolen und Tocotrienolen enthält. Einnahme zusammen mit einer Mahlzeit, um die Aufnahme zu verbessern.

Tagesdosis, die Ihnen Ihr Arzt/Heilpraktiker empfehlen könnte: etwa 450 mg gemischter Tocopherole

Enthalten in folgenden Nahrungsmitteln: Eier, Spargel, Erbsen, Gurke, Hirse, Mandeln, Haselnüsse, Sonnenblumenkerne

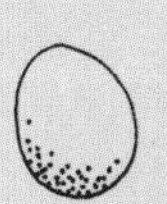

ZINK

Zink ist ein sehr wichtiger Mineralstoff für die Synthese und Verstoffwechslung von Hormonen. Zink ist an der Synthese von Östrogen und Progesteron und ihrem Transport im Körper beteiligt. Zink wird auch für die Produktion von Eizellen, den Eisprung und die Befruchtung benötigt. Es kann Entzündungen reduzieren, das Immunsystem stimulieren und ist ein Antioxidans.

Wer könnte es benötigen? Veganer, Vegetarier und Frauen, die schwanger werden möchten. Frauen, die die Antibabypille nehmen oder eingenommen haben (die Pille kann den Kupferspiegel im Körper erhöhen und den Zinkspiegel reduzieren). Bei PMS, Periodenschmerzen, Endometriose, PCOS, entzündlichen Beckenerkrankungen, Immunschwäche (wiederholte Erkältungen), Fieberbläschen (Lippenherpes), schlechter Wundheilung, Akne, Dermatitis, Angst.

Worauf ist zu achten? Zinkcitrat und Zinkpicolinat werden am besten aufgenommen. Zu vermeiden sind Zinkoxid und Zinksulfat, da sie nicht gut resorbiert werden. Abhängig von der Dosis der einzelnen Nährstoffe sollte Zink nicht zusammen mit Calcium- und Eisenpräparaten eingenommen werden, da die Nährstoffe miteinander in Konkurrenz treten könnten. In diesem Fall sprechen Sie am besten mit Ihrem Arzt/Heilpraktiker darüber.

Tagesdosis, die Ihnen Ihr Arzt/Heilpraktiker empfehlen könnte: PMS: 50 mg; Periodenschmerzen: 20–30 mg; Endometriose: 60 mg; PCOS: 30–60 mg

Enthalten in folgenden Nahrungsmitteln: Austern, Rind, Schalentiere, Sesamsamen, Pinienkerne, Cashewkerne, Pekannüsse, Buchweizen, Hülsenfrüchte, Kürbiskerne, Sonnenblumenkerne

FUSSNOTEN

1. Thaddeus T. Schug, Anne F. Johnson, Linda S. Birnbaum, Theo Colborn, Louis J. Guillette, Jr., David P. Crews, Terry Collins, Ana M. Soto, Frederick S. vom Saal, John A. McLachlan, Carlos Sonnenschein, Jerrold J. Heindel; Minireview: Endocrine Disruptors: Past Lessons and Future Directions, *Molecular Endocrinology*, Volume 30, Issue 8, 1. August 2016, S. 833–847

2. Chinedum Onyenekwe Charles, Chukwudi Ezeani Michael, Ndidiamaka A Udeogu, Daniel C Anyiam, Samuel U Meludu, Okwudiri Nnadozie. Effect of Pre and Post Academic Examination Stress on Serum Level of Cortisol and Progesterone Circulation amongst Students of Nnamdi Azikiwe University Nnewi Campus Anambra State, Nigeria. *International Journal of TROPICAL DISEASE & Health*. 2014 Jan; 4(1), S. 62–69

3. 'Foods that fight inflammation', *Harvard Health Publications*, Juni 2014; aktualisiert August 2017. **www.health.harvard.edu/staying-healthy/foods-that-fight-inflammation**

4. Ari Shechter and Diane B. Boivin, Sleep, Hormones, and Circadian Rhythms throughout the Menstrual Cycle in Healthy Women and Women with Premenstrual Dysphoric Disorder, *International Journal of Endocrinology*, vol. 2010, Article ID 259345, 17 pages, 2010. doi:10.1155/2010/259345 und Massimiliano de Zambotti, Adrian R. Willoughby, Stephanie A. Sassoon, Ian M. Colrain, Fiona C. Baker; Menstrual Cycle-Related Variation in Physiological Sleep in Women in the Early Menopausal Transition, *The Journal of Clinical Endocrinology & Metabolism*, Volume 100, Issue 8, 1 August 2015, S. 2918–2926

5. M. Palmery, A. Saraceno, A. Vaiarelli, G. Carlomagno. Oral contraceptives and changes in nutritional requirements. *European Review for Medical and Pharmacological Sciences*, 2013, Vol. 17 – N. 13, S. 1804–1813

6. Rose E. Frisch, *Female Fertility and the Body Fat Connection*, The University of Chicago Press, April 2002

7. Rossi BV, Berry KF, Hornstein MD, Cramer DW, Ehrlich S, Missmer SA. Effect of Alcohol Consumption on In Vitro Fertilization. *Obstetrics and gynecology*. 2011; 117(1), S. 136–142

8. Buck Louis GM, Sapra KJ, Schisterman EF, Lynch CD, Maisog JM, Grantz KL, Sundaram R. Lifestyle and pregnancy loss in a contemporary cohort of women recruited prior to conception, LIFE Study. *Fertility and Sterility* 2016; 106(1), S. 180–188. PMID: 27016456. Eine Zusammenfassung der Schlussfolgerungen ist verfügbar unter **www.nih.gov/news-events/news-releases/couples-pre-pregnancy-caffeine-consumption-linked-miscarriage-risk**

9. Chavaro 2012. European Society of Human Reproduction and Embryology. A high intake of certain dietary fats associated with lower live birth rates in IVF. *ScienceDaily*. 3. Juli 2012. **www.sciencedaily.com/releases/2012/07/120703120655.htm**

10. MJ Ceko, K Hummitzsch, N Hatzirodos, WM Bonner, JB Aitken, DL Russell, M Lane, RJ Rodgers and HH Harris; X-Ray fluorescence imaging and other analyses identify selenium and GPX1 as important in female reproductive function. *Metallomics*. 2015, 7, S. 71–82

11. **www.foodstandards.gov.au/consumer/generalissues/hormonalgrowth/**

12. **www.foodstandards.gov.au/consumer/chemicals/bpa/**

13. Mnif W, Hassine AlH, Bouaziz A, Bartegi A, Thomas O, Roig B. Effect of Endocrine Disruptor Pesticides: A Review. *International Journal of Environmental Research and Public Health*. 2011; 8(6), S. 2265–2303

14. www.choice.com.au/food-and-drink/food-warnings-and-safety/plastic/articles/bpa-in-canned-foods

15. Harvey, Paul J; Handley, Heather K; Taylor, Mark. Widespread copper and lead contamination of household drinking water, New South Wales, Australia. *Environmental Research* (August, 2016).

16. ntrs.nasa.gov/archive/nasa/casi.ntrs.nasa.gov/19930073077.pdf

17. Wycliffe Wanzala, Ahmed Hassanali, Wolfgang Richard Mukabana, and Willem Takken, Repellent Activities of Essential Oils of Some Plants Used Traditionally to Control the Brown Ear Tick, *Rhipicephalus appendiculatus*. *Journal of Parasitology Research*, vol. 2014, Article ID 434506, 10 Seiten, 2014

18. Diamanti-Kandarakis E, Bourguignon J-P, Giudice LC, et al. Endocrine-Disrupting Chemicals: An Endocrine Society Scientific Statement. *Endocrine Reviews*. 2009; 30(4), S. 293–342

19. Schlumpf M, Cotton B, Conscience M, Haller V, Steinmann B, Lichtensteiger W. In vitro and in vivo estrogenicity of UV screens. *Environmental Health Perspectives*. 2001; 109(3), S. 239–244

20. Dinwiddie MT, Terry PD, Chen J. Recent Evidence Regarding Triclosan and Cancer Risk. *International Journal of Environmental Research and Public Health*. 2014; 11(2), S. 2209–2217 und Yuan M, Bai M-Z, Huang X-F, et al. Preimplantation Exposure to Bisphenol A and Triclosan May Lead to Implantation Failure in Humans. *BioMed Research International*. 2015; 2015: 184845

21. Petersen AB, Wulf HC, Gniadecki R, Gajkowska B; Dihydroxyacetone, the active browning ingredient in sunless tanning lotions, induces DNA damage, cell-cycle block and apoptosis in cultured HaCaT keratinocytes, *Mutation Research*, 2004 Jun 13; 560(2), S. 173–186

22. Ferreira RC, Halpern G, Figueira Rde C, Braga DP, et al.; Physical activity, obesity and eating habits can influence assisted reproduction outcomes. *Women's Health* 2010. 6, S. 517–524

23. Guseman, Emily & Zack, E & Battaglini, Claudio & Viru, Mehis & Viru, A & Hackney, Anthony. (2008). Exercise and circulating Cortisol levels: The intensity threshold effect. *Journal of endocrinological investigation*. 31, S. 587–591

24. Taheri S, Lin L, Austin D, Young T, Mignot E. Short Sleep Duration Is Associated with Reduced Leptin, Elevated Ghrelin, and Increased Body Mass Index. Froguel P, ed. *PLoS Medicine*. 2004; 1(3), e62

25. Lattimer JM, Haub MD. Effects of Dietary Fiber and Its Components on Metabolic Health. *Nutrients*. 2010; 2(12), S. 1266–1289 und Fuhrman BJ, Feigelson HS, Flores R, et al. Associations of the Fecal Microbiome With Urinary Estrogens and Estrogen Metabolites in Postmenopausal Women. *The Journal of Clinical Endocrinology and Metabolism*. 2014; 99(12), S. 4632–4640

26. USDA. 2016. *Dairy 2014*, Dairy Cattle Management Practices in the United States, 2014, USDA–APHIS–VS–CEAH–NAHMS. Fort Collins, CO #692.0216

27. Malekinejad H, Rezabakhsh A. Hormones in Dairy Foods and Their Impact on Public Health – A Narrative Review Article. *Iranian Journal of Public Health*. 2015; 44(6), S. 742–758

28. J. E. Chavarro, J. W. Rich-Edwards, B. Rosner, W.C. Willett; A prospective study of dairy foods intake and anovulatory infertility, *Human Reproduction*, Volume 22, Issue 5, 1 May 2007, S. 1340–1347 und Rajaeieh G, Marasi M, Shahshahan Z, Hassanbeigi F, Safavi SM. The Relationship between Intake of Dairy Products and Polycystic Ovary Syndrome in Women Who Referred to Isfahan University of Medical Science Clinics in 2013. *International Journal of Preventive Medicine*. 2014; 5(6), S. 687–694

29. Jianqin et al. 2016 'Effects of milk containing only A2 beta casein versus milk containing both A1 and A2 beta casein proteins on gastrointestinal physiology, symptoms of discomfort, and cognitive behavior of people with self-reported intolerance to traditional cows' milk'. *Nutrition Journal*. 2016 Apr 2; 15, S. 35

30. Kratz, M.; Baars, T.; Guyenet, S. The relationship between high-fat dairy consumption and obesity, cardiovascular, and metabolic disease. *Eur. J. Nutr.* 2013, 52, S. 1–24 und Dairy consumption in association with weight change and risk of becoming overweight or obese in middle-aged and older women: a prospective cohort study. *American Journal of Clinical Nutrition*, 2016 103: 4, S. 979–988

31. Swithers SE, Ogden SB, Davidson TL. Fat substitutes promote weight gain in rats consuming high-fat diets. *Behavioral neuroscience*. 2011; 125(4), S. 512–518

32. Minihane AM, Vinoy S, Russell WR, et al. Low-grade inflammation, diet composition and health: current research evidence and its translation. *The British Journal of Nutrition*. 2015; 114(7), S. 999–1012 und Kevin L Fritsche, The Science of Fatty Acids and Inflammation. *Advances in Nutrition* May 2015 *Adv Nutr* vol. 6, 293S–301S, 2015

33. Arentz S, Abbott JA, Smith CA and Bensoussan A. Herbal medicine for the management of polycystic ovary syndrome (PCOS) and associated oligo/amenorrhoea and hyperandrogenism; a review of the laboratory evidence for effects with corroborative clinical findings. *BMC Complementary and Alternative Medicine:* The official journal of the International Society for Complementary Medicine Research (ISCMR) 2014, 14, S. 511

34. Grant P, Spearmint herbal tea has significant antiandrogen effects in polycystic ovarian syndrome. A randomized controlled trial. *Phytotherapy Research*. 2010 Feb; 24(2), S. 186–188 und Akdoğan M, Tamer MN, Cüre E, Cüre MC, Köroğlu BK, Delibaş N, Effect of spearmint (*Mentha spicata* Labiatae) teas on androgen levels in women with hirsutism, *Phytotherapy Research*. 2007 May; 21(5), S. 444–447

35. Ibrahim NA, Shalaby AS, Farag RS, Elbaroty GS, Nofal SM, Hassan EM, Gynecological efficacy and chemical investigation of *Vitex agnus-castus* L. fruits growing in Egypt. *Natural Product Research*. 2008 Apr 15; 22(6), S. 537–546

36. Bosma-den Boer MM, van Wetten M and Pruimboom L, Chronic inflammatory diseases are stimulated by current lifestyle: how diet, stress levels and medication prevent our body from recovering. *Nutrition & Metabolism*, 2012, 9, S. 32

37. Emanuele MA, WezemanF, and Emanuele, NV, Alcohol's Effects on Female Reproductive Function. National Institute on Alcohol Abuse and Alcoholism. Juni 2003. **pubs.niaaa.nih.gov/publications/arh26-4/274-281.htm**

38. Eggert J, Theobald H, Engfeldt P. Effects of alcohol consumption on female fertility during an 18-year period. *Fertility and Sterility*. 2004; 81(2), S. 379–383

39. Lassi ZS, Imam AM, Dean SV and Bhutta ZA. Preconception care: caffeine, smoking, alcohol, drugs and other environmental chemical/radiation exposure. *Reproductive Health*. 2014. 11 (Suppl 3), S. 6

40. Bailey RL, Mills JL, Yetley EA, et al. Unmetabolized serum folic acid and its relation to folic acid intake from diet and supplements in a nationally representative sample of adults aged ≥60 y in the United States. *The American Journal of Clinical Nutrition*. 2010; 92(2), S. 383–389 und Sweeney MR, Staines A, Daly L, et al. Persistent circulating unmetabolised folic acid in a setting of liberal voluntary folic acid fortification. Implications for further mandatory fortification? *BMC Public Health*. 2009; 9, S. 295

WEITERFÜHRENDE LITERATUR

Arend, Stefanie: *Gesund durch Yin Yoga. Der sanfte Weg, deinen Körper von alltäglichen Beschwerden und seelischen Belastungen zu befreien.* Südwest Verlag 2016

Beck, Dr. Dr. Thomas: *Natürliche Hormone. Mehr Gesundheit und Lebensfreude durch einen ausgeglichenen Hormonhaushalt. Die Rimkus®-Methode.* Südwest Verlag 2016

Carlton Abrams, Rachel: *Der Körper-Code. Mit weiblicher Körperintelligenz in 4 Wochen zu mehr Gesundheit.* Irisiana Verlag 2017

Friese; Prof. Dr. Klaus et al: *planBaby. Wenn Paare Eltern werden wollen – gesund zum Wunschkind.* Südwest Verlag 2016.

Oberbeil, Klaus; Lentz, Christiane: *Obst und Gemüse als Medizin. Die besten Nahrungsmittel für Ihre Gesundheit.* Südwest Verlag 2015

Schall, Marcus: *Super Good Food. Glücksrezepte für mehr Power.* Südwest Verlag 2016

WEBSITES DER AUTORIN

belindakirkpatrick.com.au
theseedconcept.com

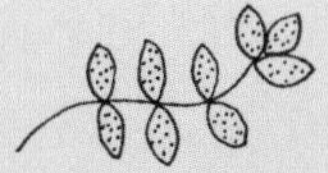

REGISTER

REGISTER DER REZEPTE UND ZUTATEN

Hinweis: Da die Autorinnen in Australien leben, wurden für die Rezepte australische Maße verwendet. 1 Esslöffel (EL) entspricht 20 ml in Australien, 15 ml in Deutschland. 1 Teelöffel (TL) entspricht immer 5 ml. 1 EL in Australien entspricht folglich 1 EL und 1 TL in Deutschland.

DANK

Belinda: Ich möchte Ainsley für ihren herausragenden Beitrag zu diesem Buch danken. Ihr Talent übertrifft alle meine Erwartungen! Mein Dank gilt auch all den hilfsbereiten Menschen, die meinen Buchentwurf gelesen und korrigiert haben und mir so viel unschätzbares Feedback gaben, darunter Dr. Natasha Andreadis, Emma Sutherland, Alexx Stuart, Libby Babet und Dr. Brad McEwen.

Insbesondere gilt mein Dank meiner Familie und meinen Freunden, die mich unterstützt und an mich geglaubt haben. Schließlich möchte ich auch meiner Mentorin und Unterstützerin, Amanda Haberecht, von der ich mich für die Naturheilkunde habe inspirieren lassen, besonders danken!

Ainsley: Danke, Belinda! Dieses Buch gäbe es nicht ohne dein außerordentliches Wissen, deine Erfahrungen, deinen Einsatz und deine Leidenschaft!

Meinen Dank an meine liebe Freundin Lara Hutton, die mich mit ihren fantastischen Requisiten gerettet hat. Meinen Dank auch an Studio Enti für die wunderschönen und inspirierenden Keramikwaren und an Zakkia Homewares.

Danke an meine Freundinnen, die meine Rezepte bei ihren Familien praktisch testeten und mir wichtiges und willkommenes Feedback gaben. Und ganz besonders möchte ich mich bei meinen großartigen Töchtern und meinem Mann für ihre Hilfe, Geduld und Unterstützung bedanken.

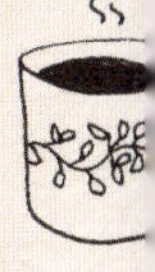

Wir möchten uns bei unser Grafikdesignerin Lucille Grant bedanken, die sich über alle Maßen dafür einsetzte, dass dieses schöne Buch zustande kommen konnte.

Unser Dank geht auch an Pippa Masson von Curtis Brown und das Team von Murdoch Books für ihre wertvolle Unterstützung und Beratung.

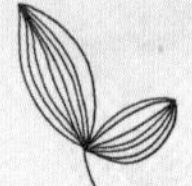

1. Auflage

Die Originalausgabe erschien 2018 unter dem Titel „Healthy Hormones" bei Murdoch Books.

Hinweis

Hinweis: Das vorliegende Buch ist sorgfältig erarbeitet worden. Dennoch erfolgen alle Angaben ohne Gewähr. Weder Autorinnen noch Verlag können für eventuelle Nachteile oder Schäden, die aus den im Buch gegebenen Hinweisen resultieren, eine Haftung übernehmen.

Sollte diese Publikation Links auf Webseiten Dritter enthalten, so übernehmen wir für deren Inhalte keine Haftung, da wir uns diese nicht zu eigen machen, sondern lediglich auf deren Stand zum Zeitpunkt der Erstveröffentlichung verweisen.

Redaktionsleitung: Dr. Harald Kämmerer
Projektleitung: Ann-Kathrin Kunz
Producing: SAW Communications, Redaktionsbüro Dr. Sabine A. Werner, Mainz
Übersetzung: SAW Communications: Hildegard Baumann
Redaktion: SAW Communications: Julia Gilcher, Marc Niemeyer, Dr. Sabine A. Werner
Satz: SAW Communications, in Zusammenarbeit mit Sigrid Hecker
Umschlaggestaltung für die deutschsprachige Ausgabe: OH, JA! (www.oh-ja.com)

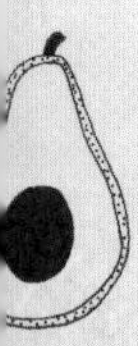

Printed in China

ISBN 978-3-517-09743-5
www.suedwest-verlag.de